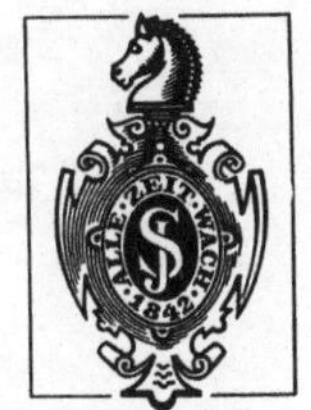

Monographien aus dem
Gesamtgebiete der Psychiatrie

34

Herausgegeben von
H. Hippius, München · W. Janzarik, Heidelberg
C. Müller, Prilly-Lausanne

Werner Mombour

Psychiatrische Aus- und Weiterbildung

Ein Vergleich zwischen 10 Ländern
mit Schlußfolgerungen
für die Bundesrepublik Deutschland

Springer-Verlag
Berlin Heidelberg New York Tokyo 1984

Dr. med. Werner Mombour
Stellvertretender Abteilungsleiter
der Abteilung Erwachsenenpsychiatrie
Max-Planck-Institut für Psychiatrie
Kraepelinstr. 10,
8000 München 40

ISBN-13:978-3-642-82170-7   e-ISBN-13:978-3-642-82169-1
DOI: 10.1007/978-3-642-82169-1

CIP-Kurztitelaufnahme der Deutschen Bibliothek

Mombour, Werner:
Psychiatrische Aus- und Weiterbildung : e. Vergleich
zwischen 10 Ländern mit Schlussfolgerungen für d.
Bundesrepublik Deutschland / Werner Mombour. –
Berlin ; Heidelberg ; New York ; Tokyo : Springer, 1984.
  (Monographien aus dem Gesamtgebiete der Psychiatrie ; 34)
  ISBN-13:978-3-642-82170-7

NE: GT

Danksagung

Allen, die zum Entstehen dieser Arbeit beigetragen haben, möchte ich hiermit herzlich danken.

Herrn Prof. H. Hippius und Prof. D. von Zerssen danke ich für den Hinweis und die Anregung, über das Thema der psychiatrischen Aus- und Weiterbildung eine größere Monographie zu schreiben, die Überlassung der Unterlagen aus der sog. Psychiatrie-Enquete zum vorliegenden Thema, sowie die Unterstützung bei der Durchführung der Arbeit.

Herrn Prof. D. Ploog schulde ich besonderen Dank für die Vermittlung zahlreicher Auslandsverbindungen, insbesondere nach Nordamerika.

Herrn Prof. D. von Zerssen bin ich für die kritische Lektüre des Manuskriptes, seine zahlreichen Anregungen zu den einzelnen Kapiteln und Tabellen sowie Hinweise auf Literatur zu besonders herzlichem Dank verpflichtet.

Unseren Sekretärinnen Frau G. von Voss, Frau B. Hastenrath und insbesondere Frau I. Pipacs danke ich für ihren unermüdlichen Einsatz beim Schreiben des Manuskriptes und die große Akribie beim Aufstellen des Literaturverzeichnisses und der Tabellen.

München, im Herbst 1983   W. Mombour

Inhaltsverzeichnis

Empfohlene Lektüre für eilige Leser:

Kapitel   1: Einleitung
Zusammenfassung der einzelnen Länder
Kapitel 12: Gemeinsamkeiten und Unterschiede der psychiatrischen Aus-
           und Weiterbildung in 10 Ländern

1 Einleitung

Die Entwicklung der Psychiatrie in den verschiedenen Ländern der Erde bietet ein sehr heterogenes Bild. Während es einer allgemeinen Gesetzmäßigkeit zu entsprechen scheint, daß die Psychiatrie erst nach Entfaltung der großen medizinischen Fächer (Innere Medizin, Chirurgie, Kinderheilkunde, Frauenheilkunde) aufgebaut und entwickelt wird, ist in Ländern mit vorhandenen psychiatrischen Einrichtungen deren Entwicklungsstand äußerst uneinheitlich. Einer erstarrten Psychiatrie in einem Lande — bedingt durch das Ausruhen auf den Lorbeeren vergangener großer Zeiten — steht eine stürmische Neuerungssucht in einem anderen Lande gegenüber, die durch modische Wellen in ständiger Veränderung gehalten wird; einer nüchtern und empirisch prüfenden Psychiatrie, die das Bewährte tradiert, das nicht Beweisbare fallen läßt und Neuerungen aufgeschlossen übernimmt, kann im Nachbarland eine spekulative, stark weltanschaulich argumentierende Psychiatrie gegenüberstehen; der jeweilige „Nationalcharakter" der Psychiatrie kann einheitlich ausgeprägt sein, oder die Psychiatrie eines Landes kann sich in mehrere Schulen aufspalten. Im Zusammenhang mit diesen Faktoren ist auch der Stand der Ausbildung der Studenten und Weiterbildung der angehenden Fachärzte in Psychiatrie uneinheitlich, sowohl was die Methodik der Ausbildung anbelangt als auch den Inhalt dessen, was vermittelt wird. Neben einer großen Freizügigkeit der Lehre stehen standardisierte Ausbildungspläne mit detaillierten Curricula und vorgeschriebenen Methoden der Lehrstoffvermittlung.

In der Bundesrepublik Deutschland hat sich im letzten Jahrzehnt ein zunehmendes öffentliches Interesse an psychiatrischen Fragen entwickelt, wobei zahlreiche Äußerungen der Unzufriedenheit über den gegenwärtigen Zustand der Psychiatrie laut geworden und vielfältige Reformen gefordert worden sind. Die Diskussionen und Vorschläge zur Psychiatrie-Reform — wie sie z.B. in der sog. „Psychiatrie-Enquete" (Deutscher Bundestag 1975) oder im „Bayerischen Landesplan zur Versorgung psychisch Kranker und Behinderter" (Bayer. Staatsministerium für Arbeit und Sozialordnung 1980) dargestellt werden — beschränken sich aber nicht nur auf die Struktur des psychiatrischen Versorgungssystemes oder die Wünsche nach baulichen Verbesserungen, sondern weisen auch auf die Notwendigkeit von Reformen der psychiatrischen Aus- und Weiterbildung als eine der wichtigsten Voraussetzungen einer Psychiatriereform hin.

Geht man von den deutschen Reformwünschen zur Aus- und Weiterbildung aus, die sich in den letzten Jahren z.B. in der Vereinheitlichung der Prüfungsbestimmungen für Medizinstudenten mit Ausarbeitung eines Gegenstandskataloges (Bundesminister f. Jugend, Familie und Gesundheit 1979, Inst. f. med. u. pharmaz. Prüfungsfragen 1979a,b, 1978, 1977, 1974) oder der inhaltlichen und zeitlichen Neuformulierung der „Weiterbildung zum Arzt für . . ." und der Zusatztitel (siehe Bayer. Landesärztekammer 1981a,b, 1980b,c, 1978, Steudel 1976) verwirklichten oder befaßt man sich mit den Vorstellungen der Deutschen Gesellschaft für Psychiatrie und Nervenheilkunde (DGPN) zum Inhalt der Weiterbildung, der Zusatztitel und der kontrovers diskutierten Einführung einer Gebietsbezeichnung „Arzt für psychoanalytische Medizin" (Dührssen 1981, Tölle 1981), dann kommt man unweigerlich zur Beschäftigung mit den Verhältnissen im Ausland, die teils als nachahmenswertes Vorbild, teils als Warnung, durchlaufene Irrwege nicht nochmals zu wiederholen, diskutiert werden können. Die europäischen Gemeinschaften in Brüssel versuchen seit Jahren, verbindliche und harmonisierende Richtlinien für die europäischen Länder zu verwirklichen (Pouyaud 1977), und die Weltgesundheitsorganisation (WHO 1963) hat Empfehlungen ausgearbeitet, die sich jedoch wegen des unterschiedlichen psychiatrischen Entwicklungstandes der einzelnen Mitgliedsländer noch keineswegs international durchgesetzt haben.

Neben diesen, mehr allgemein-theoretischen Plänen der internationalen Organisationen stehen aber die realen, z.T. in letzter Zeit auch reformierten Bestimmungen und Programme psychiatrischer Aus- und Weiterbildung in den einzelnen Staaten des Auslandes. Die Kenntnisse dieser tatsächlichen ausländischen Verhältnisse ist aber in unserem Lande z.T. sehr lückenhaft; ihr Verständnis wird noch dadurch erschwert, daß die politische Struktur und die Organisation des Gesundheitswesens in diesen Ländern zu wenig bekannt sind und bei der Darstellung der ja immer auf ein bestimmtes Versorgungssystem ausgerichteten Aus- und Weiterbildungsprogramme nicht die genügende Berücksichtigung erfahren. Deshalb soll in dieser Monographie eine Beschreibung dieser strukturellen Voraussetzungen der Darstellung der psychiatrischen Aus- und Weiterbildung in den einzelnen Ländern vorangehen, bei der dann sowohl die idealen Ziele und gesetzlichen Bestimmungen wie die praktizierte Wirklichkeit beschrieben werden. Aus einer vergleichenden Darstellung der Verhältnisse in anderen Ländern ergeben sich Rückschlüsse für Reformen in der Bundesrepublik Deutschland und Anregungen zu Neugestaltungen. Manches aber, das zunächst im Modell ideal erscheint, erweist sich bei der praktischen Verwirklichung als mit deutlichen Mängeln behaftet, manches ist aufgrund anderer politischer, gesellschaftlicher und organisatorischer Verhältnisse nicht ohne weiteres auf die BRD übertragbar — und manchmal einfach auch nicht aus finanziellen Gründen. Trotzdem sollte man sich mit den möglichen Alternativmodellen zur Anregung oder Warnung auseinandersetzen.

Die Arbeit stützt sich auf 1. schriftliches Informationsmaterial, das im Rahmen der sog. Psychiatrie-Enquête[1] zum Thema Aus- und Weiterbildung gesammelt und vom Autor ergänzt wurde [von z.T. nur hektographierten Lehrplänen und Stellungnahmen über offizielle Broschüren zur Aus- und Weiterbildung bis zu Publikationen und Regierungs(Universitäts)Dekreten], 2. auf andere Publikationen in der Fachpresse, 3. persönliche Erfahrungen des Autors während Aus- und Weiterbildung in Frankreich, der Schweiz und Nordamerika, sowie 4. auf zahlreiche Gespräche und Informationsreisen des Autors, die speziell für diese Monographie unternommen wurden. Dort, wo die Erfahrungen des Autors einen deutlichen Akzent zur Beschreibung oder Beurteilung beitragen, werden sie als Referenzquelle bei den Literaturangaben nochmals besonders

---

1 Bericht über die Lage der Psychiatrie in der Bundesrepublik Deutschland — Zur psychiatrischen psychotherapeutisch/psychosomatischen Versorgung der Bevölkerung — (Deutscher Bundestag 1975)

erwähnt. Insbesondere die Kapitel Schweiz und USA tragen auch den Charakter eines persönlichen Erfahrungsberichtes. Alle anderen Informationsquellen werden, soweit dies möglich ist[2], genau angegeben.

Bei einer vergleichenden Darstellung psychiatrischer Aus- und Weiterbildung außerhalb der Bundesrepublik mußte eine Auswahl mit unterschiedlicher Gewichtung getroffen werden. Nicht alle Staaten haben eine entwickelte Psychiatrie, nicht jede nationale Psychiatrie war gleichermaßen kreativ in ihren Beiträgen und viele Staaten sind in einem ausgesprochenen Schüler- und Nachahmungsverhältnis anderen gegenüber geblieben. Im Rahmen einer Weltpsychiatrie sind es im wesentlichen 7 große Kulturkreise gewesen, die eine zunächst eigenständige und einen gewissen nationalen Akzent tragende Psychiatrie entwickelt haben: an erster Stelle, und historisch die ältesten, die deutsche und französische Psychiatrie, sodann die russische, die schweizerische und die angelsächsische Psychiatrie mit ihrer unterschiedlichen Entwicklung in Großbritannien und Nordamerika, sowie die skandinavische Psychiatrie. Die Darstellung der Aus- und Weiterbildung in diesen Ländern soll komplettiert werden durch eine Beschreibung der Verhältnisse auch der anderen Nachbarländer der Bundesrepublik: Benelux-Länder, Österreich und DDR.

Die einzelnen Teile der Monographie sind — je nach Land — unterschiedlich akzentuiert und dementsprechend unterschiedlich umfangreich. Ausführlicher wurden vor allem jene Verhältnisse behandelt, die nach Meinung des Autors von den deutschen abweichen oder über welche in der BRD wenig Informationen vorliegen; hierbei wird dann auch — z.B. für die UdSSR und Frankreich — zusätzlich die historische Entwicklung skizziert.

Die Reihenfolge der Darstellung berücksichtigt Ähnlichkeiten und gegenseitige Beeinflussung im Gesundheits- und Erziehungswesen der einzelnen Länder. So können einerseits die Sowjetunion und die DDR, andererseits Großbritannien und die Skandinavischen Länder nebeneinander gruppiert werden, wobei das Kapitel über das beeinflußte Land wesentlich knapper gehalten werden konnte. An die Darstellung sozialistischer Länder (UdSSR, DDR) schließt sich die Beschreibung von Staaten mit stark sozialistischen Tendenzen im Gesundheits- und Erziehungswesen an (Großbritannien, Skandinavische Länder, z.T. auch Frankreich), danach folgen die Länder mit marktwirtschaftlicher Organisationsform (Benelux-Länder, Österreich, Schweiz, USA).

Das Kapitel über die USA ist am umfangreichsten. Dies ist auch berechtigt, da die amerikanische Psychiatrie schon rein quantitativ durch die Zahl ihrer Psychiater, ihrer Aus- und Weiterbildungseinrichtungen und ihrer Publikationen zu diesem Thema alle anderen Nationen überragt. Aber auch bezüglich der verschiedenen Modelle für die Aus- und Weiterbildung zeigt kein anderes Land eine ähnliche Vielseitigkeit und Differenzierung. Bei der Beschäftigung mit psychiatrischer Aus- und Weiterbildung kann niemand an den USA vorbeigehen. Das auf den letzten Seiten des Kapitels USA beschriebene Weiterbildungsprogramm von E. Cameron (1965) stellt nach Meinung des Autors die beste Konzeption einer idealen psychiatrischen Weiterbildung dar.

---

2 Die „persönlichen Mitteilungen" über die UdSSR und die DDR beruhen auf zahlreichen Gesprächen mit Kollegen aus Osteuropa; diese Informationsquellen werden aus Gründen der Diskretion nur global angegeben werden

Die Zusammenfassung am Ende jedes Kapitels und die Tabellen am Schluß der Monographie sollen eine rasche Information ermöglichen. „Die Begriffe Ausbildung, Weiterbildung, Fortbildung werden zur Kennzeichnung verschiedener Stadien der beruflichen Bildung verwendet." (Zitate nach der sog. Psychiatrie-Enquête: Deutscher Bundestag 1975; siehe auch Bayer. Landesärztekammer 1980a,b).

Die *Ausbildung* der Medizinstudenten an den Hochschulen „dient der Vermittlung des theoretischen Grundwissens des jeweiligen Faches sowie seiner Angrenzungen und in unterschiedlichem Ausmaß der Vermittlung praktischer Erfahrungen im Grundberuf. Sie führt damit zur beruflichen Erstqualifikation im Grundberuf oder als Zusatzausbildung zu einem weiteren Beruf".

Die *Weiterbildung* der Fachärzte nach abgeschlossener Ausbildung „führt zu einer bestimmten Ausübungsform des Berufes (. . . .z.B. Arzt für Psychiatrie). Sie wird berufsbegleitend an dafür legitimierten Weiterbildungsstätten . . . absolviert . . . . Sie schließt mit der Anerkennung einer Qualifikation ab, die zur Ausübung bestimmter, in den Weiterbildungszielen festgelegten beruflichen Tätigkeiten berechtigt". Sie führt auch „zur Berechtigung zum Führen einer sogenannten „Zusatzbezeichnung" bzw. „Teilgebietsbezeichnung" . . . (Beispiel: . . . Psychotherapie)."

„*Fortbildung* umfaßt alle berufsbegleitenden und sonstigen Bildungsmaßnahmen, die nach Abschluß der Ausbildung und ggf. der Weiterbildung erfolgen". Sie dient der „fortlaufenden Anpassung des Ausbildungsstandes an die beruflichen Erfordernisse" (Auffrischung, neue Erfahrungen, Erweiterung) und der Aufarbeitung von Erfahrungen und Problemen aus der Praxis.

Bei der psychiatrischen Ausbildung der Studenten und der Weiterbildung der Fachärzte kann man nach Russel (1975) und Ellis (1963) unterscheiden zwischen dem Erlernen bestimmter *Kenntnisse* und *klinischer Fertigkeiten,* der Erzeugung einer bestimmten ärztlichen-psychiatrischen *Einstellung* und der Vermittlung bestimmter *Denkmethoden*. Diese vier Bereiche sind durch die *Ziele* der Aus- und Weiterbildung beeinflußt und realisieren sich im *Curriculum*. Eine Darstellung der Aus- und Weiterbildung in Psychiatrie muß zu diesen (aus praktischen Gründen unterschiedenen) Bereichen Stellung nehmen.

Von einigen Autoren, die sich mit Aus- und Weiterbildung befaßten, wird immer wieder erörtert, ob einem der genannten Bereiche die Führungsrolle zukomme und sich so eine Hierarchie ergäbe. So schreibt z.B. Ellis (1963): „Die Ausbildung der Studenten hat das Ziel, grundlegende Methoden zu vermitteln — Denkmethoden und klinische Methoden. Sie zielt nicht mehr darauf hin, einen voll ausgebildeten Arzt . . . hervorzubringen. Sie versucht auch nicht, ihn bloß mit den Lösungen von heute für die medizinischen Probleme von heute zu versehen; statt dessen zielt sie darauf hin, ihm für eine dynamische und in Veränderung begriffene Zukunft eher die Fähigkeit zur Ausnutzung seines Wissens zu vermitteln, statt Wissen allein — mit einem Wort, ihn so auszubilden, daß er später allein lernen kann".

Einen etwas anderen Akzent setzte A. Lewis (1961): „Wieviel Zeit für den Unterricht über Neurosen, organische Psychosen, dynamische Psychopathologie, Psychosomatik, Verhaltensstörungen im Kindesalter, forensisch-psychiatrische Aspekte der Kriminalität oder Intelligenzminderung aufgwandt wird, ist vor allem eine Angelegenheit für den Leiter des Departments, die er mit seinen Kollegen absprechen muß; aber sie ist weniger bedeutsam im Vergleich mit dem Geist intellektueller Redlichkeit, Gelehrsamkeit und Freude am Erforschen, der den besten medizinischen Unterricht, ganz gleich über welches Gebiet, auszeichnet." Und Russel (1975) schreibt: „Wir werden daran erinnert, daß der Geist, in dem ein Ausbildungsprogramm aufgestellt ist, von größerer Bedeutung ist als die Einzelheiten seines Inhalts."

Der „Geist" wirkt aber kaum rein ätherisch, so wenig wie sich das Erziehungsziel, eine bestimmte Einstellung und Denkmethoden zu schaffen, durch Deklaration verwirklichen läßt; statt dessen haben sich, wo immer in der Geschichte der Versuch gemacht wurde, Menschen zu erziehen und bei ihnen bestimmte Einstellungen zu erzeugen, Geist und Ziele in formalen Strukturen und konkreten Institutionen verwirklicht. Die Theorie wird erst in der praktischen Verwirklichung lebensfähig. Deshalb sind die formalen und inhaltlichen Vorschriften des Curriculums keineswegs von untergeordneter Bedeutung gegenüber dem „Geist" des Unterrichts und der Vermittlung von Einstellungen und Denkmethoden. Ob für den psychiatrischen Unterricht der Studenten 20 oder 100 Stunden vorgesehen sind, ob die Fachärzte während ihrer Weiterbildung eine bestimmte Zeit in einer Anstalt und einer psychotherapeutischen Abteilung arbeiten und sowohl klinisch wie ambulant tätig sein müssen oder nicht, sind zunächst scheinbar nur Formalien der Aus- und Weiterbildungsordnung, beeinflussen aber in erheblichem Maße das Bild, das sich der Lernende von der Psychiatrie macht, sein Selbstverständnis und seine diagnostische und therapeutische Kompetenz. Der „Schmalspurspezialist", der kompetente „Allround-Psychiater" oder der nur oberflächlich Ausgebildete sind drei Typen ärztlich-psychiatrischer Schulung, die wesentlich von den Formalien des Curriculums erzeugt werden.

Das angestrebte Ziel der Aus- und Weiterbildung verwirklicht sich gerade im Curriculum, und dessen Veränderung reflektiert meist auch die Änderung der Ziele, des hinter ihnen stehenden Menschenbildes und einer noch umfassenderen, gesellschaftliche, kulturelle, politische und moralische Aspekte einbeziehende Ideologie. Eine Weltanschauung und Gesellschaftsordnung, die der Arbeit im Kollektiv einen hohen moralischen Wert beimißt und individuelle Unabhängigkeit und Selbständigkeit mit Mißtrauen betrachtet, wird aus diesen Gründen auch in den Plänen zur Berufsausbildung eher enge Spezialisierung und Beschränkung von Zuständigkeiten erreichen wollen, um den Arzt dadurch besser in das Kollektiv einbinden zu können, da er ja zwangsläufig von der Ergänzung durch die anderen Spezialisten abhängig ist. Umgekehrt wird eine umfassende Zuständigkeit des einzelnen Psychiaters (bzw. Arztes) gerade in jenen Ländern betont, in denen auch die geschichtliche Tradition ein Menschenbild tradiert, das die Entwicklung und Entfaltung möglichst vieler (utopisch: aller) Bereiche des einzelnen Individuums betont. Häufig verhindern dann aber wieder sehr konkrete Sachzwänge die angestrebte Verwirklichung von Plänen, so daß bei näherer Prüfung die Unterschiede zwischen Plan und Wirklichkeit innerhalb eines Gesellschaftssystems oft größer sind als die zwischen den einzelnen Gesellschaftssystemen. Eine Darstellung psychiatrischer Aus- und Weiterbildung muß aber auch diesen ideologischen Hintergrund aufzeigen, der sich oft ziemlich unmittelbar in der Beschreibung der Ziele und mehr mittelbar in den Formalien des Curriculums ausspricht. „Was an der Oberfläche als Folge der Überzeugungen und Vorurteile medizinischer Lehrer erscheint, die sie im psychiatrischen Unterricht darlegen, kann oft auf die sittlichen Grundsätze und Institutionen der Gesellschaft zurückgeführt werden" (A. Lewis 1961).

Zur psychiatrischen Aus- und Weiterbildung gehört sinngemäß auch die Beschäftigung mit den sog. gesellschaftswissenschaftlichen Fächern, wie medizinische Psychologie und Soziologie sowie Psychotherapie/Psychosomatik, die beim Abschnitt über die psychiatrische Aus- bzw. Weiterbildung mitberücksichtigt werden sollen. Gerade hier hat in den letzten Jahren ein ideologisch gefärbtes — in den einzelnen Ländern natürlich ganz unterschiedlich gerichtetes — Menschenbild eine Einstiegspforte in das „Erziehungssystem" gefunden.

Osteuropa

2 Sowjetunion

Vorbemerkung: Bei den Darstellungen der Verhältnisse in der Sowjetunion und anderen sozialistischen Ländern muß man folgendes beachten:

1. Bei publizierten Berichten werden meistens nur Prozentzahlen und keine absoluten Zahlen genannt; eine Publikation von Absolutzahlen in der Fachpresse ist u.U. sogar verboten.
2. Der marxistische Begriff einer „objektiven" Darstellung ist anders als im Westen. Objektiv sind danach alle Zustände, von denen erwartet wird, daß sie sich durchsetzen, da sie den Gesetzmäßigkeiten der historischen Entwicklung und den Planungen entsprechen, selbst wenn sie gegenwärtig erst einen kleinen Prozentsatz der realen Gegebenheiten ausmachen. Zustände, die diesen Gesetzmäßigkeiten nicht entsprechen, werden als überholt, absterbend und demnächst verschwunden angesehen und können deshalb bei einer objektiven Darstellung unerwähnt bleiben. Man weiß deshalb bei vielen Darstellungen aus den sozialistischen Ländern nicht, was Plan und was augenblickliche Wirklichkeit ist.
3. Es gibt — z.B. für psychiatrische Therapie — keine mit wissenschaftlicher Methodik durchgeführte Effektivitätsforschung (etwa Kontrollgruppe, experimentelle Anordnung etc.). Die Angaben des Arztes, der u.U. die Therapie selber durchgeführt hat, werden als objektive Angaben gewertet und den Angaben der Patienten und deren Angehörigen gegenübergestellt, deren Aussagewert u.U. durch diese „objektiven" Aussagen korrigiert wird (Lauterbach 1978, persönliche Mitteilungen 1980, 1977, Field u. Aronson 1964).

2.1 Das medizinische und psychiatrische Versorgungswesen

Das sowjetische Gesundheitswesen ist im wesentlichen erst nach der Oktoberrevolution aufgebaut worden (Schulz 1964a,b). Vorher gab es — abgesehen beim Militär — Ärzte meist nur in den großen Städten (1913: 23 205 Ärzte). Das sowjetische Gesundheitswesen ist ein staatliches, sektorisiertes Gesundheitssystem mit hierarchischer Gliederung ohne freie Arzt- und Klinikwahl. Seine Benutzung ist für die Patienten in den meisten Bereichen kostenlos. Der Akzent liegt auf ambulanten Diensten, auf der Prophylaxe und dem Bestreben, allen Schichten der Gesamtbevölkerung ein gleiches Maß an gesundheitlicher Betreuung zukommen zu lassen. Um diese Ziele in dem nach territorialer Ausdehnung größten, nach der Bevölkerungszahl drittgrößten Land der Erde zu verwirklichen, wurde in dem nach der Oktoberrevolution aufgebauten sowjetischen Ausbildungssystem ein deutlicher Akzent auf die zahlenmäßige „Produktion" von

Ärzten und anderer im Gesundheitswesen tätiger Personen gelegt (Bausch 1973a, Field 1966). Dies wurde — zumindest der Zahl nach — auch erreicht; die Sowjetunion ist heute nach Israel und Monaco das Land mit dem günstigsten Arzt-Patienten-Schlüssel [1975: 33 Ärzte auf 10 000 Einwohner, für 1990 geplant: 38,2/10 000. 1978 gab es in der Sowjetunion 919 000 Ärzte (Ruban 1979)].

Die große Zunahme der Ärztezahl konnte in einem Land, in dem die forcierte Industrialisierung und der Ausbau des Militärs große Teile der männlichen Bevölkerung bindet, nur durch die Einbeziehung von Frauen in den ärztlichen Beruf verwirklicht werden. Während 1913 nur 10% der Ärzte Frauen waren, waren es 1928 45%, seit 1955−1963 hat sich diese Zahl auf ca. 75% eingestellt (Issakow 1977, Field 1966, Müller-Dietz 1964a). Als weiterer Grund wird der geringe Verdienst eines Arztes — bei allerdings nur 6 Stunden Arbeitszeit täglich, 5-Tage-Woche und 2 Monate Ferien — angegeben, der den ärztlichen Beruf für Männer, die meist eine Familie ernähren müssen, weniger attraktiv macht (Ruban 1979, v. Zerssen 1975, Bausch 1973a, Field 1966). Die gleichmäßige medizinische Versorgung aller Gebiete der Sowjetunion ist aber offenbar trotz der großen Zahl von Ärzten nicht gelungen. So leiden insbesondere ländliche Gebiete und einige der außereuropäischen Territorien der SU an Ärztemangel, während Ärzte in den Großstädten überrepräsentiert sind (Ruban 1979, Field 1966). Als Ersatz dient in den ländlichen Gebieten z.T. das sog. Feldschersystem. Feldschere wurden — nach deutschem Vorbild — von Peter dem Großen in die russische Armee eingeführt und erfüllten auch nach ihrem Ausscheiden aus der Truppe in ländlichen Gebieten ärztliche und halbärztliche Aufgaben. Heute werden Feldschere an sog. „mittleren Fachschulen” ausgebildet, z.T. in Spezialgebieten wie Physiotherapie, Massage, Epidemiologie, Impfen, Traumatologie, Geburtshilfe, Schwangeren- und Säuglingsbetreuung. Sie arbeiten in ländlichen Gebieten in sog. Hebammen- und Feldscherenstationen, denen offiziell zwar ein Arzt zugeordnet ist, in denen aber die einfachere medizinische Versorgung der Bevölkerung de facto durch Feldschere, Hebammen und Krankenschwestern gewährleistet wird. Diese Berufsgruppen erfreuen sich eines guten Ansehens bei der Bevölkerung. Die Versorgung der Landgebiete mit Feldscheren soll problemloser verwirklicht werden können, da sie meist selber aus diesen Gebieten stammen und eher bereit sind, dort zu arbeiten als Ärzte (Müller-Dietz 1978, Sidel 1968, Field 1966).

Neben den Feldscher-Hebammenstationen bestehen Ambulatorien in zentral gelegenen Dörfern. An diese erste Stufe des ländlichen Versorgungssystems (für ca. 4−5000 Einwohner) schließt sich als zweite Stufe eine ländliche Poliklinik (für 10− 15 000 Einwohner) an, die in 30 bis 40 Minuten erreichbar sein soll. Auf dritter Stufe steht die Poliklinik eines zentralen Kreiskrankenhauses, die in 1 bis 1 1/2 Stunden erreichbar sein soll, und auf vierter Stufe eine Poliklinik mit beratender Funktion, die Teil einer größeren Klinik ist. Die Landbevölkerung kann u.U. bei Fehlen der entsprechenden eigenen Stellen auch Einrichtungen in nahegelegenen Städten benutzen. In den Städten sind fünf hierarchisch gestufte Polikliniken (meist auch mit kleiner Bettenstation oder Klinik verbunden) vorgesehen: Auf der ersten Stufe städtische Polikliniken für einen bestimmten Distrikt (mit ca. 40−77 000 Einwohner) sowie Werkspolikliniken (evtl. mit eigenen Betten) eines Betriebes mit über 1000 Beschäftigten; auf der zweiten Stufe ein „Diagnostisches Konsultationszentrum” (für 120 000 und mehr Einwohner); auf dritter Stufe Republik-, Gebiets- und Großstadtkliniken sowie Polikliniken für die territorialen Hauptstädte der SU und Großstäde über 250–300 000 Einwohner; auf vierter Stufe Interregionale Zentren und schließlich auf fünfter Stufe die Unionszentren, die überwiegend in Moskau an den leitenden Forschungszentren etabliert worden sind. Dieses hierarchisch und sektoriell gegliederte Versorgungssystem zeigt von unten nach oben eine immer mehr zunehmende fachliche Aufgliederung (z.B. zunächst allgemeine Chirurgie, dann Gesichtschirurgie, Neurochirurgie, etc.) und umfaßt ein immer größer werdendes Einzugsgebiet. Auch die medizinischen Institute und die Institute für ärztliche Fortbildung (beide entsprechen deutschen Universitätskliniken, siehe weiter unten unter Weiterbildung) sind an der Krankenversorgung beteiligt.

Nach den vorliegenden Unterlagen ist dieses Versorgungssystem z.T. verwirklicht, z.T. wird es aufgrund des zehnten Fünfjahresplanes im Gesundheitswesen erst angestrebt. Dieser Plan zielt außerdem — entsprechend dem Akzent des sowjetischen Gesundheitssystems auf Prophylaxe und ambulanter Versorgung — auf eine regelmäßige Durchuntersuchung der Gesamtbevölkerung ab. Er sieht auch eine zunehmende Integration von Polikliniken (Dispensaires) und Kliniken vor; die medizinischen Einzugsgebiete sollen auch nicht mehr so eng wie bisher an die politisch-administrativen Einzugsgebiete gebunden sein (Gesundheitsministerien bzw. -behörden für Union, Republik, Provinz, Region, Stadt, Distrikt in strenger nachgeordneter Hierarchie), sondern aus sachbezogenen Gründen diese z.T. auch überschneiden können.

Es gibt in der SU keine niedergelassenen Ärzte; Hausbesuche erfolgen von den Polikliniken aus. In allen medizinischen Institutionen arbeitet ein Team von Spezialisten, die jeweils nur für ein bestimmtes, z.T. sehr enges Fachgebiet zuständig sind; den selbständig arbeitenden und die Gesamtmedizin überblickenden Allgemeinpraktiker gibt es nicht. Der Bedarf an Ärzten wird durch diese Regelung natürlich erhöht (Ruban 1979, Burenkow 1976, Müller-Dietz 1977, 1974a,b, 1971). Alle im Gesundheitswesen Tätigen sind (Zwangs-)mitglieder der Medizinergewerkschaft. Sie kümmert sich u.a. um die Verwaltung der Sozialversicherung und um den Arbeitsschutz und wird durch Staatsmittel sowie durch direkte Beiträge der Mitglieder finanziert (Bausch 1973a). Während in anderen sozialistischen Ländern und im Westen die Kosten der Sozialversicherung und des Gesundheitswesens im wesentlichen durch Beiträge der Versicherten finanziert werden, erfolgt deren Bezahlung in der SU durch Abgaben der Betriebe (berechnet nach „Lohnsumme") und durch die allgemeinen staatlichen Haushaltsmittel (Ruban 1979, Kaser 1976).

Die Betreuung psychisch Kranker geschieht — getrennt von den für die Gesamtmedizin zuständigen Polikliniken — in den Städten in sog. psychiatrisch-neurologischen „Dispensaires" (Einzugsgebiet von 300–500 000 Einwohnern) (Lauterbach 1978). Ein solches Dispensaire entspricht nach Plan am ehesten einem amerikanischen *„Comprehensive Community Mental Health Center"*. Im Idealfall hat ein Dispensaire vier Abteilungen. Der Hauptakzent liegt auf der ambulanten Diagnostik, Beratung und Behandlung — wenn nötig auch in Hausbesuchen — für Erwachsene und Kinder eines bestimmten Bezirks; daneben existiert eine Tagesklinik, eine arbeitstherapeutische Einrichtung und eine Bettenstation für kurzfristige Hospitalisationen; bei längeren Aufenthalten muß eine Verlegung in die zuständige regionale psychiatrische Klinik erfolgen. Eine Bettenstation ist u.U. für mehrere Dispensaires zuständig. Eine „Abteilung für berufliche und soziale Hilfe" kümmert sich um eine berufliche Wiedereingliederung, um die auf den psychisch Kranken eingestellten Arbeits- und Wohnbedingungen etc. Eine dritte Abteilung ist zuständig für Gesundheitsaufklärung der Bevölkerung, Ausbildung jüngerer Mitarbeiter im Rahmen des Dispensaires und Praevention, die meist im Rahmen von psychiatrischer Beratung stattfindet, z.B. die Beurteilung des Lärmpegels in einer Fabrik und dessen Auswirkung auf die psychische Gesundheit. Eine statistische Abteilung führt ein genaues Patientenregister und soll im Rahmen von Feldstudien auch noch nicht betreute psychiatrische „Fälle" ausfinding machen. Neben dem psychiatrisch-neurologischen Dispensaire, in dem die größte Zahl psychisch Kranker betreut wird, gibt es auch noch Ambulatorien einer psychiatrischen Klinik, psychiatrische Dienste an einer allgemeinen Poliklinik, beim werksärztlichen Dienst oder bei mobilen Diensten („schnelle Hilfe" und „dringliche Hilfe") für die Notfallversorgung.

Gegenüber dem Dispensaire tritt die Bedeutung psychiatrischer Kliniken wesentlich mehr zurück, als dies in den westeuropäischen Ländern und den USA der Fall ist. So hat die USA — bezogen auf einen konstanten Anteil der Bevölkerung — viermal soviel psychiatrische Betten wie die UdSSR. Auf die Bettenstation des Dispensaires für kurzfristige Hospitalisationen (psychiatrisches Interdistrikt-Krankenhaus) folgt das regionale psychiatrische Krankenhaus für längerfristige, aber aktive Therapie. Chronisch Kranke, die nicht in der Gemeinde leben können und trotz einer aktiven Behandlung in den psychiatrischen Kliniken ungebessert bleiben, werden in „psychiatrische Kolonien" verlegt, wo sie einfache industrielle oder landwirtschaftliche Arbeiten verrichten (Kabanov u. Weise 1981, v. Zerssen 1975, Kulenkampff 1967, Aronson u. Field 1964, Field u. Aronson 1964).

Nach der Entlassung aus der psychiatrischen Klinik werden die Patienten wieder an das für sie zuständige Dispensaire zurücküberwiesen. Hierdurch wird eine größere Kontinuität in der Nachbetreuung der Patienten gewährleistet. Angeklagte, bei denen der Verdacht auf eine psychische Erkrankung besteht, werden sofort an spezielle forensichpsychiatrische Institutionen überwiesen, die von den psychiatrischen Kliniken getrennt sind. Es gibt im sowjetischen Strafrecht keine verminderte Zurechnungsfähigkeit aus psychiatrischen Gründen, sondern nur vorhandene oder fehlende Zurechnungsfähigkeit (Lauterbach 1978).

In den Dispensaires und den Kliniken spielen Psychologen und Sozialarbeiter keine Rolle wie in den westlichen Ländern. Ihre Funktionen werden von den Ärzten und Schwestern wahrgenommen; so gibt es z.B. den Beruf der „Außendienstschwester" (visiting nurse) (Holland 1976, Field u. Aronson 1964).

Hospitalisierung — auch zwangsweise — kann nur aufgrund einer Untersuchung und einer Empfehlung durch einen Psychiater erfolgen. Für eine zwangsweise Hospitalisierung genügt aber das Vorliegen von Krankheitssymptomen ohne Selbst- oder Fremdgefährlichkeit (Holland 1976).

Alle Daten über psychiatrische Patienten werden seit 1968 zentral am Serbskij Institut in Moskau erfaßt (Lauterbach 1978).

2.2 Medizinische und psychiatrische Ausbildung der Studenten

Die UdSSR ist eine kommunistische Lern- und Leistungsgesellschaft mit den allgemeinen Merkmalen einer streng nach planwirtschaftlichen Gesichtspunkten ausgerichteten

Industriegesellschaft. Alle sowjetischen Schulen schließen mit der Hochschulreife ab, sowohl die Regelschule, eine 10jährige polytechnische Mittelschule, als auch Technika, mittlere Fachschulen und beruflich-technische Schulen, auf welche Schüler nach dem 8. Schuljahr überwechseln können (Anweiler et al. 1980).

Wegen der großen Zahl der Bewerber für das Medizinstudium sorgt ein scharfer numerus clausus für eine Auswahl nach Leistung und politisch-gesellschaftlichen Gesichtspunkten. Eine Aufnahmeprüfung (Biologie, Chemie, Physik, russische Sprache und Literatur, marxistisch-leninistische Philosophie) vor Beginn des Studiums orientiert sich an Bedarfsrechnungen zentraler Planungsinstitute. Auch die Schulbeurteilung wird bei der Zulassung mitberücksichtigt. Im Jahre 1972 lag der Grenzwert für die Aufnahme bei 18 Punkten, bezogen auf 20 maximal erreichbare Punkte. 90% der Studenten erhalten ein staatliches Stipendium (Bausch 1973b).

Die ärztliche Ausbildung in der SU zielt von vornherein auf eine Spezialisierung. Der Student verläßt nicht als allgemein ausgebildeter Arzt, sondern z.T. bereits als Facharzt (z.B. „Therapeut", Kinderarzt, Zahnarzt, Sanitärhygiener, etc.) die medizinische Fachhochschule. Er soll fähig sein, später in einer Poliklinik im Rahmen eines Teams zu arbeiten, Gesundheit und Arbeitskraft seiner Patienten zu erhalten bzw. wiederherzustellen und sie dahingehend zu beeinflussen, daß „die Gesundheit des Einzelnen auch Sache der Gesellschaft" ist (Zitat Burenkow 1976) und der Einzelne sich dem Kollektiv ein- und unterordnet (Burenkow 1976, Bausch 1973b, Field 1966). Die von den Universitäten immer getrennten medizinischen Fachhochschulen (= medizinische Institute) mit angeschlossenen Kliniken unterstehen dem Gesundheitsministerium der Union oder der betreffenden Republik und sind in sechs Fakultäten gegliedert (therapeutische, pädiatrische, sanitärhygienische, stomatologische, pharmazeutische und medizinisch-biologische Fakultät). Die medizinischen Institute können alle oder nur einige oder nur eine einzige Fakultät besitzen. Daneben existieren „rein" pharmazeutische und zahnärztliche Institute. Das Gesundheitsministerium der Union muß Curricula und Lehrbücher genehmigen und sorgt dadurch für eine einheitliche Ausbildung. Die Zordnung der Studenten zu den einzelnen Fakultäten (genauso wie später die Zuordnung zur obligatorischen Landarzttätigkeit) hängt nur zum Teil von individuellen Wünschen der Studenten (oder fertigen Ärzte) ab, hauptsächlich jedoch von zentralen Planungsbedürfnissen. An zwei Jahren Vorklinik, identisch für alle Fakultäten, schließen sich nach einem Examen drei Jahre klinischer Unterricht an, der nach Fakultät unterschiedlich ausgerichtet ist. Danach folgen für die therapeutische und pädiatrische Fakultät zwei Jahre praktischer klinischer Tätigkeit, für die sanitärhygienische Fakultät ein Jahr; die Stomatologen benötigen kein praktisches Jahr. Die therapeutische Fakultät lehrt die medizinische Klinik mit den Hauptfächern Innere Medizin, Chirurgie und Frauenheilkunde sowie die kleineren Fächer wie Orthopädie, Hals-Nasen-Ohren-Heilkunde, Augenheilkunde, Psychiatrie, Neurologie, Röntgen, Dermatologie. Sie bildet etwa 70% der Medizinstudenten aus. Aus der pädiatrischen Fakultät gehen die „Mikropädiater" (Neonatologen) und die „Makropädiater" hervor; die sanitärhygienische Fakultät bildet die künftigen Hygieniker, Mikrobiologen, Mediziner im Verwaltungsdienst, Epidemiologen und Gesundheitserzieher sowie Werksärzte aus, die stomatologische Fakultät die Zahnmediziner (einschl. Gesichts- und Kiefernchirurgie). Die pharmazeutische Fakultät bildet in 4 1/2 Jahren zum Provisor aus, der zur Tätigkeit in der pharmazeutischen Forschung befähigt ist. Die medizinisch-biologiche Fakultät wurde erst vor wenigen Jahren geschaffen. Sie bildet die späteren Biophysiker, Biochemiker, Genetiker und andere Wissenschaftler für eine Tätigkeit in Forschungsinstituten und für die theoretischen Lehrstühle aus. Die ein- bis zweijährige klinische Tätigkeit entfällt für die Studenten dieser beiden letzten Fakultäten, die später nicht in der Krankenversorgung, sondern auf theoretisch-wissenschaftlichem Gebiet eingesetzt sind.

In den ersten beiden Studienjahren wird — für alle Fakultäten gleich — ein allgemein-biologischer und gesellschaftspolitischer Unterricht erteilt. Neben den bekannten vorklinischen Fächern wie Biologie, Chemie, Physik, Anatomie, Histologie, Physiologie stehen eine Fremdsprache (meist Englisch), Latein, marxistisch-leninistische Philosophie (= dialektischer und historischer Materialismus), Politökonomie und wissenschaftlicher Kommunismus sowie Leibesübungen. Im dritten Studienjahr werden Fächer gelehrt, die den Übergang zur Klinik bilden wie pathologische Anatomie, Pathophysiologie, Pharmakologie, Mikrobiologie, internistische und chirurgische Propädeutik. Zum Teil im dritten, hauptsächlich aber im vierten und fünften Studienjahr werden die Studenten der therapeutischen Fakultät in den grundlegenden klinischen und hygienischen Fächern unterrichtet. Das theoretische Studium wird ergänzt durch ein Pflegepraktikum und zwei mehrwöchige Famulaturen. Das 6. Studienjahr dient in der therapeutischen Fakultät der Spezialisierung auf Innere Medizin, Chirurgie oder Geburtshilfe-Gynäkologie in überwiegend praktisch-klinischer Ausbildung, die sog. Subordinatur. Hier kann bereits eine Spezialisierung in den „kleineren" Fächern erfolgen; sie wird jedoch meist erst nach dem Staatsexamen vorgenommen. Nach dem 6. Jahr folgt das Staatsexamen mit Prüfung in den Hauptfächern, während die meisten anderen Fächer schon nach den entsprechenden Vorlesungen geprüft wurden. So wird in der therapeutischen Fakultät nur dialektischer und historischer Materialismus, Innere Medizin, Chirurgie, Geburtshilfe und Gynäkologie sowie Hygiene und Organisation des Gesundheitsdienstes geprüft.

Nach Erhalt seines Arzt-Diplomes absolviert der junge Arzt eine zweite Stufe seiner Fachausbildung, die sog. Internatur, im siebten Jahr an einer größeren Klinik im gewählten Fachgebiet. Hier arbeitet er unter Aufsicht von Fachärzten selbständiger als während der Subordinatur und soll möglichst alle fachrelevanten Tätigkeiten selber ausüben. Die Ausbildung erfolgt nach Standardplänen des Gesundheitsministeriums unter Aufsicht der Hochschule und schließt mit einer theoretischen und praktischen Facharztprüfung ab. In der pädiatrischen Fakultät ist der Arzt nach dem fünfjährigen Studium und der zweijährigen Fachausbildung in Subordinatur und Internatur zum Spezialisten für Kinderchirurgie, Kinderpsychiatrie, Kinderorthopädie, Kinderkardiologie, Kinderinfektionskrankheiten usw. ausgebildet. In der sanitärhygienischen Fakultät findet die Spezialisierung nur im sechsten Studienjahr statt; in der stomatologischen Fakultät kann sich der Student bereits im fünften Studienjahr auf ein engeres stomatologisches Fachgebiet spezialisieren, ohne ein praktische Jahr absolvieren zu müssen. Die Studienzeiten werden für diese Fächer daher entsprechend kürzer.

Während des ganzen Studiums, auch in den höheren Semestern, geht neben der rein medizinischen eine politisch-weltanschauliche Schulung einher, die noch ergänzt wird durch Aktivitäten in der Partei und anderen Organisationen. Dieser zeitlich sehr aufwendigen Belastung kann sich der Student nicht entziehen, da sie auf seine Beurteilung und seinen weiteren beruflichen Werdegang einen entscheidenden Einfluß hat. Der

Unterricht in Marxismus-Leninismus mit seinen drei Teilen — dialektischer und historischer Materialismus (die Philosophie), Politökonomie und wissenschaftlicher Kommunismus — ist obligatorisch. Der „dialektische Materialismus" vermittelt die von Marx und Lenin aufgestellte dogmatische Weltanschauung, die die grundlegenden Prinzipien aller Wissenschaften darstellen soll. „Der historische Materialismus ist die Ausdehnung der Leitsätze des dialektischen Materialismus auf die Erforschung des gesellschaftlichen Lebens" (Stalin 1959), insbesondere der Geschichtswissenschaft. Die Politökonomie ist „die Wissenschaft von der Entwicklung der gesellschaftlichen Produktionsverhältnisse, d.h. der ökonomischen Verhältnisse der Menschen. Sie ergründet die Gesetze, denen die Produktion, die Verteilung der materiellen Güter in der menschlichen Gesellschaft auf vielen Entwicklungsstufen unterworfen sind" (Aurotenkollektiv 1959). Der wissenschaftliche Kommunismus erforscht „die Strategie und Taktik des Klassenkampfes des Proletariats, die Gesetzmäßigkeiten und Triebkräfte der proletarischen Revolution, der nationalen Befreiungsbewegung und des revolutionären Weltprozesses. Wo bereits der Sozialismus oder der Kommunismus aufgebaut wird, untersucht er gleichzeitig, zusammen mit anderen Gesellschaftswissenschaften, die sozialpolitische Seite der Entwicklung der sozialistischen Gesellschaft" (Autorenkollektiv 1971). Alle Methoden und Auffassungen außerhalb des Marxismus-Leninismus werden als unwissenschaftlich angesehen. Die „Geschichte der KPdSU" (Geschichte der politischen Veränderungen in Sowjetrußland) bringt die Verbindung mit der jüngeren Zeitgeschichte (siehe auch Wetter 1962).

Der Unterrichtsstoff wird je zur Hälfte in Vorlesungen und in praktischen Übungen vermittelt. Kleingruppenunterricht wird seit langem praktiziert, wobei auf 8—10 Studenten eine Lehrkraft kommen soll. Jedoch besteht Mangel an Lehrkräften, da nur „Doktoren der Wissenschaft" (entsprechend der deutschen Habilitation zum Privatdozenten) zu Professoren und Dozenten ernannt werden sollen und nur „Kandidaten der Wissenschaft" (entsprechend dem deutschen Dr. med. habil.) zu Assistenten und Lektoren.

Im Stadium der Planung und Ausarbeitung befinden sich noch moderne didaktische Methoden, wie programmierter Unterricht, audiovisuelle Hilfsmittel zur Unterrichtsgestaltung, Lernprogramme mit Büchern etc. Der vermittelte Wissensstoff wird in Examina geprüft, wobei auch „multiple choice"-Verfahren zur Anwendung kommen. Während der Subordinatur und der Internatur findet Lernen vor allem durch die praktische klinische Tätigkeit statt (Bausch 1973a,b, Müller-Dietz 1971, 1964a,b, Petrovskij 1967, Kurashow 1954).

Je nach Fakultät wechselt der Umfang, den die Psychiatrie im Rahmen des Gesamtstudienplans ausfüllt. In der therapeutischen und pädiatrischen Fakultät wird die Psychiatrie gemeinsam mit der medizinischen Psychologie unterrichtet, in der stomatologischen Fakultät gemeinsam mit der Neurologie, die in den anderen Fakultäten ein selbständiges Unterrichtsfach darstellt; in der pharmazeutischen Fakultät findet kein Psychiatrie-Unterricht statt. In der therapeutischen Fakultät sind insgesamt 53 Vorlesungsstunden und 55 Übungsstunden für Psychiatrie im 5., 9. und 10. Semester vorgesehen, in der pädiatrischen Fakultät 54 Vorlesungs- und 56 Übungsstunden im 6. und 11. Semester und in der stomatologischen Fakultät 28 bzw. 70 Stunden (hier einschließlich Neurologie) im 8. und 9. Semester. Ein Examen in Psychiatrie findet bereits nach dem letzten Semester, in dem der Stoff unterrichtet wurde, statt und nicht erst im Staatsexamen (Müller-Dietz 1971).

Inhaltlich wird in der psychiatrischen Ausbildung eine an Symptomen und Syndromen orientierte, auf nosologische Einheiten gerichtete Diagnostik akzentuiert (Holland 1976, Koupernik 1962). Aufgrund detaillierter Querschnitts- und Verlaufsdeskription wird die Unterteilung komplexer Krankheitsbilder angestrebt, wodurch dann für Prognose, Therapie und weitere wissenschaftliche Forschung eine geeignetere Ausgangsbasis geschaffen wird als durch eine globalere Gruppierung. So hat z.B. die Moskauer Schule unter dem Einfluß von Sneshnewski eine Klassifikation der Schizophrenie nach Symptomatologie und Verlauf aufgestellt. Drei Verlaufstypen — chronisch, wellenförmig ohne völlige Rückbildung, wellenförmig mit völliger Rückbildung — werden je nach Symptomatik und Schwere des Krankheitsbildes weiter unterteilt. Der chronische Verlaufstyp zeigt eine schwere Form mit hebephrener oder Simplex-Symptomatik, eine mittelschwere Form mit paranoider Symptomatik und eine leichtere pseudoneurotische (Borderline-) Form. Der wellenförmige Verlaufstyp ohne vollständige Rückbildung zeigt entsprechend den Abstufungen in die drei genannten Schweregrade ein katatones, ein paranoides oder ein pseudoneurotisches Bild. Die wellenförmige Verlaufsform mit völliger Rückbildung ist durch eine akute schizoaffektive Symptomatik, vollständige Rückbildung und durch gute Prognose charakterisiert. Die Schizophrenie-Diagnose soll eher gestellt und in einem breiteren Umfange verwendet werden als in den USA, auch z.B. bei zahlreichen Verhaltensauffälligkeiten bei Kindern und Adoleszenten (Sneshnewski 1977, Holland 1976).

Nach Volovik lassen sich bei beginnenden Psychosen drei Stadien unterscheiden: ein pseudoneurotisches Vorstadium, in dem die Symptome von einer neurotischen Störung im engeren Sinne nicht zu unterscheiden sind, ein präpsychotisches Stadium, in dem die Psychose deutlich wird, jedoch ohne floride Symptomatik, und schließlich das Stadium der psychotischen Dekompensation. Die diagnostischen Bemühungen sollen sich — entsprechend dem prophylaktischen Akzent des sowjetischen Gesundheitswesens — auf Erkennung der Frühsymptomatik und sofortige Einleitung einer Therapie richten (v. Zerssen 1975).

Diagnostiziert wird nach der Internationalen Klassifikation der Weltgesundheitsordnung, bei den Neurosen wird aber die Eigenständigkeit der Hypochondrie und der Angstneurose bezweifelt; sie werden mehr als Syndrome, die bei vielen Krankheiten vorkommen können, aufgefaßt, und Phobie und Zwangsneurose werden als eine Diagnose zusammengefaßt (Lauterbach 1978).

Der Akzent in der Ausbildung liegt auf den Psychosen und nicht den Neurosen; die Auffassungen über Ursache und Weiterbestehen psychischer Störungen beruhen auf organischen, physiologischen und soziologischen[1] Theorien, was gemäß marxistischer Ideologie eine „materialistisch-dialektische" Auffassung psychiatrischer Krankheiten bedeutet. Die Auffassungen Pavlovs haben die sowjetische Psychiatrie stark beeinflußt und werden als materialistisch-dialektisch (in unserer Sprachregelung besser „naturalistisch") den „materialistisch-mechanistischen" und „idealistischen" westlichen Auffassungen gegenübergestellt. Als materialistisch-mechanistisch gelten Auffassungen, die den Organismus und den Menschen lediglich als biologische Maschine auffassen, bei der

---

1 Soziologische Interpretationen werden aber — trotz theoretischer Akzeptierung — praktisch nicht besonders häufig durchgeführt, da sonst die sozialistische Gesellschaft als krankheitsfördernd betrachtet werden müßte (Persönliche Mitteilungen 1980, 1977)

in der Krankheit einzelne Teile defekt sind und einzeln repariert werden können (z.B. die Trieblehre Freuds). Statt dessen betont der russische „Nervismus" Ganzheitsaspekte. Der Cortex als hierarchisch höchstes Organ beeinflußt alle tieferen Zentren und bestimmt mit Erregungs- und Hemmungsvorgängen das gesamte psychische Leben und seine Störungen. Je nachdem ob Erregung oder Hemmung dominieren, ob sie lokalisiert oder diffus die Hirnrinde betreffen, kommen die unterschiedlichsten psychischen Phänomene und Störungen zustande. Hierbei spielen angeborene Dispositionen genauso eine Rolle wie erworbene Eigenschaften. Diese Faktoren liefern die Grundlage für eine differenziertere Typologie. Das psychische Leben besteht aus einer langen Reihe konditionierter Reflexe, die sich unkonditionierten Reflexen überlagern. Beide haben ihre Basis in physiologischen Hirnvorgängen, sind immer sekundär gegenüber der Materie (Gehirn und letztlich Gesellschaftsordnung) und haben damit eine materialistische Grundlage. Idealistische Auffassungen besagen dagegen, daß das psychische Leben eigenständig und in seinen Motivationen von den materiellen Grundlagen weitgehend unabhängig wäre; dadurch könne es physiologischen (und soziologischen) Vorgängen parallel laufen oder sogar vorausgehen. Der Grund, warum in der westlichen Psychiatrie soviel „mechanistische" und „idealistische" Auffassungen dominieren, wird in mangelnder philosophischer Schulung aufgrund der bürgerlichen Klasseninteressen gesehen, vor allem im Fortbestehen der Auffassungen über den Leib-Seele-Dualismus; statt dessen wird die Wichtigkeit einer marxistischen Schulung für die Ärzte und für ein wissenschaftliches Denken betont (Lauterbach 1978, Corson u. Corson 1976, Giljarowsky 1964, Shmellev 1964, Minkowski 1956).

Auch die Neurosen werden auf dem Hintergrund Pavlovscher physiologischer Auffassungen und materialistischer soziologischer Theorien dargestellt. Es sind äußere Traumata, zwischenmenschliche Spannungen, soziale Belastungen, deren traumatischer Charakter normalpsychologisch evident ist und die zu physiologisch-physikalisch verstandener Dekompensation des Nervensystems führen. Die so beschriebenen Störungen entsprechen in etwa den „abnormen Erlebnisreaktionen" („psychogene Reaktionen") der deutschen und schweizerischen Psychiatrie. Neurosen auf der Grundlage innerer Konflikte und Abwehrvorgänge, vor allem der Abwehr sexueller Triebe, wie sie von der Psychoanalyse angenommen und als Neurosen im engeren Sinne den abnormen Erlebnisreaktionen gegenübergestellt werden, finden sich meist nicht in den sowjetischen Darstellungen (Field 1964, Giljarowsky 1964, Koupernik 1962).

Im Zusammenhang damit steht die Ablehnung, ja geradezu Feindschaft gegenüber der Psychoanalyse und der von ihr beeinflußten psychodynamischen Auffassung, die teils als „mechanistischer Materialismus", teils als „subjektiver Idealismus" abqualifiziert werden. Die „Sowjetische medizinische Enzyklopädie" gibt z.B. über Psychoanalyse folgende Beschreibung, die sich — mit Ausnahme der einleitenden Sätze und des Satzes über den Erotizismus — fast völlig mit Auffassungen westlicher Verhaltenstherapeuten (z.B. Eysenck 1974/75) deckt: „Psychoanalyse ist eine ideologische Richtung, die in den kapitalistischen Ländern weit verbreitet ist; sie beruht auf einem zutiefst reaktionären Konzept, das als Prinzip unvereinbar ist mit einer dialektisch-materialistischen Auffassungsweise in den biologischen und Human-Wissenschaften. Die negative Haltung des sowjetischen klinischen Denkens gegenüber der Psychoanalyse wird bestimmt durch eine Anzahl grundsätzlicher Überlegungen: Ein tiefer Mangel an Übereinstimmung zwischen Freuds gesamter Methodologie und den allgemein akzeptierten

Methoden, wissenschaftliche Daten zu belegen; der subjektive und willkürliche Charakter psychoanalytischer Dogmen; . . . die therapeutische Unwirksamkeit der psychoanalytischen Methode; . . . der Schaden, den die Psychoanalyse dem öffentlichen Gesundheitswesen dadurch zufügt, daß sie die Aufmerksamkeit von der wirklichen Leistungsfähigkeit der Medizin und der Prophylaxe ablenkt; . . . der demoralisierende Einfluß, den die Psychoanalyse dadurch ausübt, daß sie den Erotizismus zu einem führenden gesellschaftlichen Prinzip erhöht und so die schlimmsten Formen einer dekadenten Literatur und Kunst ermutigt; die tiefe Verfälschung der echten Rolle, die das „Unbewußte" oder, wie man korrekter sagen sollte, die unbewußten Formen der höheren Nerventätigkeit im normalen und pathologischen Verhalten spielen . . ." (zitiert nach Aronson und Field 1964, Übersetzung v. Autor).

Es ist vor allem die psychoanalytische Betonung der Sexualität, die mit dem sowjetischen Puritanismus unvereinbar ist, der selber wieder zum Teil in den russischen literarischen und ethischen Traditionen wurzelt. In diesem Zusammenhang steht auch die Auffassung der sowjetischen Psychiatrie über die sexuellen Deviationen, die eher unter dem Aspekt der Kriminalität als dem einer seelischen Störung gesehen werden. Ebensowenig ist der psychoanalytische „Todestrieb" (Aggressionstrieb) akzeptabel, da er eine scheinbar wissenschaftliche Begründung für Kriege und Aggressionen darstellt; immer bleibt die Tendenz der sowjetischen Psychiatrie sichtbar, sich gegen einen „biologischen Fatalismus" zu wehren und statt dessen die Plastizität der menschlichen Psyche, ihre dialektische Entwicklung und den überwiegenden Einfluß des Milieus zu betonen. Als theoretischen Hintergrund hierfür eignen sich die Anschauungen Pavlovs viel eher als westliche Trieblehren oder Lokalisationslehren einer morphologisch orientierten psychiatrischen Nosologie, die als mechanistisch kritisiert werden. In der Stalin-Ära war der Pavlovianismus verbindliches Dogma für die gesamte Medizin, so wie es Mitschurin und Lysenko für die Biologie waren. In der Nach-Stalin-Ära hat sich die Bedeutung Pavlovs jedoch abgeschwächt, während Lysenko vollständig verworfen wurde (Wozniak 1976, Koupernik 1962).

Die „Heiligsprechung" Pavlovs 1950 auf einer gemeinsamen Sitzung der Akademie der Wissenschaften und der Akademie der medizinischen Wissenschaften, die Verdammung der Nicht-Pavlovianer und ihre Selbstkritik schildert Lustig (1955) mit anschaulichen Belegen; er gibt auch eine Übersicht über eine Vielfalt stark organisch ausgerichteter Anschauungen sowjetischer Psychiater vom Ende der dreißiger bis Anfang der fünfziger Jahre.

Diesen Einfluß der Weltanschauung auf die Psychiatrie kennzeichnen Field und Aronson (1964) treffend: „Der dialektische Materialismus hat einen tragenden Einfluß auf das psychiatrische Denken sowohl theoretisch wie klinisch. Dialektischer Materialismus ist mehr als eine abstrakte Philosophie, er ist eine Weltanschauung, eine Weise, die Natur, den Menschen und die Gesellschaft zu sehen. Diese Doktrin betrifft die Psychiatrie, da sie die menschliche Psyche als abhängig vom Körper ansieht, ‚Sein geht dem Bewußtsein voraus'. Das Gehirn wird in erster Linie als physiologisches Organ und erst in zweiter Linie als psychologisches gesehen. Das geistige Leben ist Produkt seiner geschichtlichen Vergangenheit und der gegenwärtigen Umwelt; es hat daher keine unabhängige Existenz oder eigene motivierende Fähigkeiten. Die menschliche Psyche hängt von der physischen Natur des Menschen in genau der gleichen Weise ab und variiert mit ihr so, wie die gesellschaftlichen Strukturen (Staat, Gesetze, Institutionen, Religion) von ihren Grundlagen (Produktions- und Austauschsweise materieller Güter) abhängen. Diese Ideologie, die sehr gut mit der russischen Definition des Menschen als abhängig von der Gruppe übereinstimmt, sieht das Individuum als unendlich manipulierbar an: ‚Ändere die soziale Struktur, ändere das äußere Milieu und Du wirst das geistige Leben der Menschen, ihre Werte und Haltungen sowie ihre Handlungen verändern' " (Field u. Aronson 1964, Übersetzung v. Autor).

Diese Anschauungen bestimmen auch sehr stark die Wahl der psychotherapeutischen Behandlungsmethoden, die während der Facharztweiterbildung gelehrt und später von den Ärzten praktiziert werden (siehe unter 2.3).

2.3 Facharztweiterbildung

Die sowjetischen Kliniken und Institute haben vier unterschiedlich akzentuierte Aufgabengebiete: a) Kliniken und Ambulanzen (Dispensaires) zur sektorisierten medizinischen Versorgung der Bevölkerung, b) medizinische Institute zur Ausbildung der Studenten, c) Institute für ärztliche Fortbildung zur Weiter- und Fortbildung der Fachärzte, d) Forschungsinstitute. Alle genannten Institutionen betreuen Patienten (mit Ausnahme der theoretischen Fächer, z.B. Pathologie, Physiologie etc.). Die Forschungsinstitute sind nicht an der Sektorisierung beteiligt, sondern übernehmen Patienten nach einem besonderen Zuweisungsmodus, der z.T. auch mit ihrer engen Spezialisierung auf bestimmte Krankheiten zusammenhängt. Auch die medizinischen Institute und die Institute für ärztliche Fortbildung arbeiten wissenschaftlich.

Eine frühe Spezialisierung im gewählten Fachgebiet setzt bereits während der einjährigen Subordinatur und dann − nach dem Staatsexamen − während der einjährigen Internatur ein. Danach verbringt in der Regel der Arzt eine mindestens dreijährige Tätigkeit in einem Land-Ambulatorium, dem er bereits nach seinem Staatsexamen zugeordnet wurde. Seine Internatur verbringt er sozusagen als beurlaubtes Mitglied dieses Ambulatoriums, das auch für seine Bezüge etc. zuständig ist. Durch diese Regelung soll eine ausreichende ärztliche Versorgung auch der Landgebiete ermöglicht werden. Es wird jedoch immer wieder berichtet, daß durch Ausnutzung der Lücken und der Sonderberechtigungen eines bürokratischen Systems die Ärzte dazu neigen, sich in den Städten anzusammeln. Im Ambulatorium arbeitet der Arzt bereits als Spezialist auf seinem Fachgebiet im Rahmen eines Teams verschiedener Fachärzte. Nach dreijähriger Tätigkeit in einem Land-Ambulatorium hat jeder Arzt das Recht auf einen Weiterbildungskurs; dieses Recht wiederholt sich später in entsprechenden Zeitabschnitten, d.h. nach einer dreijährigen Tätigkeit auf dem Land bzw. einer fünfjährigen Tätigkeit in einer Stadt. Eine mehrjährige praktisch-klinische Tätigkeit wird so immer wieder durch als Blockkurs abgehaltene Weiterbildungszeiten unterbrochen. Diese Weiterbildungskurse führen zu einer stärkeren Spezialisierung im gewählten Fachgebiet, zur Erlangung einer höheren Position, einer finanziellen Höhergruppierung und der Möglichkeit, durch Übernahme einer anderen Position wieder in eine größere Stadt mit angenehmeren Lebensmöglichkeiten zu gelangen. Zur Teilnahme an den Weiterbildungskursen bedarf der Arzt jedoch der Genehmigung durch seine Dienststelle, die diese bei fehlender Vertretung verweigern kann. Dies scheint öfters vorzukommen, obwohl theoretisch aufgrund der (Planungs-?) Kapazitäten im Durchschnitt jeder Arzt einmal alle vier Jahre einen Weiterbildungskurs besuchen könnte.

Während der zwischen vier Wochen und sechs Monaten dauernden Weiterbildungskurse erhält der Arzt seine vollen Bezüge von seiner bisherigen Dienststelle, Trennungsentschädigung und Reisekosten. Falls er nicht internatsmäßig und kostenlos in den Weiterbildungsinstituten untergebracht ist, erhält er auch einen Ersatz der Hotel- und Verpflegungskosten. Die erste Weiterbildung erfolgt meist in den „lokalen Basen", d.h. in größeren Kliniken der Republik- oder Regionskrankenhäuser, und erst bei späteren Weiterbildungskursen kommt der Arzt in die „Fortbildungsinstitute" genannten Weiterbildungseinrichtungen, die meist in den Republikhauptstädten bzw. Moskau und Leningrad gelegen sind. Die „lokalen Basen" stehen für die Weiterbildung unter Aufsicht der lokalen Fortbildungsinstitute, diese wieder unter der zentralen Lenkung und Planung durch das „Zentrale Institut für ärztliche Fortbildung" in Moskau, das dem Gesundheitsministerium der Union untersteht, während die lokalen Fortbildungsinstitute von den Gesundheitsministerien der einzelnen Republiken abhängig sind. Die Weiterbildung wird sehr schulmäßig abgehalten in Kursen und in praktisch-klinischer Tätigkeit; die unterschiedliche Dauer richtet sich nach dem Fachgebiet. Am Ende steht ein Examen und die Ausstellung einer Bescheinigung.

Die Fortbildungsinstitute sind immer mit einer Klinik verbunden. Die Schwierigkeit, für einen Arzt während seiner Teilnahme an Weiterbildungskursen einen Vertreter zu finden, und der offenbare Mangel an Weiterbildungsplätzen haben in den letzten Jahren den Aufbau von Fernkursen für einen Teil der Weiterbildungszeit gefördert. Der Arzt bearbeitet zunächst im Fernstudium den vorgeschriebenen Lehrstoff, nimmt dann an einem vierwöchigen Präsenzkurs mit vorwiegend praktischen Übungen im Fortbildungsinstitut teil, der mit dem Abschlußexamen endet. Der Fernkurs soll eine wöchentliche Mehrbelastung von 6 bis 8 Studen neben der regulären Arbeitszeit bringen. Es heißt, daß etwa 25 bis 30% der Teilnehmer vorzeitig zurücktreten. Dies dürfte ein Hinweis darauf sein, daß diese Mehrbelastung während der Arbeitszeit vor allem in Fächern wie Chirurgie, Notfallversorgung etc. nicht zu bewältigen ist und/oder daß die Form des Selbstunterrichts der des Schul- und Gruppenunterrichts in einem Institut unterlegen ist. Diese Bedingungen führen wieder zu einer Benachteiligung der Landärzte.

Zukünftige Führungskräfte und akademische Lehrer erreichen die höchste Stufe der Weiterbildung in den dreijährigen Kursen der „Ordinatur" und der „Aspirantur". Die Zulassung hierfür erfolgt nach einer Aufnahmeprüfung in Form eines Wettbewerbs (frz. concours, d.h. von allen Bewerbern kann nur eine gewisse Anzahl, nämlich die der soundsoviel Besten, aufgenommen werden). Bewerben kann sich jeder Arzt nach seiner obligatorischen Landarzttätigkeit oder nach anderen Fortbildungskursen. Für die Ordinatur und die Aspirantur gibt es ein besonderes Privileg. Besonders begabte Studenten, die ihr Examen mit Auszeichnung abgelegt und auch ihre „gesellschaftliche Tätigkeit" unter Beweis gestellt haben, können diese Kurse bereits im Anschluß an das Medizinstudium beginnen. Sie müssen dazu von ihren akademischen Lehrern vorgeschlagen werden.

Die Ordinatur kann an einem Lehrstuhl eines medizinischen Institutes, eines Fortbildungsinstitutes oder eines wissenschaftlichen Institutes abgeleistet werden. Sie besteht in klinischer und wissenschaftlicher Tätigkeit und schließt mit einem Examen ab. Die Aspirantur wird an einem Fortbildungs- oder Forschungsinstitut abgeleistet und führt zum Titel eines „Kandidaten der medizinischen Wissenschaften" (entspricht etwa dem deutschen Dr. med. habil.). Die Teilnehmer werden in Kliniken, Unterricht und Forschung ausgebildet und müssen zusammen mit dem Examen eine Dissertation vorlegen und in öffentlicher Diskussion verteidigen. In den letzten Jahren wurde auch eine Fernaspirantur eingeführt, die vier Jahre dauert. Der Teilnehmer bleibt an seiner alten Arbeitsstelle, arbeitet im Rahmen seiner praktischen Tätigkeit auch wissenschaftlich und steht dabei unter der Betreuung des Leiters eines lokalen Forschungsinstitutes. Zur Durchführung seiner wissenschaftlichen Arbeit erhält er einen zusätzlichen freien Tag pro Woche und drei statt zwei Monate Ferien im Jahr.

Der akademische Grad des „Doktors der medizinischen Wissenschaften" (entspricht deutscher Habilitation zum Privatdozenten) wird nach einem weiteren Zwei- bis Dreijahres-Kurs und einer selbständigen wissenschaftlichen Arbeit, die neue Erkenntnisse gebracht haben muß, erworben. Auch diese muß in öffentlicher Diskussion vertreten werden.

Neben den erwähnten zwei akademischen Graden (Kandidat und Doktor der medizinischen Wissenschaften) gibt es drei akademische Titel, die mit einer Berufsstellung an medizinischen Instituten, Fortbildungs- und wissenschaftlichen Instituten verbunden sind: Assistent, Dozent und Professor. Der Assistent hilft dem Professor bei der Durchführung des Unterrichts und führt praktische Arbeiten mit den Studenten durch. Dozenten und Professoren geben eigene Kurse; der Professor leitet die Institution. Die drei Titel werden von einer ministeriellen Kommission nach geheimer Wahl durch das wissenschaftliche Kommitee des betreffenden Instituts für Lebenszeit vergeben. Für den Titel des Dozenten ist der Grad des „Kandidaten der medizinischen Wissenschaft" Voraussetzung, für den Professorentitel der Grad des „Doktors der medizinischen Wissenschaften".

Wegen der einheitlichen und hierarchischen Gliederung des sowjetischen Gesundheitssystems gilt die allgemein beschriebene Facharztweiterbildung auch im speziellen für die Psychiatrie. Die medizinischen Institute und die Institute für ärztliche Fortbildung haben einen Lehrstuhl für Psychiatrie; eine frühe Spezialisierung kann bereits während der Subordinatur, meist aber erst während der Internatur erfolgen, zählt im allgemeinen aber nicht für die Weiterbildungszeit. Während der psychiatrischen Weiterbildungszeit muß ein Jahr an einem Fortbildungsinstitut verbracht werden; drei Jahre sind an einer anderen psychiatrischen Einrichtung zu absolvieren. Innerhalb dieser Zeit liegt ein Jahr Neurologie. Am Ende der Zeit im Fortbildungsinstitut und am Ende der ganzen Weiterbildungszeit stehen theoretische und fallbezogene Examina. Während der Tätigkeit in den Ambulanzen arbeitet der Arzt auf seinem Spezialgebiet und nicht allgemeinmedizinisch, deshalb fällt für ihn auch die Tätigkeit in einem Landambulatorium weg. Die Weiterbildung in den „lokalen Basen" geschieht in einer psychiatrischen Klinik, die Weiterbildung während der Fortbildungskurse, der Ordinatur, der Aspirantur und des Doktorates an entsprechenden psychiatrischen Lehrstühlen der Fortbildungs-, der medizinischen und der wissenschaftlichen Institute. Dabei gibt es psychiatrische Forschungsinstitute mit z.T. eng begrenztem Gebiet. Alle drei bis fünf Jahre kann der Psychiater sich wieder für einen Fortbildungskurs melden und so insgesamt drei Grade weiterer Spezialisierung durchlaufen, die für seine Berufskarriere von Vorteil sind (höheres Gehalt, bessere Bewerbungschancen, höhere Position). Ein Facharztdiplom wie im Westen gibt es nicht (persönliche Mitteilungen 1982, 1980, 1977,

v. Zerssen 1975, Bausch 1973b, Klauske 1972a,b, Butrov u. Alekseev 1968, WHO 1963, Kurashow 1954).

Die durch Kurse und praktische klinische Tätigkeit vermittelte Weiterbildung zeigt hinsichtlich der psychiatrischen Therapie einige Besonderheiten, die von den im Westen gewohnten Akzenten abweichen. Bei der somatischen Therapie stehen neben Psychopharmaka noch Schlafkur und physikalische Therapien, während Elektrokrampfbehandlung z.T. und Psychochirurgie entschieden abgelehnt werden. Die Schlaftherapie soll entsprechend den Pavlovschen Ganzheitsauffassungen als eine Art „Schutztherapie" wirken, indem sie durch Reizabschirmung zu einer Erholung der Hirnrinde, bei welcher die „Einheit ihrer Tätigkeit gehemmt" ist, führt. Schlaftherapie wird bei Psychosen als Barbituratschlaf, bei Neurosen als „Elektroschlaf" angewendet (Giljarowsky 1964). Bei der physikalischen Therapie wird neben der allgemein körperlichen Kräftigung und Erholung der Suggestiveffekt betont. So werden z.B. die Sauerstoffglocke zur Behandlung von Depressionen, künstliche Badezusätze, Inhalationstherapie sowie alle Arten von Elektrotherapie bei Neurosen angewendet (v. Zerssen 1975).

Bei den Psychotherapien stehen rationale Psychotherapie, Suggestivverfahren wie Hypnose (auch automatisiert und als Fernhypnose), Autosuggestion, Narkoanalyse und pädagogische Beeinflussung durch Gruppentherapie, kollektive Psychotherapie und Arbeitstherapie, ganz im Vordergrund. Abweichend vom westlichen Sprachgebrauch versteht man unter Gruppentherapie die gleichzeitige Anwendung einer der verschiedenen erwähnten Einzeltherapien bei mehreren Patienten, wobei der Arzt eine aktive Rolle spielt, z.B. Gruppenhypnose etc. Bei der kollektiven Psychotherapie tritt der Arzt mehr zurück, die Patienten diskutieren miteinander; der Einzelne soll sich vom Kollektiv getragen fühlen und erfahren, daß andere Patienten unter ähnlichen Schwierigkeiten leiden und wie sie damit fertig werden. Eine „kollektive emotionale Streßtherapie" für Alkoholiker wurde von Prof. Roscnov entwickelt (nach obiger Definition eine Gruppentherapie), bei welcher der Arzt den Patienten in Hypnose eine starke Aversion gegen Alkohol suggeriert, die sie anschließend durch Konfrontation mit Alkoholgeruch erleben. Schließlich treten — entsprechend Pavlovschem Konditionieren — bereits aversiv-vegetative Erscheinungen beim Wort Alkohol auf. Die rationale Therapie besteht in Appellen, Suggestionen, Belehrungen, Informationen, Besprechungen realer Schwierigkeiten etc. Bei der Bibliotherapie wird nach therapeutischen Absichten ausgesuchtes Schrifttum vermittelt.

Alle Psychotherapien akzentuieren die soziale Verantwortung des Patienten, seine Einbettung ins Kollektiv und die Betonung, wie unbedeutend der Einzelne im Vergleich mit der Gesamtheit der Gesellschaft ist. Die Haltung des Arztes ist dabei paternalistisch-fürsorglich und von patriotischer und moralisch-konventioneller Ethik getragen. Da nach marxistischer Auffassung die Sozialbeziehungen in der Produktion und dem Austausch von Gütern bestehen und nicht in der höchstmöglichen Entfaltung persönlicher Eigenschaften, hat die Arbeitstherapie gegenüber der Beschäftigungstherapie einen hohen Stellenwert. Auch soziale Manipulation (Herausnahme aus pathologischem Milieu, Wohnungsvermittlung, Versetzung am Arbeitsplatz etc.) wird als psychotherapeutische Methode eingesetzt. Die einzelnen Verfahren werden wegen ihrer begrenzten Anwendbarkeit meist kombiniert angewendet, auch zusammen mit somatischen Behandlungsverfahren. Während der Weiterbildungskurse werden die einzelnen Techniken sowohl in Vorlesungen wie in praktischer Ausübung unter Anleitung bei stationären Patienten erlernt. Psychoanalyse wird meist nur historisch und mit den oben (Kap. 2) erwähnten kritischen Argumenten abgehandelt, lernpsychologisch begründete Verhaltenstherapien einschließlich der entsprechenden Literatur aus dem westlichen Ausland scheinen weitgehend unbekannt zu sein (Wing 1982, Ziferstein 1976, 1966, v. Zerssen 1975, Field 1964, Giljarowsky 1964). „Indem sie die Psychotherapie auf die Grundlage der physiologischen Lehre von Pavlov stellen, haben es die sowjetischen Psychiater für überflüssig gehalten, irgendwelche anderen Systeme, insbesondere die Psychoanalyse nach Freud" (Giljarowsky 1964) oder Verhaltenstherapie aufgrund der Lerntheorie, anzuwenden.

Die Weiterbildung zum Psychotherapeuten ist in der Sowjetunion im wesentlichen an den beiden Instituten für ärztliche Fortbildung in Moskau und in Charkov sowie am Bechterev-Institut in Leningrad möglich. Zweimonatige Kurse werden in der ganzen Sowjetunion ausgeschrieben, eine ein- bis zweijährige praktische klinische Erfahrung ist Voraussetzung. Bewerben können sich Ärzte aller Fachrichtungen. Die Weiterbildungspläne sind vom Ministerium genehmigt. Als Beispiel soll der Weiterbildungsplan des Moskauer Instituts aufgeführt werden, der aus täglichen zweistündigen Vorlesungen am Vormittag und vierstündigen praktischen Übungen der gelehrten Therapiemethoden an mehreren Patienten am Nachmittag besteht. Das Programm umfaßt folgende Punkte:

1. Geschichtliche Entwicklung der Psychotherapie (Ansätze in Griechenland, Ägypten, Indien; Kritik der westeuropäischen und russischen Entwicklungen des 19. Jahrhunderts und der Psychoanalyse; sowjetische Entwicklungen).
2. Physiologische Grundlagen der Psychotherapie (die russischen Physiologen; Kritik ausländischer Konzeptionen).
3. Medizinische Psychologie und allgemeine Fragen der Psychotherapie (Charakter, Intellekt, Wahrnehmungs-, Denk-, Gefühls- und Willensstörungen; Methoden der Psychotherapie: Hypnotherapie, Suggestion, Rationale Psychotherapie, Autogenes Training, Gruppentherapie etc.).
4. Lehre von Neurosen, reaktiven Zuständen, Psychopathien und Süchten und ihre Behandlung durch Psychotherapie und Pharmaka (Neurosen, Neurasthenie, Psychasthenie, Zwänge, Hysterie, psychogene und reaktive Zustände, Psychopathie, Sexualstörungen, Alkoholismus, sonstige Süchte.)
5. Theoretische Grundlagen wie Marxismus-Leninismus, materialistische Psychologie, Pavlovs Lehre der höheren Nerventätigkeit etc. (Zusammengestellt nach Lauterbach 1978 und nach v. Zerssen 1975.)

Das Leningrader Institut plant für die Zukunft einen etwas moderneren und längeren Weiterbildungskurs, bei dem z.B. auch übende Verfahren und sogar die Beteiligung von Psychologen als Therapeuten vorgesehen sind. Geplant ist auf Unionsebene auch eine psychotherapeutische Zusatzausbildung für andere Ärzte als Psychiater, die dann am Dispensaire psychotherapeutische Probleme ihrer Patienten behandeln sollen, ohne diese zum Psychiater überweisen zu müssen. Grund hierfür scheint eine Kapazitätsüberlastung der Psychiater zu sein; außerdem versteht der Facharzt anderer Richtung mehr von der somatischen Grund- oder Begleitkrankheit seiner Psychotherapiepatienten als der Psychiater (Lauterbach 1978).

Neben den auf Pavlov aufbauenden, stark biologisch orientierten Psychotherapien hat es jedoch — z.T. im Untergrund — auch psychodynamische Richtungen in der sowjetischen Psychiatrie gegeben, die sich für innere Konflikte und Bewußtmachen unbewußter seelischer Vorgänge interessierten. Diese Richtungen sind jedoch erst seit der auf Stalins Tod folgenden Liberalisierung stärker in den Vordergrund getreten (Ziferstein 1976). Hierzu gehören auch ganz „westlich" klingende Anschauungen über Neurosenentstehung, wie sie z.B. von Mjasiscev (vor seinem Tod Leiter des Bechterev-Instituts in Leningrad) vertreten werden, der in den Bedürfnissen, Einstellungen und Konflikten des Menschen wesentliche Bedingungen der Neurosenentstehung sieht. Bestimmte Konflikte sollen auch zu bestimmter Neurosensymptomatik führen, so z.B. ein Konflikt zwischen den eigenen Fähigkeiten und den eigenen Erwartungen bzw. denen der Umwelt zur Neurasthenie, ein Konflikt zwischen eigenen Wünschen und den realen Gegebenheiten zur Hysterie und zwischen zwei inneren Tendenzen zur Zwangsneurose. „Eine Neurose ist also eine psychogene Erkrankung, der ein Widerspruch zwischen der Persönlichkeit und wichtigen Realitätsaspekten zugrunde liegt, dessen rationale und produktive Lösung mißlungen ist, und der deshalb zu sehr schweren Erlebnissen führt. Mißerfolg im täglichen Leben, unbefriedigte Bedürfnisse und Wünsche, unerreichte Ziele, unersetzliche Verluste, und die Unfähigkeit, einen rationalen und produktiven Ausweg zu finden, führen zu einer psychischen und physiologischen Desorganisation der Persönlichkeit. Der Widerspruch selbst führt also noch nicht zur Krankheit. Nur wenn er auf irrationale, unproduktive und einseitig subjektive Weise gelöst wird, kann die daraus resultierende affektive Überspannung zur Desorganisation der Persönlichkeit, zur Neurose führen" (zusammenfassende Definition von Mjasiscev's Neurosentheorie durch Lauterbach 1978). Die „pathogenetische Psychotherapie" nach Mjasiscev besteht dann darin, dem Patienten seine Störungen als psychogen verstehbar zu machen, sowie in einer bewußten Konfliktanalyse und Aufzeigen von nicht erkannten Zusammenhängen zwischen den verschiedenen Anteilen des Konfliktes — u.U. in einer Konfrontation mit Widersprüchen — und der Ausarbeitung einer rationalen Lösung des Konfliktes, meist im Sinne eines „Idealkompromisses". Über psychodramaähnliche Ansätze, wie u.a. die Imagotherapie nach Volpert (Lesen und Spielen positiver Rollen aus der Literatur, die meist eine Ergänzung oder auch das direkte Gegenteil zum augenblicklichen Charakter des Patienten darstellen), berichtet Lauterbach (1978).

Zusammenfassung

Das Gesundheitswesen in der UdSSR paßt mit strenger, hierarchisch über das ganze Land gegliederter Sektorisierung zu einer zentralistischen Planwirtschaft. Eine einheitliche, medizinische und psychiatrische Regelversorgung für alle Teile der Bevölkerung wird angestrebt, der Akzent liegt auf ambulanter Betreuung in sog. Dispensaires, auf Rehabilitation und Prophylaxe.

Für die medizinische und psychiatrische Versorgung sowie für Aus-, Weiter- und Fortbildung sind die Gesundheitsministerien der Union bzw. der einzelnen Republiken oberste Planer, Überwacher und Dienstherren.

Es bestehen getrennte akademische Institutionen für die Ausbildung der Studenten (medizinische Institute), die Weiterbildung der Ärzte (Fortbildungsinstitute und Einrichtungen der Regelversorgung) und für die wissenschaftliche Forschung (wissenschaftliche Institute). Alle diese Institute arbeiten wissenschaftlich, sind mit Krankenhäusern verbunden und nehmen an der Patientenversorgung teil, z.T. im Rahmen der

Sektorisierung, z.T. eng spezialisiert für bestimmte Krankheiten. An fünf Jahre Medizinstudium schließen sich zwei Jahre praktische Tätigkeit in „Subordinatur" und „Internatur" an. Das Staatsexamen in den großen Fächern findet nach der Subordinatur statt. Eine frühzeitige Spezialisierung wird angestrebt, schon im Laufe des Studiums erfolgt eine Aufgliederung entsprechend den sechs medizinischen Fakultäten der SU-Universitäten (therapeutische, pädiatrische, stomatologische, sanitär-hygienische, pharmazeutische und biologisch-wissenschaftliche); während Subordinatur und Internatur spezialisieren sich die Therapeuten erneut auf ein Teilgebiet der Medizin. Psychiatrie ist obligatorisches Lehr- und Prüfungsfach während des Medizinstudiums, über Verhaltenswissenschaften wird im Rahmen der Psychiatrie unterrichtet. Der psychiatrische Unterricht besteht in Vorlesungen und praktischen Übungen, Prüfungen erfolgen anschließend.

An die Internatur schließen sich für den Psychiater ein Jahr an einem Fortbildungsinstitut und drei Jahre an einer anderen psychiatrischen Einrichtung (meist Ambulanz= Dispensaire, einschließlich einem Jahr Neurologie) an. Eine obligatorische Landarzttätigkeit von drei Jahren wie die meisten anderen Ärzte muß er nicht machen. Der Arzt arbeitet bereits auf seinem engeren Fachgebiet im Rahmen eines Teams. In 3—5jährigen Abständen hat er das Recht zu einem mehrwöchigen (u.U. mehrmonatigen) Weiterbildungskurs an einem Fortbildungsinstitut, wenn er einen Vertreter findet und sein Vorgesetzter ihn empfiehlt. Diese Kurse (theoretischer Unterricht und praktisch-klinische Übungen) schließen mit einer Prüfung und einem Diplom ab, das dem Arzt die Möglichkeit zu besserer Bezahlung, Aufstieg, Bewerbung in einer größeren Stadt etc. gibt. Es gibt für den Psychiater drei Grade dieser weiteren Spezialisierung, jedoch kein Facharztdiplom wie im Westen. Er kann sich aber auch z.B. für Psychotherapie oder die wissenschaftliche Laufbahn weiter spezialisieren. Künftige Führungskräfte und Wissenschaftler werden in den jeweils dreijährigen Kursen der Ordinatur, Aspirantur und des Doktorates an den oben genannten akademischen Instituten klinisch und wissenschaftlich ausgebildet. Diese Kurse schließen mit einem Examen und einer wissenschaftlichen Arbeit ab, die der Kandidat in öffentlicher Diskussion verteidigen muß. Die Aspirantur führt zum akademischen Titel „Kandidat der medizinischen Wissenschaften", das Doktorat zum Titel „Doktor der medizinischen Wissenschaften". Nur „Kandidaten" sollen zu Dozenten ernannt werden und nur „Doktoren" zu Professoren.

Besonders begabte und politisch zuverlässige Studenten können direkt im Anschluß an ihre Internatur (ohne dreijährige Landarzttätigkeit) mit der Ordinatur beginnen, wenn sie dazu von ihren Professoren empfohlen werden.

Während des ganzen Studiums und der Weiterbildung spielt die ideologische Schulung der Ärzte in Marxismus-Leninismus eine entscheidende Rolle. Der dialektische und historische Materialismus wird als eine Art Grundlagenwissenschaft für alle Wissenschaften einschließlich Medizin und Psychiatrie betrachtet und ist Prüfungsfach. Er bestimmt auch weitgehend die sowjetischen Auffassungen über das psychische Leben und die Psychotherapie. Danach ist seelisches Erleben immer sekundär und abhängig von seinen materiellen Grundlagen (Gehirn und Gesellschaft); westliche Auffassungen über einen Leib-Seele-Dualismus bzw. Interaktionismus werden entschieden verworfen. Bei der Psychotherapie stehen pädagogisch-erzieherische, sozial-manipulative, suggestive und sogar physikalisch-therapeutische Methoden im Vordergrund, Psychoanalyse wird aus ideologischen Gründen abgelehnt.

Bei den Anschauungen über die Psychosen dominiert neben biologischen Auffassungen eine klassisch-phänomenologische Richtung, die versucht, durch genaue Querschnitts- und Verlaufsbeobachtungen eine präzise Unterteilung zu erreichen, die dann Aussagen über Prognose und Therapie ermöglicht.

3 DDR

3.1 Das medizinische und psychiatrische Vorsorgungswesen

Die DDR hat ein zentralistisches staatliches Gesundheitswesen mit regionaler Zuständigkeit; es besteht freie Arzt- und Krankenhauswahl und laut Verfassung das Recht auf unentgeltliche ärztliche Hilfe, Arzneimittel und andere medizinische Sachleistungen. „Die Gesundheit wird als gesellschaftsbezogener Zustand eines Menschen angesehen, wobei der Faktor Arbeit über das Individuum gestellt wird" (Zerbst 1975). Krankheit wird deshalb als „Störung der gesellschaftlichen Ordnung und als Belastung für die Gesellschaft" (Pritzel 1970) betrachtet; ein starker Akzent liegt auf der Prophylaxe mit obligaten Impfungen, Vorsorgeuntersuchungen und arbeitsmedizinischer Überwachung.

Die ambulante Versorgung geschieht über zentrale Polikliniken und „staatliche Arztpraxen", neben denen nur noch wenige niedergelassene Ärzte vorhanden sind. Neuzulassungen für niedergelassene Ärzte erfolgen nur noch in bestimmten Ausnahmen (z.B. Übernahme der Praxis des Vaters durch den Sohn). In den Polikliniken, die zu einem Krankenhaus gehören oder selbständige Einrichtungen sein können, und den staatlichen Praxen sind ein bis mehrere Fachärzte für Allgemeinmedizin und/oder für verschiedene Fachrichtungen tätig. Die Bezahlung der Ärzte erfolgt nach festgesetzten Tarifen, u.U. mit Zuschlag bei besonderer Belastung.

Eine Bezahlung direkt durch den Patienten ist an sich heute nicht mehr vorgesehen, zumal die staatlichen Versicherungen diese Kosten nicht erstatten. Auch die Hochschullehrer haben — entsprechend der grundsätzlichen Ausrichtung des Gesundheitswesens der DDR — ihre Privatpraxen aufgegeben.

Daneben gibt es noch Betriebs-Polikliniken (-Ambulatorien, -Arznei- oder Sanitätsstellen etc. je nach Größe des Betriebes) für die routinemäßige und arbeitsmedizinische Betreuung sowie den Kreispolikliniken vorgeschaltete Ambulatorien in Landgemeinden. Im allgemeinen hat eine zentrale Poliklinik eine größere Anzahl von Fachabteilungen, während ein Ambulatorium oder eine Ambulanz entweder eine allgemeinärztliche Einrichtung oder nur eine Fachabteilung eines bestimmten Gebietes darstellen. Für die häusliche Pflege spielen Gemeindeschwesternstationen eine Rolle.

Die Krankenhäuser sind gegliedert in örtliche Krankenhäuser, Kreiskrankenhäuser, Bezirkskrankenhäuser (14 Bezirke = größere Verwaltungseinheit der DDR nach Abschaffung der „Länder"), Krankenhäuser der 6 Universitäten (Berlin, Leipzig, Rostock, Greifswald, Halle, Jena) und der 3 medizinischen Akademien (Magdeburg, Dresden, Erfurt). Daneben gibt es noch einige Krankenhäuser in konfessioneller oder privater Trägerschaft. Es gibt psychiatrische Polikliniken und Fachkrankenhäuser (meist zusammen mit Neurologie und Kinderneuropsychiatrie) und psychiatrische (bzw. psychiatrisch-neurologische) Abteilungen an Allgemeinkrankenhäusern im Rahmen der

Bezirke, der Großstädte und der Hochschulen. In jedem Bezirk sind bzw. werden Einrichtungen für ambulante und stationäre Psychotherapie geschaffen. Das Verhältnis Arzt:Einwohner beträgt jetzt etwa 1:550 und soll 1990 eine Stand von 1:500–520 erreichen. Die Arztdichte pro Region ist aber sehr unterschiedlich.

Für das Gros der Bevölkerung besteht eine obligatorische Einheitsversicherung bei der Sozialversicherungskasse (SVK), die für Krankheit, Mutterschutz, Unfall, unverschuldete Arbeitslosigkeit (die praktisch nicht vorkommt wegen des garantierten Rechtes auf Arbeit), Heil- und prophylaktische Kuren sowie Alters-, Invaliditäts- und Hinterbliebenenrenten zuständig ist; das gesamte Sozialversicherungswesen untersteht der Einheitsgewerkschaft (Freier Deutscher Gewerkschaftsbund = FDGB). Die wenigen Selbständigen und Mitglieder von Produktionsgenossenschaften sind bei der „Staatlichen Versicherung der DDR" versichert. Werktätige zahlen 10% des Monatslohns als Sozialversicherungsbeitrag; die Arbeitsstelle steuert ebenfalls 10% bei. Die Beitragsbemessungsgrenze für die obligatorische Versicherung beträgt seit langem DM 600,– monatlich; eine freiwillige Höherversicherung bis zu DM 1.200,– monatlich ist möglich, sie bedingt ein höheres Krankengeld nach 6wöchiger Lohnfortzahlung. Im Unterschied zu den anderen Staaten Osteuropas mit einer staatlichen, für den Bürger kostenlosen Medizin beruht das Gesundheitswesen der DDR aufgrund anderer historischer Traditionen auf einem durch Beiträge der Betroffenen und des Arbeitgebers finanzierten Versicherungssystem, wobei der Staat das Defizit aus Steuergeldern zahlt (persönliche Mitteilungen 1983, 1981, 1979, 1977, Kabanov u. Weise 1981, Mück 1978, Pritzel 1978, Höck u. König 1976, Kaser 1976, Zerbst 1975).

3.2 Medizinische und psychiatrische Ausbildung der Studenten

In der DDR besteht seit Jahrzehnten eine 10jährige obligatorische Schulpflicht, die auf einer „Polytechnischen Oberschule" (POS) abgeleistet wird. Bisher nach der 8. Klasse, seit 1981 nach der 10. Klasse, besteht die Möglichkeit, in die „Erweiterte Oberschule" (EOS) zu wechseln und dort nach der 12. Klasse das Abitur abzulegen. Das Abitur ist die Voraussetzung zum Hochschulstudium. Es gibt aber auch die Möglichkeit, über die Volkshochschule oder Einrichtungen der Berufsausbildung das Abitur nachzuholen (Berufsausbildung mit Abitur); hierfür muß der Arbeitgeber die entsprechende Zeit freigeben. Auch die Absolvierung von Fachschulen vermittelt Hochschulreife für besondere Studienrichtungen (Graphik, Malerei). Neben diesen Schultypen bestehen noch Sonderschulen für verschiedene Gruppen von Behinderten und Spezialschulen zur frühzeitigen Förderung von Talenten, etwa für Sport und Musik (persönliche Mitteilungen 1983, 1981, Anweiler et al. 1980). An den Universitäten besteht praktisch ein absoluter numerus clausus für alle Fächer, wenn diese Bezeichnung auch nicht Verwendung findet; d.h. es wird der Bedarf für alle Berufe prognostisch geschätzt, der dann die Zulassungsquoten bestimmt. Auch wenn die Universitäten eine größere Kapazität zur Ausbildung von Studenten hätten, bestimmt diese Planung die Zulassungszahlen. Für Medizin und klinische Psychologie besteht ein großer Andrang von Bewerbern, für manche Lehrerkombinationen dagegen z.B. ein geringer. Bei der Bewerbung hat die Schule ein Mitspracherecht. Für die Zulassung zum Medizinstudium sind vier Gesichtspunkte von Einfluß:

1. Die Beurteilung der Schule mit einer subjektiven Einschätzung des Lehrerkollegiums, ob der Bewerber für das Studium sehr geeignet, geeignet oder nicht geeignet ist, und der Leistungsdurchschnitt der Abiturnoten, wobei den Fächern Mathematik, Physik, Chemie und Biologie eine besondere Bedeutung zukommt, da man feststellte, daß die Noten in diesen Fächern am besten mit dem späteren Examenserfolg korrelierten.
2. Die gesellschaftliche Herkunft. Diese soll die gesellschaftliche Zusammensetzung der Gesamtbevölkerung repräsentieren. Ca. 50% der Studenten sollen Arbeiter- oder Bauernkinder sein, wobei der Begriff Arbeiter weiter gefaßt ist als in der BRD. So sind z.B. Kinder von Parteifunktionären und Angehörigen der Volksarmee Arbeiterkinder. Kinder einer chemisch-technischen Laborantin können Arbeiterkinder sein, wenn die Mutter bei der Armee angestellt ist; sonst sind es Angestelltenkinder. Ein Arbeiterkind, das studierte, zeugt als Akademiker keine Arbeiterkinder mehr, so daß die größere Startchance für die Herkunft aus der Arbeiterschaft hier endet. Ziel ist, zu erreichen, daß die Akademiker sich nicht überwiegend aus den eigenen Reihen ergänzen. Bestehende Intelligenzunterschiede der verschiedenen Klassen werden im wesentlichen auf bessere Förderung, Fleiß, Einstellung (Motivation) etc. zurückgeführt und nicht auf ein unterschiedliches genetisches Potential dieser Klassen.
3. Die gesellschaftliche Einstellung. Hierzu gehören nicht nur Tätigkeiten für die Partei (SED), in die man erst mit 18 Jahren eintreten kann, sondern vor allem solche im Rahmen der FDJ, die sich im Rahmen der Schule abspielen. Alles, was der Gesellschaft und dem Staat nützt, wird als positive gesellschaftliche Einstellung bewertet, auch wenn es nicht in direkter Verbindung mit der Partei steht. So kann z.B. später im Beruf die Mitarbeit in bestimmten Fachausschüssen auch bei Nicht-Parteigenossen als positive gesellschaftliche Einstellung gewertet werden. Auch der Wechsel in die erweiterte Oberschule hängt neben den Noten von dieser positiven gesellschaftlichen Einstellung ab. Beide Bereiche setzen den Schüler unter einen starken Leistungsdruck, wenn er vorhat zu studieren.
4. Das Geschlecht. 40% der Studierenden sollten Frauen sein [wegen der längeren Ausfallzeiten der Frauen (s.u.) weniger als die Hälfte]. Da Frauen im allgemeinen besser für das Abitur lernen und so bessere Durchschnittsnoten erreichen und für Verheiratete der Ort des Arbeitsplatzes durch den Mann bestimmt wird, gab es zeitweise sogar ein Überangebot an Frauen, vor allem in Berlin. Es wird berichtet, daß aus diesen Gründen und da Frauen längere Ausfallzeiten bei Geburten (= bezahlter Urlaub von 1/2 Jahr beim ersten Kind, von 1 Jahr beim zweiten Kind) und Krankheiten aufweisen und als Verheiratete weniger mobil sind als Männer, Krankenhäuser und Polikliniken bei der Stellenbesetzung männliche Bewerber bisweilen vorziehen, besonders wenn es sich um operative Fachgebiete handelt.

Die Ausbildung in der „Grundstudienrichtung Medizin" erfolgt an einer der 6 Universitäten oder 3 medizinischen Akademien der DDR. Das Ministerium für Hoch- und Fachschulwesen der DDR stellt (aufgrund der Ausarbeitung von Fachexperten) einheitliche Lehrprogramme für die einzelnen Lehrgebiete (Fächer) auf und regelt einheitlich die Studienzeiten und die Prüfungsbestimmungen. An diesem Ministerium besteht ein Beirat mit Vertretern je eines Fachgebiets. Dieser Beirat beauftragt eine von ihm ernannte wissenschaftliche Kommission mit der Ausarbeitung des Lehrprogrammes für ein Fach. Dieses Lehrprogramm wird nach Prüfung durch das Zentralkommittee der Partei vom Ministerium genehmigt; Einwände des Zentralkommittees werden nur dem Ministerium mitgeteilt, das der eigentliche Verhandlungspartner für die Kommission ist. Dem Beginn des Medizinstudiums geht bei Frauen sowie bei jungen Männern, die nicht zum Militärdienst einberufen werden, ein einjähriges Krankenpflegepraktikum an einem Krankenhaus voraus[1]. Das Medizinstudium dauert 6 Jahre, wobei das letzte Jahr in einer Krankenhaustätigkeit in den Fächern Innere Medizin (4 Monate), Chirurgie (4 Monate) und einem Wahlfach (2 1/2 Monate) besteht. Nach dem ersten Jahr wird eine Prüfung in den naturwissenschaftlichen Fächern, nach dem zweiten Jahr eine Prüfung in den vorklinischen Fächern abgelegt[2]. Im dritten Jahr soll der Student mit einer Diplomarbeit beginnen, die er bis zum Staatsexamen abschließen und am Ende des 6. Jahres oder auch schon früher vor einer Prüfungskommission verteidigen muß. Dieses Diplomexamen (einschließlich Diplomarbeit) ist Teil des medizinischen Staatsexamens, in dem noch die großen Fächer mündlich geprüft werden, während die meisten anderen Fächer schon vorher im Verlaufe des Studiums geprüft wurden. Aufgrund der Diplomarbeit und -prüfung erhält er den Titel Diplommediziner (Dipl.med.). Die Doktorarbeit kann auch schon vor dem Staatsexamen, aber nach der Diplomarbeit begonnen werden; es werden hieran höhere wissenschaftliche Anforderungen als an die Diplomarbeit gestellt. 1976 wurde wieder eine einjährige Pflichtassistenz nach dem Staatsexamen (entspricht der ehemaligen Medizinalassistentenzeit in der BRD) eingeführt, danach erfolgt dann die staatliche Anerkennung als Arzt.

Wie in allen sozialistischen Staaten erhält der Student und spätere Arzt während der gesamten Aus-, Weiter- und Fortbildung eine Schulung in Marxismus-Leninismus mit seinen drei Teilen: dialektischer und historischer Materialismus (= die marxistisch-leninistische Philosophie), politische Oekonomie und wissenschaftlicher Kommunismus (Buhr u. Kosing 1974), die in den ersten Jahren 2—3stündig pro Woche unterrichtet werden. Während der Vorklinik ist dieses Stoffgebiet Prüfungsfach (siehe auch Kapitel UdSSR) (persönliche Mitteilungen 1983, 1981, 1979, 1977).

In der zweiten Hälfte des dritten Studienjahres, d.h. im klinischen Teil des Studiums, wird medizinische Psychologie mit insgesamt 50 Stunden unterrichtet, die sich auf 33 Stunden Hauptvorlesung und 17 Seminarstunden aufteilen. Wegen des Mangels an ausgebildeten Assistenten, die den Stoff beherrschen, ist der Seminarunterricht in Kleingruppen offenbar z.Zt. noch nicht voll zu realisieren. Das Ziel dieses Unterrichts wird folgendermaßen definiert: „Das Lehrgebiet Medizinische Psychologie vermittelt dem Studenten medizinisch-psychologische Kenntnisse, aus denen sich psychische Einstellungen, Fähigkeiten und Fertigkeiten der Erkennung psychosozialer Probleme und zur sozialistischen Menschenführung entwickeln .... Der Mensch in der sozialistischen Gesellschaft mit seinen Erlebens- und Verhaltensweisen in Gesundheit und Krankheit steht im Mittelpunkt". Es ist die Arzt-Patienten-Beziehung und eine mehr pädagogisch ausgerichtete psychotherapeutische Beeinflussung des Patienten, die akzentuiert werden. Dabei wird — trotz aller Betonung psychosozialer Bedingungen — Wert darauf gelegt, daß entsprechend der marxistisch-leninistischen Philosophie „die dialektischen Beziehungen zwischen biologischer Disposition und sozialen Determinanten der normalen und abnormen Persönlichkeitsentwicklung und die Rolle psychosozialer

---

1 (Sog. nulltes Semester, wodurch das Medizinstudium de facto 7 Jahre dauert)
2 Das Staatsexamen wird nach dem 5. Jahr abgenommen

Bedingungen für das Krankheitsgeschehen und die therapeutisch-rehabilitativen Maßnahmen sichtbar gemacht werden". Im Unterschied zu Definitionen der medizinischen
Psychologie in Frankreich, der BRD oder den USA mit einer Tendenz zur Überbeto-
nung der psychosozialen Gesichtspunkte fällt hier die Gleichberechtigung biologischer
und sozialer Determination auf, die dem „dialektischen" Verständnis entspricht. Der
Unterricht in medizinischer Psychologie soll sich in fünf Abschnitte mit genau vorge-
gebenen Themen und Stundenzahl gliedern (doch können in den nächsten Jahren
offenbar noch Änderungen eintreten):

	Anzahl der Stunden für		
Themen	Vorlesung	Seminare	Gesamt
1. Einführung	2	0	2
2. Der Patient vor der Erkrankung und psychosoziale Bedingungen für Krankheit und Fehlentwicklungen	9	3	12
3. Der Patient während der Erkrankung	10	4	14
4. Die Arzt-Patienten-Beziehung und Probleme der Menschenführung	5	4	9
5. Das ärztliche Gespräch	7	6	13
	33	17	50

Zum Thema 2 gehören auch Entwicklungspsychologie, zum Thema 5 das „Gespräch
als wichtigste psychotherapeutische Methode des Arztes aller Fachrichtungen". Das
Lehrprogramm stellt „die medizinisch-psychologischen Probleme des Patienten in den
Vordergrund", baut Grundlagenkenntnisse jeweils ein, baut „auf den Kenntnissen der
marxistisch-leninistischen Philosophie und . . . Biologie und Physiologie auf", und stellt
die Grundlage für die späteren Lehrgebiete Neurologie-Psychiatrie, Sozialhygiene sowie
den Interdisziplinären Komplex (IDK)[1] „Arzt und Gesellschaft" dar. Während die
Vorlesung eine schwerpunktmäßig akzentuierte Systematik vermittelt, sollen in den
Seminaren ärztliche Einstellung, psychologisches Verständnis und Fertigkeiten vermittelt werden, z.B. auch in Begegnung mit Patienten oder in der Eigenanwendung
psychodiagnostischer Verfahren. An speziellen technischen Methoden der Unterrichtsgestaltung werden Schemata, Tabellen und Dias erwähnt. Im direkten Anschluß an
den Unterricht steht eine schriftliche Prüfung, wobei der Prüfer die Fragen formuliert.
Es gibt keine Prüfung nach dem „multiple choice"-Typ [Ministerium für Hoch- und
Fachschulwesen (MHF), 1977a und persönliche Mitteilungen 1981, 1979, 1977. Zitate
aus MHF 1977a].
Im Rahmen des Medizinstudiums gibt es bei den gesellschaftswissenschaftlichen
Fächern keine eigene Vorlesung für medizinische Soziologie oder Psychotherapie-

---

1 Bei einem IDK arbeiten Wissenschaftler verschiedener Fachrichtungen gemeinsam eine Vorlesung
  aus

Psychosomatik wie in der BRD; das erste Stoffgebiet wird im Rahmen der Sozialhygiene mit behandelt, die Psychotherapie bei der Psychiatrie und die Psychosomatik bei der medizinischen Psychologie. Die neueste Ausbildungsreform sieht vor, für jedes Lehrgebiet als Referenz neben der Vorlesung ein verbindliches Studentenlehrbuch zu erstellen, ebenso — für die spätere Weiterbildung — ein verbindliches Facharztlehrbuch. Das Lehrbuch für das Fach Neurologie und Psychiatrie einschließlich Kinderneuropsychiatrie und gerichtliche Psychiatrie ist bereits erschienen (Seidel et al. 1977, in 2. Aufl. 1981). Daneben werden selbstverständlich weiter andere Lehrbücher (z.B. Bleuler, Weitbrecht, Lemke u. Rennert, Göllnitz) empfohlen. Das Lehrbuch für medizinische Psychologie (H. Szewczyk und H.D. Rösler) ist seit längerem in Vorbereitung.

Das Lehrgebiet Neurologie-Psychiatrie wird im 7., 8. und 9. Semester 2- bis 3stündig unterrichtet, zunächst die Neurologie, dann die Psychiatrie einschließlich Kinderneuropsychiatrie. Insgesamt sind hierfür 69 Stunden für Vorlesungen, 35 für „Übungen" (in Psychiatrie) und 17 für „Praktika" (in Neurologie) vorgesehen. Es besteht eine Tendenz zu einer z.T. schon erfolgten Trennung der Lehrstühle für Neurologie, Psychiatrie, Kinderneuropsychiatrie und medizinische Psychologie. Auch eine Verselbständigung des Faches Psychotherapie wird diskutiert; sie hängt von der Weiterentwicklung der Psychotherapie ab, die inzwischen als eigene Facharztbezeichnung anerkannt ist. Der Unterrichtsstoff wird in der obligatorischen Hauptvorlesung, die die Systematik und akzentuierte Problembereiche bringt, und in parallel laufenden obligatorischen Seminaren („Übungen") und Praktika abgehandelt. In den Seminaren und Praktika sollen praktische Fähigkeiten unterrichtet werden, z.B. Wiederholung des Stoffes, Falldemonstrationen, Untersuchung von Patienten, wobei 4 Studenten für einen Patienten zuständig sind. Für die Seminare und Praktika ist ein Verhältnis von 1—3 Assistenten (Dozenten) für 25 Studenten vorgesehen. Daneben gibt es fakultative Lehrveranstaltungen, z.B. in Psychotherapie, die in der Hauptvorlesung meist gering repräsentiert ist.

Neurologie und Psychiatrie werden nach der ersten Hälfte des 5. Studienjahres, also im direkten Anschluß an die Unterrichtsveranstaltungen, mündlich geprüft.

Das „Lehrprogramm für das Lehrgebiet Psychiatrie/Neurologie zur Ausbildung in der Grundstudienrichtung Medizin" stellt z.T. sehr detaillierte Richtlinien für die inhaltliche Gestaltung der Vorlesungen und Übungen auf, bis hin zur Angabe, wieviele Vorlesungs- und Seminarstunden für die einzelnen Krankheitsbilder zu reservieren seien. Die praktischen Übungen (d.h. Patientenuntersuchungen) sollen 14tägig je zwei Stunden stattfinden. Der Unterricht soll „Grundlagenwissen über den Gesamtbereich der Psychiatrie und Neurologie einschließlich Kinderneuropsychiatrie und forensischer Psychiatrie" vermitteln, hierzu gehören aber auch „fachbezogene Kenntnisse in der Militärmedizin sowie Gesichtspunkte der Zivilverteidigung und des Umwelt- und Arbeitsschutzes".... „Der Akzent der Ausbildung und Erziehung besteht in der Vermittlung psychiatrischer und neurologischer Kenntnisse, die für die Tätigkeit der Ärzte aller klinischen Disziplinen wichtig sind und besonders in der ambulanten medizinischen Betreuung Anwendung finden. Es sind vor allem die erprobten und allgemein praktikablen Methoden zu lehren, die jeder Arzt kennen und beherrschen muß. Krankheitsbildern, die in der ärztlichen Praxis häufig vorkommen oder leicht verkannt werden können, ist größte Aufmerksamkeit zu widmen". Ambulante Therapien und Rehabilitation werden betont, in den „theoretischen Grundlagen baut das Lehrgebiet auf den im bisherigen Studium erworbenen Kenntnissen natur- und gesellschaftswissenschaftlicher Art auf" (Ministerium für Hoch- und Fachschulwesen 1977b).

Inhaltlich hat die Psychiatrie keine spezielle oder einseitig akzentuierte Ausrichtung, sondern eher eklektischen Charakter. Eine an Pavlov orientierte Psychiatrie spielt seit Jahren keine Rolle mehr (persönliche Mitteilungen 1983, 1981, 1979, 1977).

Bei den Auffassungen über die Psychosen stehen Vertreter einer Einheitspsychose (Rennert) neben Lehrern, die eine vielfältige Aufsplitterung der Psychosen verteidigen (Schule von Leonhard) (Lemke u. Rennert 1974, Leonhard 1972). Für die Neurosen hat der Vorstand der Gesellschaft für ärztliche Psychotherapie der DDR 1969 folgende Definition empfohlen: „Erlebnisbedingte Störung der Person-Umwelt-Beziehung mit psychischer und/oder körperlicher Symptomatik von Krankheitswert".

Bei den Psychotherapien reicht das Spektrum von Suggestivverfahren wie Hypnose, autogenes Training und die Individualtherapie nach Leonhard über Musiktherapie, eine pädagogisch-appellativ ausgerichtete rationale Psychotherapie zur Gesprächspsychotherapie nach Rogers (und Tausch), gezielter Kurzpsychotherapie (Fokaltherapie nach Malan) und dynamischer Gruppentherapie (im Sinne von „Psychotherapie durch den Gruppenprozeß"). Es wird zwischen symptomzentrierter und persönlichkeitszentrierter Therapie unterschieden. Letztere zielt ab auf eine Verhaltens- und Einstellungsänderung meist durch den Gruppenprozeß. Längerdauernde Einzelbehandlungen werden offenbar immer weniger oder gar nicht mehr durchgeführt.

Wegen der prinzipiellen Ablehnung durch die marxistisch-leninistische Philosophie wird die als subjektiver Idealismus (oder manchmal als mechanistischer Materialismus) abqualifizierte Psychoanalyse nicht systematisch gelehrt und ist keine „Grundlagenwissenschaft" der Psychiatrie wie in den USA oder z.T. in der BRD, was nicht hindert, daß ihre Inhalte, teilweise in anderer Terminologie, durchaus gebracht werden können (siehe hierzu auch Kapitel UdSSR). Psychoanalytische Ausbildungsinstitute gibt es nicht (persönliche Mitteilungen 1983, 1981, 1979, 1977, Claus et al. 1976, Höck u. König 1976, Höck 1973, Höck, ohne Jahresangabe). Versuche, das marxistische Menschenbild als Grundlage einer neuen Auffassung zur Genese der Neurosen und zur Therapie zu benutzen, sind sichtbar, aber offenbar noch nicht sehr weit gediehen. Allgemein wirken Verbindungen von Psychiatrie und Marxismus-Leninismus merkwürdig aufgesetzt, unorganisch verbunden; man wird an Jacob Burckhardts (1960) Beschreibung der Einstellung des Rennaissance-Menschen zur Religion erinnert: Man erweist sozusagen dem gegenwärtig herrschenden Irrtum seine ehrerbietige Reverenz und geht dann sehr rasch zum eigentlich interessierenden Thema über.

3.3 Facharztweiterbildung

Es gibt in der DDR nur den einheitlichen Facharzt für Psychiatrie und Neurologie trotz der Trennung der Fächer im Rahmen der Lehrstühle an den Universitäten. Es gibt auch keinen Facharzt für Kinderpsychiatrie, wohl aber eine genau geregelte Subspezialisierung in Kinderneuropsychiatrie, die auch ein Pädiater erwerben kann. Für die Psychotherapie ist kürzlich ein eigener Facharzt geschaffen worden. Voraussetzung sind Kenntnisse in Psychiatrie/Neurologie, Innerer Medizin und eine gründliche Ausbildung in Psychotherapie. Zur Zeit werden in der DDR generelle Ausbildungsrichtlinien für Psychotherapeuten erwogen. Vom Vorstand der Gesellschaft für Psychotherapie wird in diesem Zusammenhang ein Programm zur Schulung der Fachkollegen diskutiert, die im Bereich der gesamten DDR Psychotherapeuten ausbilden. Großer Wert wird hierbei auf eine Methodenvielfalt gelegt.

Die 32 Facharztgebiete[2] und die vielen Subspezialisierungen bewirken, daß der einzelne Arzt nur ein Teilgebiet der Medizin beherrscht und später nur in einem Team arbeiten kann. Die Weiterbildung für den Nervenarzt dauert 4 Jahre. Eine 5jährige Weiterbildungszeit wurde 1978 durch die Wiedereinführung des einjährigen Pflichtpraktikums (ehem. Medizinalassistentenzeit in der BRD) wieder um ein Jahr verkürzt. Innerhalb der Weiterbildung sind obligatorisch: 2 Jahre Psychiatrie und 1 Jahr Neurologie (oder umgekehrt, je nach Schwerpunkt des Faches, der zu Beginn benannt werden muß) sowie 1/2 Jahr Kinderneuropsychiatrie. Empfohlen werden: Psychotherapie, poliklinische Tätigkeit, Neurochirurgie, EEG, u.a., die z.T. auch anstelle der obligatorischen Tätigkeiten anerkannt werden können. Die Institutionen, an denen die Weiterbildung absolviert wird, müssen vom Ministerium für das Gesundheitswesen zur Weiterbildung empfohlen sein. Es ist keine obligatorische Zeit für eine Tätigkeit in einer Anstalt vorgeschrieben, obwohl alle leitenden Psychiater dies begrüßen würden (organisatorische und Wohnraumschwierigkeiten). Die Weiterbildung kann an den Kliniken und z.T. an den Polikliniken der Universitäten und Akademien, den 14 Bezirkskrankenhäuser für Psychiatrie und Neurologie, einigen anderen psychiatrischen oder neurologischen Krankenhäuser und in Ausnahmefällen sowie nur teilweise in entsprechenden Abteilungen eines Allgemeinkrankenhauses absolviert werden. Die Weiterbildung besteht im wesentlichen in praktisch-klinischer Tätigkeit nach festgelegten „Facharztweiterbildungsstandards". Weiterbildungsveranstaltungen mit systematisierten Kursen sind in das Ermessen der Klinik gestellt, die die Weiterbildung organisiert. Im Rahmen der Weiterbildung kann ein Arzt zur Weiterbildung in einem Teilfachgebiet, über das seine Klinik nicht verfügt, in ein anderes Krankenhaus delegiert werden; die Heimklinik, an die er zurückkehrt, bezahlt dann sein Gehalt und die Zuschläge weiter. Am Ende der 4jährigen Weiterbildungszeit steht eine Beurteilung durch den Leiter der Institution, an der der Arzt arbeitete; sie entscheidet über die Zulassung zur Facharztprüfung. Eine Empfehlung, den Arzt nicht zur Prüfung zuzulassen, wird in Einzelfällen durchaus praktiziert. Als weitere Voraussetzung muß der Arzt seine Teilnahme an einem dreijährigen Marxismus-Leninismus-Kurs (mindestens zweimal monatlich mehrere Stunden Unterricht) nachweisen. Die Abschlußprüfung besteht in einem mündlichen Kolloquium, in welchem der Arzt von 4–5 pro Bezirk von der Akademie für ärztliche Fortbildung (bzw. ihrer zentralen Fachkommission) ernannten Fachvertretern auf sein Wissen geprüft wird. Bei Nichtbestehen der Prüfung ist eine Wiederholung nach einem Jahr möglich, wozu das Einverständnis des Chefs nötig ist. Nach Bestehen erhält er ein Facharztdiplom, meist ausgestellt vom Bezirksarzt. Die Fachärzte werden dann von den staatlichen Polikliniken oder Kliniken angestellt. Will der Arzt während seiner Facharztweiterbildung das Krankenhaus oder den Bezirk wechseln, so ist innerhalb der ersten drei Jahre nach dem Staatsexamen hierfür die Erlaubnis des Bezirksarztes

---

2 einschließlich Facharzt für Allgemeinmedizin

und die Anforderung durch die neue Arbeitsstelle erforderlich. An den Hochschulen wird die Facharztprüfung nur abgenommen, wenn der Kandidat den Titel Dr. med. erworben hat oder vorbereitet. Die inhaltliche Ausrichtung von Psychiatrie und Psychotherapie wurde unter 3.2. kurz dargestellt. Nach der Facharztweiterbildung spezialisieren sich die meisten Ärzte mehr auf das neurologische oder das psychiatrische Teilgebiet. Es wird für die nächsten Jahre an eine zusätzliche Subspezialisierung für Psychiatrie oder Neurologie gedacht.

Die akademische Karriere ist an die Durchführung von wissenschaftlichen Arbeiten und den Erwerb akademischer Titel gebunden. Abgesehen von der Diplomarbeit, die Teil des Staatsexamens ist, sind es Promotionen A und B sowie der Erwerb der „Facultus docendi". Die Doktorarbeit oder Promotion A verlangt eine besondere wissenschaftliche Leistung; sie wird meist erst nach dem Staatsexamen durchgeführt, kann jedoch schon davor begonnen werden und ist mit dem Nachweis über die Kenntnisse von 2 Fremdsprachen verbunden. Die Promotion B, die zum Titel Dr. sc. med. führt, entspricht etwa dem alten Titel Dr. med. habil. (ohne Lehrbefugnis). Der Erwerb der „Facultus docendi" ist mit einer Prüfung in Gesellschaftswissenschaft verbunden. Neben den akademischen Titeln gibt es die Hochschullehrerbezeichnung und -tätigkeit als Dozent bzw. Professor; ein ordentlicher Dozent ist an einer Universität (Akademie), ein außerordentlicher an einem Krankenhaus angestellt. Sie unterrichten Studenten (etc.) in Kursen und Seminaren.

Bei den Professoren wird zwischen ordentlichen, außerordentlichen und Honorarprofessoren unterschieden. Der ordentliche Professor wird in sein Fach berufen, ist der Vertreter seines Fachgebietes innerhalb der Universität und Inhaber eines Lehrstuhls. Der Titel „außerordentlicher Professor" wird verdienten Wissenschaftlern verliehen, die über ausgezeichnete Leistungen auf ihrem Gebiet verfügen, deren Fachgebiet aber nicht diejenige Bedeutung erlangt hat, daß es Grundlage für einen Lehrstuhl sein könnte.

Außerdem gibt es den „Professor mit Lehrauftrag" (Honorarprofessor) und den „Dozenten mit Lehrauftrag". Hierbei handelt es sich um Chefärzte und ärztliche Direktoren, die habilitiert sind (Dr. sc. med.) und von einer Universität ständig eingesetzt werden, um Seminare in ihrem Krankenhaus zu halten, da die Zahl der Patienten in den Universitätskliniken zu gering ist, um alle Studenten entsprechend ausbilden zu können.

Eine Fortbildung in einem Spezialgebiet, die während oder nach der Weiterbildung in einem Lehrgang stattfinden kann, wird von der Akademie für ärztliche Fortbildung organisiert und evtl. durchgeführt; sie ist auch für Weiter- und Fortbildung der Hochschullehrer und anderer medizinischer und nichtmedizinischer Führungskräfte des Gesundheitswesens zuständig (Ministerium f.d. Gesundheitswesen DDR 1981, Gesellschaft für Psychiatrie u. Neurologie DDR 1980, Gesetzblatt DDR 1978, 1974, persönliche Mitteilungen 1983, 1981, 1979, 1977).

Zusammenfassung

Die DDR besitzt ein staatliches, zentralistisch organisiertes Gesundheitswesen. Die ambulante Regelversorgung geschieht durch öffentliche Polikliniken, Betriebspolikliniken und niedergelassene Ärzte in Staatspraxen, daneben existieren noch wenige — meist ältere Ärzte — in Privatpraxen. Ebenso gibt es neben den allgemeinen öffentlichen Krankenhäusern noch einige — meist kofessionelle — Privatspitäler. Die Gesamtbevölkerung ist obligatorisch kranken- und sozialversichert, die Kosten des Gesundheitswesens werden im wesentlichen durch die Mitgliedsbeiträge der Versicherten gedeckt. Die Gesundheitspolitik akzentuiert ambulante Versorgung, Prophylaxe, Erhaltung der Arbeitskraft und Einordnung des Individuums in das Kollektiv.

Das Medizinstudium dauert 6 Jahre, das letzte Jahr besteht überwiegend in praktisch-klinischer Tätigkeit, nach dem 5. Jahr liegt das Staatsexamen mit Prüfung in den großen Fächern, während die kleineren Fächer bereits im Anschluß an ihre Unterrichtung geprüft wurden. Gleichzeitig muß der Arzt eine Diplomarbeit abliefern und ein Diplomexamen bestehen, wonach er den Titel Diplommediziner (Dipl. med.) erhält. An eine eventuelle spätere Doktorarbeit werden höhere wissenschaftliche Anforderungen als an die Diplomarbeit gestellt, weshalb es eine ganze Reihe von Ärzten gibt, die den Titel „Dr. med." nicht erwerben. Die Lehrpläne und Prüfungsbestimmungen werden für alle Universitäten und medizinischen Akademien zentral aufgestellt, und für jedes Fach wird ein Studentenlehrbuch vorgeschlagen.

Psychiatrie, zusammen mit Neurologie, sowie medizinische Psychologie sind obligatorische „Lehrgebiete", die in Vorlesungen, Übungen und Praktika unterrichtet und anschließend geprüft werden. Es besteht eine Tendenz zur Trennung der Fächer Psychiatrie, Neurologie und Psychotherapie.

Während des Studiums und der Facharztweiterbildung erfolgt außerdem eine systematische Schulung in Marxismus-Leninismus, der in der Vorklinik Prüfungsfach ist.

„Dialektisches" Menschenverständnis mit Betonung biologischer und sozialer Determinanten soll aufgrund der Lehrpläne auch Wesentliches zum Unterricht in medizinischer Psychologie und Psychiatrie beitragen.

Die DDR ist eines der wenigen Länder der Welt, in denen noch der gemeinsame neurologisch-psychiatrische Facharzt die einzige Regel ist. Andererseits wurde kürzlich ein eigener Facharzt für Psychotherapie geschaffen. Die Weiterbildung dauert vier Jahre mit zwei Jahren Psychiatrie und einem Jahr Neurologie (oder umgekehrt, je nach Schwerpunkt des Faches) sowie 1/2 Jahr Kinderneuropsychiatrie. Sie wird an Universitätskliniken, Bezirkskrankenhäusern und anderen Facheinrichtungen durchgeführt, die hierfür vom Ministerium für das Gesundheitswesen oder dem Bezirksarzt (je nach Zuständigkeit) empfohlen sind. Sie besteht im wesentlichen in praktisch-klinischer Tätigkeit; spezielle Weiterbildungsveranstaltungen sind in das Ermessen der jeweiligen Institution gestellt. In den ersten drei Jahren nach dem Staatsexamen darf der Weiterbildungskandidat seine Arbeitsstelle nur mit Genehmigung des Bezirksarztes und auf Anforderung seiner neuen Dienststelle wechseln.

Im 4. Jahr erfolgt eine Beurteilung durch den Leiter der Weiterbildungsinstitution, die über Fortsetzung der Weiterbildung und Zulassung zur mündlichen Facharztprüfung entscheidet. Dieses findet in Form eines Kolloquiums mit 4—5 Fachvertretern statt, die pro Bezirk von der Akademie für ärztliche Fortbildung (bzw. zentralen Fachkommision) ernannt werden.

Die Psychiatrie hat keinen speziellen Akzent, sondern ist eher eklektisch (in deutschem Traditionsverständnis). Bei der Psychotherapie stehen pädagogische, suggestive und gesprächstherapeutische (Rogers, Tausch) Formen offenbar im Vordergrund.

Nordeuropa

4 Großbritannien

4.1 Das medizinische und psychiatrische Versorgungswesen

Der „National Health Service" (NHS) in Großbritannien stellt ein verstaatlichtes Gesundheitswesen dar, das — stufend auf Versicherungsschutz und Krankenhäusern für die ärmere Bevölkerung — nach dem zweiten Weltkrieg gesetzlich eingeführt und systematisch auf- und ausgebaut wurde. Der NHS gewährleistet für praktisch die ganze Bevölkerung vollständige medizinische Behandlung samt Medikamenten und Hilfsmitteln, Kranken- und Unfallversicherung sowie Invaliditäts- und Altersversicherung. Er ist dreigliedrig organisiert:

1. Ambulante Behandlung durch Allgemeinärzte (General Practitioner). 2. Ambulante fachärztliche und stationäre Behandlung in den Krankenhäusern. 3. Betreuung durch das örtliche öffentliche Gesundheitswesen (Local Authority). Der Dienst war ursprünglich für alle Leistungen kostenlos; später wurde jedoch eine Selbstbeteiligung für Medikamente, Zahnersatz, Brillen und Privatbett im Krankenhaus eingeführt. Eine 1973 und 1974 durchgeführte Reform des NHS akzentuiert sog. Gesundheitszentren (Health Centers bzw. Medical Centers genannt). In ihnen arbeiten mehrere Allgemeinärzte sowie Schwestern und Pfleger für eine regelmäßige Hauspflegetätigkeit ("Health Visitors" und „Home Nurses") und andere Angehörige von paramedizinischen Berufen zusammen. Der NSH stellt ein zentralistisches Gesundheitswesen mit einheitlicher Trägerschaft dar, wobei jedoch für die drei Landesteile England einschließlich Wales, Schottland und Nordirland getrennte Gesetzgebung und Aufsicht bestehen. Die zentrale Verantwortung liegt beim Sozialminister (Secretary of State for Social Services), dem das Ministerium für Gesundheit und Soziales (Department of Health and Social Security) untersteht. Bei seinen Aufgaben (Planung des Gesundheitswesens, Verteilung der Mittel, Auswertung von Erhebungen und Lenkung der Forschung) wird das Ministerium von einem beratenden Gremium, dem „Central Services Council" unterstützt, in dem neben Vertretern der Ärzte und anderer Heilberufe auch Vertreter der „Öffentlichkeit" repräsentiert sind. Dieses Gremium hat mehrere Unterausschüsse, u.a. einen für Psychiatrie. Getrennt für die drei Landesteile gliedert sich der NHS hierarchisch in drei Stufen: Die Gesundheitsregionen (Regional Health Authority = RHA), die Gesundheitsgebiete (Area Health Authority = AHA) und die Gesundheitsdistrikte (Health District = HD). In jeder *Gesundheitsregion* befindet sich mindestens eine Universität mit einer medizinischen Fakultät. Vorsitzender und Mitglieder der RHA werden vom Sozialminister nach Beratung mit Universitäten, regionalen und örtlichen Behörden, Vereinigungen der Gesundheitsberufe und Gewerkschaften ernannt. Ihre Aufgabe sind Bereitstellung aller Leistungen des NHS, regionale Planung im Rahmen des staatlichen Planes, Verantwortung für die nachgeordneten Organisationen und Verteilung von Geld und Personal an diese, Bau neuer Einrichtungen etc.

Eine Gesundheitsregion beaufsichtigt eine unterschiedliche Zahl von *Gesundheitsgebieten,* die jeweils einer (neuen) Grafschaft (County) entsprechen und in London 1 bis 4 Stadtbezirke (Borough) umfassen. Die 15 bis 18 Mitglieder der Area Health Authority (AHA) werden teils von der Grafschaft, teils von den Universitäten, Gewerkschaften, Berufsorganisationen des Gesundheitsdienstes u.a. berufen. Ihr Vorsitzender wird nach Beratung mit dem Vorsitzenden der Gesundheitsregion vom Minister ernannt. Mindestens zwei Ärzte und eine Krankenschwester müssen Mitglieder sein. Die Aufgaben der AHA sind Planung, Organisation und Verwaltung des NHS in ihrem Gebiet und Prüfung der gesundheitlichen Bedürfnisse der Bevölkerung.

Der *Gesundheitsdistrikt* ist die kleinste Organisationseinheit des NHS. Jeder Health District umfaßt 100.000 bis 500.000 Einwohner und verfügt immer über ein Allgemeinkrankenhaus. Wegen der unterschiedlichen Bevölkerungszahl einer Grafschaft variiert die Zahl ihrer Gesundheitsdistrikte.

Das Distriktverwaltungsteam setzt sich aus 4 Vertretern der übergeordneten AHA und 2 klinisch tätigen Ärzten zusammen, die von der Distriktärztekommission ernannt werden. Zu ihren Aufgaben gehört neben der Sicherstellung der Verwirklichung der Gesundheitsprogramme der Regierung und des NHS auf unterster Ebene die Bildung von Ausschüssen zur Planung besonderer Bedürfnisse von Teilen der Bevölkerung wie Alte, chronisch Kranke etc.

Neben dieser hierarchischen Strukturierung besteht auf der Ebene der AHA ein sog. Family Practitioner Committee, das entgegen seinem Namen nur zur Hälfte aus Vertretern der Heilberufe und zur anderen Hälfte aus Vertretern der AHA und des County zusammengesetzt und direkt dem Ministerium verantwortlich ist. Seine Aufgaben bestehen in der Beratung der AHA für die Gesundheitsplanung, Abwicklung der einheitlich vereinbarten Honorare für die Ärzte und in Disziplinarmaßnahmen. Auf der Ebene einer Gesundheitsregion (RHA) gibt es ein Community Health Council als Kontroll- und Beschwerdeorgan für die „Verbraucher" des NHS, hier werden jedoch nicht Beschwerden gegen ärztliche Behandlungen beurteilt, wofür wieder ein anderes Gremium zuständig ist. Außerdem können sich Patienten mit Beschwerden direkt an den Ombudsmann für den staatlichen Gesundheitsdienst wenden.

Der NHS umfaßt alle ständigen Bewohner Großbritanniens, also nicht mehr wie früher auch Personen, die sich nur vorübergehend dort aufhalten. Er wird aus öffentlichen Mitteln bezahlt und ist für die Patienten kostenlos. Außer 2% der Ärzte, die ausschließlich Privatpraxis betreiben, nehmen alle Ärzte vertraglich an ihm teil, haben daneben aber das Recht auf Privatpraxis. Es gibt jedoch keine ausschließlich in eigener Praxis tätigen Fachärzte. Diese arbeiten vielmehr nur an Krankenhäusern, die — außer wenigen privaten bzw. konfessionellen — alle vom NHS übernommen wurden. Fachärzte an den Krankenhäusern sind entweder voll angestellt oder teilzeitbeschäftigt. Im letzteren Fall können sie ambulant Privatpatienten behandeln. Fachärztliche Behandlung kann nur auf Überweisung durch den Allgemeinarzt erfolgen. Der Facharzt ist auch zu Hausbesuchen verpflichtet. U.U. bestehen aber für fachärztliche Behandlungen längere Wartezeiten (Schlögell 1977).

Im Rahmen der NHS wurden auch die psychiatrischen Krankenhäuser vom Staat übernommen und (mit Ausnahme der Universitäskliniken) der allgemeinen Organisation des NHS eingegliedert. Durch die Gleichstellung mit Krankenhäusern für körperlich Kranke und eine bessere finanzielle Ausstattung wurde eine Wiedereingliederung der — vorher in Großbritannien ebenso wie auf dem Kontinent isolierten — Psychiatrie in die Medizin erreicht, was u.a. auch zu einer Zunahme der Zahl der Psychiater führte. Vor allem der „Mental Health Act" (MHA) von 1959 diente diesem Ziel. Er bestimmte, daß jedes Krankenhaus jeden psychiatrischen Patienten, auch den Verwahrten, aufnehmen könnte und daß — in Erweiterung eines 1930 erlassenen Gesetzes — auch in den Anstalten eine freiwillige Patientenaufnahme möglich sei. Ziel des MHA und der seither eingeleiteten Reformen der Psychiatrie ist die weitgehende Abschaffung bzw. Verkleinerung der Anstalten und der Aufbau psychiatrischer Abteilungen am Allgemeinkrankenhaus, die mit Übergangseinrichtungen verbunden und gemeindenah organisiert sein sollen. Angestrebt wird das „District General Hospital", ein Allgemeinkrankenhaus, das der medizinischen Gesamtversorgung eines bestimmten Bezirkes dient. Dieses Spital hat immer neben den Einrichtungen für die Diagnostik und Therapie Abteilungen für allgemeine Medizin, Chirurgie, Kinderheilkunde, Gynäkologie, Geriatrie, eine Isolierstation für Infektionskrankheiten und eine psychiatrische Abteilung mit ungefähr 60—80 Betten. Der Standard soll hoch sein, um den Abstand zu den „Teaching Hospitals" zu verringern. Diese allgemeinen Distriktkrankenhäuser sind z.T. neu gebaut, z.T. sind oder werden mehrere bestehende Krankenhäuser zu einem solchen Hospital zusammengeschlossen. Der Plan sieht eine Gesamtumstellung während der nächsten 15 Jahre vor.

Die neue Situation im NHS hat das Ansehen und das Niveau der Psychiatrie gehoben, eine Verlagerung von der stationären zur ambulanten Therapie und Betreuung in Übergangseinrichtungen gebracht, die Psychiatrie am Allgemeinkrankenhaus gegenüber der Anstaltspsychiatrie akzentuiert und die Psychiatrie auf neue Patientengruppen und Erkrankungen ausgedehnt. Das Personal der Anstalten wird z.T. in die Allgemeinkrankenhäuser übernommen; z.T. werden die Anstalten durch Verlagerung bestimmter Patientengruppen (Schwachsinnige, geriatrische Patienten) in Sondereinrichtungen verkleinert. Die soziale und berufliche Rehabilitation psychisch Kranker wird besonders durch Ausbau entsprechender Einrichtungen gefördert (siehe hierzu vor allem Dilling 1970), wobei der Akzent auf Arbeitstherapie und anderen Einrichtungen der industriellen Rehabilitation gegenüber der Beschäftigungstherapie liegt.

Ein gemeindepsychiatrisches Team soll ein bestimmtes Einzugsgebiet von ca. 60.000 bis 200.000 Einwohnern im Sinne einer „umfassenden" (comprehensive), rehabilitativ ausgerichteten, gemeindenahen Psychiatrie betreuen, wobei für ein Team folgende Mitglieder vorgesehen sind: ein leitender Psychiater (Consultant), zwei bis drei psychiatrische Assistenzärzte, ein Psychologe, zwei bis drei Sozialarbeiter, Krankenschwestern (Health Visitors) und Gemeindeschwestern (Public Health Nurses). An Einrichtungen werden für erforderlich gehalten: 30—50 psychiatrische Betten eines Allgemeinkrankenhauses für akute Fälle, eine Tagklinik mit 50 Plätzen, poliklinische und arbeitstherapeutische Einrichtungen, geschützte Werkstätten, Wohnheime oder -gemeinschaften. Zur Gewährleistung einer kontinuierlichen Betreuung soll der gleiche Patient durch dasselbe Team (d.h. auch dieselben Personen) versorgt werden, so daß z.B. der gleiche Arzt sowohl stationär wie in der Tagklinik tätig ist und noch Hausbesuche macht; Entsprechendes gilt für die anderen Teammitglieder. Sozialarbeiter sind — im Unterschied zur BRD — z.B. auch mit der Erhebung der Vorgeschichte, der Fremdanamnese, der Erkundung des sozialen Umfeldes etc. betraut, Tätigkeiten, die bei uns weitgehend dem Psychiater obliegen [Wing 1979, Department of Health and Social Security (DHSS) 1971, Dilling 1970].

Das Tempo der psychiatrischen Reformen hat sich, wie überall, in den letzten Jahren sehr verlangsamt, es wurden wenige psychiatrische Stationen an Allgemeinkrankenhäusern aufgebaut und Anstalten zwar verkleinert, aber nicht geschlossen (Wing 1982).

Die Entscheidung über zwangsweise Einweisungen und Behandlungen liegt bei Beamten mit spezieller universitärer Berufsausbildung, den „Mental Welfare Officers" (MWO, eine Art psychiatrischer Sozialarbeiter, der auch für Schwachsinnigenfürsorge und allgemeine sozialpsychiatrische Untersuchungen zuständig ist). Hierbei gibt es drei Möglichkeiten:

1. Bei Notfällen eine Verwahrung zum Zwecke der Beobachtung für eine kurze Zeit bis zu drei Tagen. Hierfür muß noch ein ärztliches Zeugnis vorliegen.
2. Eine Aufnahme zur Beobachtung für 28 Tage, wenn sie von zwei Ärzten befürwortet wird.
3. Eine Aufnahme zur Behandlung bis zu 12 Monaten, wenn sie von zwei Ärzten befürwortet wird.

In den beiden letzten Fällen muß einer der Ärzte psychiatrische Erfahrung besitzen, die durch eine Anerkennung der örtlichen Gesundheitsbehörde bestätigt ist (Dilling 1970).

Es gibt kein allgemeines, sondern nur regionale psychiatrische Fallregister.

4.2 Medizinische und psychiatrische Ausbildung der Studenten

Voraussetzung für das Medizinstudium ist der „Abschluß mit Hochschulreife" („Advanced Level of General Certificate of Education") an einer der verschiedenen Formen von Sekundarschulen („Secondary Schools"), an denen England so reich ist. Der Student beginnt mit ca. 19 Jahren sein Medizinstudium an einer der 26 medizinischen Fakultäten („Undergraduate Medical School"), von denen allein 12 in London gelegen sind. Das Medizinstudium dauert 6 Jahre mit einem Jahr naturwissenschaftlichen Grundlagenfächern (Physik, Chemie, Biologie), zwei Jahren Vorklinik und 3 Jahren klinischen Fächern. Das erste Jahr kann u.U. erlassen werden, wenn diese Fächer ausreichend in der Sekundarschule behandelt wurden, wodurch sich das Studium auf 5 Jahre verkürzt. Nach jedem der drei Abschnitte liegt eine Prüfung; für die erste wird u.U. die Schulprüfung anerkannt. Die einzelnen Universitäten und Landesteile haben z.T. einen großen Ermessungsspielraum bei der Gestaltung des Studiums und der Prüfungen, so z.B. ob Biochemie im Rahmen der Physiologie unterrichtet oder Pharmakologie im vorklinischen Abschnitt gelehrt und geprüft und wieweit praktisch-klinische Erfahrung vermittelt werden. In den großen klinischen Fächern einschließlich der Psychiatrie müssen die Studenten neben den Vorlesungen meist mehrwöchige Praktika in den betreffenden Kliniken ableisten.

Ein Wechsel der Studenten von einer Universität zur anderen ist nicht üblich. Das Studium führt zum Erwerb des Titels „Bachelor of Medicine" (MB) oder „Bachelor of Surgery" (ChB). An das Studium schließt sich 1 Jahr klinische Tätigkeit als sog.

„House Officer" an, bevor die Kandidaten ins Ärzteregister eingetragen werden („Preregistration Period") und ihre Facharztweiterbildung beginnen können (Anweiler et al. 1980, Richter 1973, Turnbridge 1967).

Meist im Rahmen des vorklinischen Abschnittes liegt der Unterricht in den Verhaltenswissenschaften (= Psychologie und/oder Soziologie), dessen Einführung in den medizinischen Lehrplan durch den sog. „Todd-Report" veranlaßt wurde (Royal Commission on Medical Education 1968). Wie in den meisten Ländern ist auch in Großbritannien die Auffassung, wie der Unterricht in diesen Fächern zu gestalten ist, welche Gebiete zu behandeln sind und wer die besten Lehrer für diese Fächer sind, umstritten, und es besteht in dieser Hinsicht eine große Verschiedenheit zwischen den einzelnen Universitäten. Beispielsweise wird in Liverpool der Unterricht in Psychologie als eine Art Grundlagenwissenschaft aufgebaut. Während des dritten Jahres wird jeweils an einem ganzen Nachmittag dieses Fach in Vorlesungen, Filmen und daran anschließend in kleineren Gruppen von 17–20 Studenten in Diskussions- und Übungsseminaren (z.B. unter gegenseitiger Anwendung von Tests) unterrichtet. Zwei Examina während des dritten Jahres und Prüfungsfragen während des MB-Examens betonen die Wichtigkeit dieses Faches. Der Kurs ist in drei Teile gegliedert:

a) Psychologische Funktionen wie Wahrnehmung, Denken, Gedächtnis etc. werden in engem Kontakt mit ihren psychologischen und anatomischen Grundlagen behandelt.
b) Emotionalität und ihre körperlichen Grundlagen stellen die Verbindung zwischen Medizin und Psychologie dar, versuchen aber gleichzeitig den Entwicklungsaspekt zu vermitteln.
c) Die medizinische Anwendung des gelernten Stoffes wird an Hand der Arzt-Patienten-Beziehung, des Schmerzerlebens des Patienten, seiner psychischen Reaktionen auf Streß, Konflikt und Krankheit dargestellt.

Ziel des Kurses ist (Hetherington 1968):

„1. dem Studenten zu helfen, die Psychologie des Patienten und ihre Bedeutung für seine körperliche Erkrankung zu verstehen;
2. dem Studenten zu helfen, seine eigene Psychologie zu verstehen und seine wahrscheinlichen Reaktionen auf die medizinische Ausbildung;
3. dem Studenten die Vorgänge zu erklären, die seine Beziehungen zwischen ihm und seinen Patienten und ihm und seinen Kollegen fördern oder behindern."

15 bis 16 Lehrer – Psychiater, andere Mediziner und Psychologen – gestalten diesen Kurs. Die schriftlichen Examina sollen eine Mischung zwischen der „multiple choice"-Form und der üblichen Essay-Form darstellen; die Studenten müssen gestellte Fragen in 5 Minuten mit Kurzbeschreibungen beantworten (z.B.: Definiere das Fach Psychologie und unterscheide es von Philosophie, Physiologie und Psychiatrie). Die Beurteilung erfolgt aufgrund einer Fünf-Punkte-Skala. Seit Einführung dieses Psychologie-Kurses sollen sich die späteren Diskussionen bei den psychiatrischen Fallvorstellungen im sechsten Studienjahr erheblich verbessert haben (Richter 1973, Hetherington 1968, Hearnshaw 1964).

Thematisch ähnlich wie der Liverpool-Plan ist der Sheffield-Plan (Stengel 1961) aufgebaut, mit einer noch deutlicher auf menschliches Verstehen ausgerichteten Zielsetzung. „Wir hoffen, daß der vorklinische Kurs in Psychologie Respekt vor und ein allgemeines wissenschaftliches Interesse an dem schaffen wird, was besonders menschlich im Patienten ist. Gleichzeitig wird der Student viel über sich selbst erfahren in diesem vorklinischen Kurs. Nach dieser Vorbereitung sollte seine Einstellung abnormem Verhalten gegenüber ernster und reifer sein, als sie unter früheren Studenten-Generationen zu sein pflegte" (Stengel 1961).

Die Arzt-Patienten-Beziehung und die praktisch-medizinische Anwendbarkeit des Unterrichtsstoffes werden von allen Universitäten betont; jedoch neigen die einen mehr zu einer Akzentuierung des neuropsychologisch-biologischen und experimentalpsychologischen Teils der Psychologie [z.B. Pritchard (Belfast) 1970, White 1970, Hetherington (Liverpool) 1968], die anderen zur Betonung der Psychologie als Sozialwissenschaft mit dem Schwergewicht auf einer verstehenden Psychologie [z.B. Davies (Bristol) 1970] oder zu einer Kombination beider Tendenzen [Stengel (Sheffield) 1961]. Andere Gesichtspunkte, die in den Diskussionen immer wieder angesprochen werden, sind: Normalpsychologie als Grundlagenwissenschaft und Vorbereitung für die Psychiatrie; Vermittlung eines bestimmten Menschenbildes (psychoanalytisch oder behavioristisch); detaillierte Kenntnisvermittlung von wissenschaftlich begründbaren Fakten oder Vermittlung von allgemein psychologisch-klinischen Fertigkeiten und Einstellungen; formale Vorlesungen oder Diskussionsgruppen und Übungsseminare (Davis 1970, Pritchard 1970, White 1970, Bourne 1959).

Die Stundenzahl für diese Vorlesungen und Praktika in den Verhaltenswissenschaften ist teilweise sehr hoch, so z.B. in Bristol (88 Stunden), variiert aber doch stark von Universität zu Universität (Davies 1970).

Um die psychologische Einstellung von Medizinstudenten zu verstärken, werden Balint-Gruppen propagiert im Hinblick auf eine Medizin, die „auf den Kranken zentriert" ist statt „auf die Krankheit" (Balint et al. 1970).

Der Todd-Report (Royal Commission on Medical Education 1968), der die Einführung von Psychologie und Soziologie als eigene Lehrfächer mit eigenen Departments in den Hochschulen empfiehlt, wird von vielen Kritikern als zu umfangreich und zu ehrgeizig angesehen (Zusammenfassung eines Symposiums siehe bei White 1970). Für das Fach Psychologie werden folgende Themen gefordert, wobei hier nur die Überschriften, nicht aber die zahlreichen detaillierten Inhalte wiedergegeben werden: „Erlerntes und nichterlerntes Verhalten; Denken und Intelligenz; Wahrnehmung; Erinnerung; Motivation und Emotion; Persönlichkeit; Haltungen; zwischenmenschliches Verhalten; Interaktion von Vererbung und Umwelt in der Persönlichkeitsentwicklung; individuelle Unterschiede in den psychologischen Funktionen und deren Bestimmbarkeit. Der Unterricht sollte in Gruppendiskussionen, Demonstrationen und Praktikas in kleinen Gruppen gehalten werden. Für die Soziologie werden folgende Themen vorgeschlagen (wieder ohne thematische Gliederung): Einführung; soziologische Konzepte; demographische Trends; Familie; Gesellschaftsgliederung; Sozialpathologie; Sozialmedizin und die Gemeinde; Gesundheits- und Sozialdienste und das Studium der sozialen Administration (zitiert nach Richter 1973).

Auch der Psychiatrieunterricht für Studenten variiert von Universität zu Universität. Der Sheffield-Plan (Stengel 1961) soll hier kurz als Beispiel angeführt werden. Im 4. Jahr findet im ersten Semester wöchentlich eine Vorlesung über allgemeine Psychiatrie als Einführung zum neuropsychiatrischen Praktikum statt. Während des 4-wöchigen neuropsychiatrischen Praktikums verbringt der Student 6 Halbtage auf einer psychiatrischen und 4 Halbtage auf einer neurologischen Abteilung, wo er die Erhebung einer Krankengeschichte, die Grundlagen der Symptomatologie und Aspekte der Arzt-Patienten-Beziehung erlernen soll. Während des folgenden einmonatigen Praktikums in Sozialmedizin sind zwei Seminare für Sozialpsychiatrie reserviert, wo die Studenten u.a. auch an einer psychiatrischen „Fallarbeit" (Psychiatric Case Work[1]) mit Gruppendiskussion teilnehmen sollen. Während des dreimonatigen intern-medizinischen Praktikums finden drei bis sechs psychiatrische Patientenvorstellungen statt, die auf einfachem Niveau psychosomatische Aspekte, Suicid und dementiven Abbau behandeln. Im 5. Jahr unterrichten in der Pädiatrie-Vorlesung Pädiater und Kinderpsychiater über kindliche Entwicklung und Verhaltensstörungen im Kindesalter, und im Fach Gynäkologie/Geburtshilfe behandeln zwei Vorlesungen psychiatrische Gesichtspunkte bei der Geburt und bei gynäkologischen Erkrankungen.

Im 6. Jahr folgen einmal wöchentlich Vorlesungen mit Falldemonstrationen über Psychosen und verschiedene Schwachsinnsformen sowie einmal wöchentlich am Nachmittag Unterricht in kleineren Gruppen an einem psychiatrischen Krankenhaus oder einer Ambulanz.

Während eines weiteren dreimonatigen intern-medizinischen Praktikums werden 4 bis 6 psychiatrische Fallvorstellungen auf der inneren Abteilung vermittelt. Die psychiatrische Therapie soll während des ganzen Jahres bei jeder sich bietenden Gelegenheit diskutiert werden.

Beim Abschlußexamen wird Psychiatrie schriftlich und mündlich im Rahmen der inneren Medizin geprüft. Die Gesamtzahl der Unterrichtsstunden (ohne Praktika) liegt bei 70 bis 80. Das Besondere des Sheffield-Planes wird — in Abhebung von anderen Ausbildungsplänen — in folgender Beschreibung herausgestellt: „Die Universalität psychologischer und psychiatrischer Probleme in allen Fächern medizinischer Tätigkeit soll dem Studenten vom Psychiater während des ganzen klinischen Teils des Curriculums vermittelt werden": Psychiatrie also nicht als eigenes Spezialfach, sondern weitgehend integriert in die Gesamtmedizin (Richter 1970, Stengel 1961).

Diese Integration wird noch stärker von Tredgold (1962) betont. Neben dem Unterricht über psychiatrische Erkrankungen im engeren Sinne sieht er die große Aufgabe des Studenten-Unterrichts in· einer Vermittlung der vielfältigen Aspekte der Arzt-Patienten-Beziehung, die von allen Lehrern der Medizin zu geben sei, wobei dem Psychiater aufgrund seines besonderen Interesses hierbei eine entscheidende Rolle zukommt. Eine solche Integration wird am University College Hospital in London praktiziert. Schon bei den allgemeinen Einführungsvorlesungen (Anamneseerhebung, klinische Untersuchung, Symptomatologie etc.) werden psychologische Gesichtspunkte betont, und die Studenten treffen sich im Anschluß an die einzelnen Vorlesungen in kleinen Gruppen mit einem Psychiater, um psychologische Aspekte der Medizin zu

---

1 Zum Begriff des „Psychiatric Case Work" gehört nicht nur die Anamneseerhebung und Diskussion der Diagnose und Therapie, sondern vor allem auch die Darstellung (und eigentlich auch Durchführung) sozialpsychiatrischer Interventionen, häufig in Zusammenarbeit mit dem Sozialarbeiter

diskutieren. Beim Praktikum in der inneren Medizin, der Geburtshilfe und der Pädiatrie finden regelmäßig mindestens einmal pro Woche Falldiskussionen über die psychologisch-psychiatrische Seite der Erkrankung eines Patienten statt, die von einem an diesen Kliniken als „Consultant" angestellten Psychiater geleitet werden. Vorlesungen über Asthma, Hypertonie, Dermatosen etc. werden gemeinsam von einem Fachvertreter und einem Psychiater gehalten. Während des einmonatigen Praktikums in einer psychiatrischen Klinik wird der Akzent auf selbständige Anamneseerhebung durch den Studenten und auf die Herstellung eines gewissen (psycho-) therapeutischen Kontaktes mit dem Patienten gelegt. Die Ergebnisse dieser Arbeit der Studenten werden anschließend in Gruppendiskussionen mit anderen Studenten und dem Psychiater besprochen. Jeder Student soll mindestens 6 Neuzugänge explorieren. Das Erlernen einer Anamneseerhebung, über die anfangs kurz theoretisch unterrichtet wird, und die Herstellung eines Kontaktes mit dem Patienten wird für wichtiger erachtet als eine komplette vom Psychiater vorbereitete Darstellung eines bestimmten Krankheitsbildes. Das Ausbildungsprogramm „betont von Anfang an, daß der Patient eine *ganze Person* ist und der Student alle Aspekte eines Falles berücksichtigen muß" (Tredgold 1962).

Das Fach Kinderpsychiatrie wird an allen Universitäten unterrichtet, entweder im Rahmen der Pädiatrie oder der Psychiatrie oder gleichzeitig in beiden. Die Stundenzahl, meist Seminare und Beobachtungen diagnostischer Interviews, schwankt zwischen 8 und 67 mit einem Mittel von 24.

Je nach Universität werden mehr die klinischen Krankheitsbilder behandelt oder mehr psychoanalytische Entwicklungsgesichtspunkte [z.B.: Der kindliche Neurotiker wird zum erwachsenen Neurotiker und dieser zieht wieder neurotische Kinder heran (Russel 1970)].

Die „Royal Commission on Medical Education" (1968) empfiehlt folgende Ziele für den Psychiatrie-Unterricht:

a) Dem Studenten sollen der Einfluß geistiger und emotionaler Einflüsse auf das körperliche Wohlbefinden des Patienten und die biologischen, Umwelt- und Persönlichkeitsfaktoren, die den geistigen und emotionalen Störungen zugrundeliegen, klargemacht werden.
b) Der Student soll die Technik des Interviews, der Anamnese- und Befunderhebung erlernen.
c) Es soll ein Überblick über die psychiatrische Krankheitslehre und die Ätiologie gegeben werden.
d) Der Student soll als Beobachter Kenntnisse über Organisation und Leitung eines psychiatrischen Versorgungsbereiches erhalten.

Der Unterricht soll nach Meinung der Kommission mit Kinderpsychiatrie im Rahmen der Pädiatrie beginnen, weil man hier im Bereich der Persönlichkeitsentwicklung und der Interaktion in der Familie an den Unterricht in den Verhaltenswissenschaften anknüpfen und die weitere Entstehung psychischer Störungen verfolgen und die Konzepte einer dynamischen Psychiatrie darstellen könne. Während der praktischen Ausbildung auf den Stationen solle der Psychiater die emotionalen Faktoren bei der Entstehung körperlicher Funktionen und Funktionsstörungen betonen. Die Rolle der anderen Mitglieder des therapeutischen Teams soll klar werden. 60 Stunden sollen auf Vorlesungen und Vorlesungsdemonstrationen, mehr als die Hälfte davon auf die

Demonstrationen (einschließlich Film- und Fernsehübertragungen) entfallen, ergänzt durch 15—20 Seminare mit Fallvorstellungen und Diskussionen des Stoffes der Vorlesungen. Das psychiatrische Praktikum auf einer psychiatrischen Station soll ganztägig sein und mindestens einen Monat dauern (Richter 1973).

Während der einjährigen klinischen Tätigkeit als „House Officer" in der „Preregistration Period" findet praktisch kein Psychiatrie-Unterricht statt, höchstens in Form einer Teilnahme an psychiatrischen Konsiliarbesuchen des „Consultant Psychiatrist".

4.3 Facharztweiterbildung

Nach Beendigung des Studiums muß der künftige Arzt ein einjähriges Internatsjahr als „House Officer" oder „Intern" in einem Krankenhaus ableisten, bevor er vollapprobierter Arzt ist und seine Facharztweiterbildung beginnen kann (sog. Preregistration Period); davon entfallen 6 Monate auf innere Medizin und 6 Monate auf Chirurgie.

Bei der anschließenden Weiterbildung wird für alle Facharztbereiche entsprechend den Vorstellungen der „Royal Commission on Medical Education" unterschieden zwischen:

a) dem „allgemeinen Berufstraining" („General Professional Training") mit dreijähriger Dauer; danach ist der Arzt z.B. Allgemeinpsychiater,
b) dem „weiteren Berufstraining" („Further Professional Training") von zweijähriger oder längerer Dauer. Danach kann z.B. der Allgemeinpsychiater sich für das Gebiet der Kinderpsychiatrie oder für die Psychiatrie der Schwachsinnigen spezialisieren,
c) dem „fortgesetzten Training" („Continuing Education and Training") mit unterschiedlicher Zeitdauer und Intensität, um die Ärzte auf dem laufenden Entwicklungsstand ihres Faches zu halten.

Das Ziel der psychiatrischen Weiterbildung ist der Allzweck- („all-purpose") Psychiater (Lewis 1947), „der die meisten klinischen Probleme von einem klinisch-psychiatrischen und psychopathologischen Bezugsrahmen betrachten kann und dabei in der Lage ist, auch die Erfahrungen benachbarter Grundlagenwissenschaften wie Psychologie, Physiologie, Biologie, Soziologie, Genetik, Statistik, Neuroanatomie und Neurophysiologie bei seinen Überlegungen zu berücksichtigen" (Brook 1978, Russel u. Walton 1970).

Die eigentliche Facharztweiterbildung beginnt der künftige Psychiater als „Senior House Officer" (= Junior Registrar) in einer psychiatrischen Einrichtung. Nach einem Jahr kann er eine erste Prüfung für die spätere Mitgliedschaft im „Royal College of Psychiatrists" ablegen, die in „multiple choice"-Fragen und Darstellungen über klinische Psychiatrie und benachbarte Grundlagenwissenschaften bestehen. Danach ist der Weiterbildungskandidat „Registrar" (= Resident). Zwei bis drei Jahre später legt er das endgültige Examen für die Mitgliedschaft im Royal College of Psychiatrists ab.

Der Senior House Officer und der Registrar erhalten ihre Weiterbildung entweder in den großen psychiatrischen Krankenhäusern, den kleineren psychiatrischen Abteilungen eines Allgemeinkrankenhauses, den psychiatrischen Universitätskliniken oder einem speziellen Weiterbildungskrankenhaus wie dem „Bethlem Royal and Maudsley Hospital" in London, dem das „Institute of Psychiatry" der Universität angegliedert ist. Auch in Schottland gibt es ein „Institute of Psychiatry", dem das Royal Edinburgh Hospital angegliedert ist. Die Zahl der Ausländer unter den Weiterbildungskandidaten ist groß, da es nicht genügend Interessenten für dieses Fach im Inland gibt (etwas über 60%); es besteht jedoch ein großer Andrang zu den Universitätskliniken und den akademischen Lehrkrankenhäusern, an denen deswegen nur ca. 13% der Stellen durch Ausländer besetzt sind. Angestrebt und an den akademischen Lehrkrankenhäusern auch verwirklicht ist eine Rotation durch die verschiedenen Abteilungen der eigenen oder anderer psychiatrischer Institutionen. Es gibt keine obligatorische „Anstaltstätigkeit", wohl aber Erfahrungen im Rahmen einer regionalisierten psychiatrischen Versorgung, die ja für alle Formen psychischer Störungen zuständig ist bzw. sein soll.

Die Weiterbildungsrichtlinien werden für alle medizinischen Fachgebiete von einem „Central Council for Postgraduate Medical Education" aufgestellt. Im Rahmen der regionalen Gesundheitsverwaltung gibt es dann einen regionalen ärztlichen Weiterbildungsausschuß, der aus Ärzten aller Fachrichtungen besteht und die Weiterbildung praktisch organisiert. Sein Vorsitzender (Dean) ist hauptamtlich tätig und wird von der regional zuständigen Universität ernannt. Die Universität organisiert nicht nur für ihre eigenen Assistenten, sondern auch für Angehörige nichtuniversitärer Krankenhäuser Weiterbildungsveranstaltungen innerhalb des Semesters für die Vorbereitung auf die Prüfung für das Royal College of Psychiatrists. Die Krankenhäuser sind verpflichtet, ihre Assistenten für die Veranstaltungen freizustellen. Alle psychiatrischen Institutionen verfügen über einen klinischen Tutor, der für die Weiterbildung verantwortlich ist.

Das Royal College of Psychiatrists stellt Richtlinien auf, die diejenigen Krankenhäuser erfüllen müssen, die von dieser Institution für die Weiterbildung zugelassen werden. Es findet eine regelmäßige Kontrolle der Krankenhäuser durch die Zulassungsausschüsse statt. Zu den Richtlinien gehören: Vorhandensein einer ausreichend ausgestatteten Bibliothek, eines klinischen Laboratoriums, einer psychologischen Abteilung, Verbindung mit einer Universität, ein Weiterbildungsprogramm, das alle Bereiche der psychiatrischen Versorgung berücksichtigt, Unterrichtsveranstaltungen von mindestens drei Wochenstunden sowie die Stelle eines Tutors, genügend ältere Mitarbeiter für die Supervision. Diese älteren Mitarbeiter haben Anspruch auf zwei freie Halbtage pro Woche zur eigenen Fortbildung und müssen während dieser Zeit durch andere jüngere Mitarbeiter vertreten werden, was die Zahl aller Mitarbeiter erhöht. Außerdem muß für die Weiterbildungskandidaten die Möglichkeit zur Tätigkeit in einer Ambulanz und anderen, gemeindenahen Versorgungseinrichtungen gegeben sein (Brook 1978, Walker 1968).

Wie aus Untersuchungen durch Brook hervorgeht, der sowohl die Weiterbildungskandidaten wie Consultants über ihre frühere Ausbildung befragte, sind die meisten Weiterzubildenden offenbar mit ihrer z.Zt. vermittelten Weiterbildung ziemlich unzufrieden. Vor allem wurde die Weiterbildung in Kinderpsychiatrie, Alterspsychiatrie, forensicher Psychiatrie, Gemeindepsychiatrie und Psychotherapie als unzureichend angesehen, was auch dazu führte, daß nur eine kleine Anzahl von Psychiatern sich bei der endgültigen Berufsentscheidung diesen Teilgebieten zuwandte (Brook 1975, 1974, 1973). Ein deutlicher Niveauunterschied — der sich allerdings in den letzten Jahren verminderte — bestand zwischen der Weiterbildung an den akademischen Lehrkrankenhäusern und den Anstalten. Die Kandidaten der Lehrkrankenhäuser schnitten bei den Prüfungen für das Royal College of Psychiatrists besser ab (88% bestanden gegenüber 60%) (Brook 1978, Hassal and Trethowan 1976). Eine ähnliche Benachteiligung scheint für Ausländer zu bestehen (Brook 1978).

Der zweite Teil der Prüfung für das Royal College of Psychiatrists besteht aus zwei schriftlichen Prüfungen („multiple choice"- und essay-Form) über Fragen aus dem Gesamtbereich der Psychiatrie, einer Prüfung am klinischen Fall und einem mündlichen Examen (RMPA[2], ohne Jahresangabe). Nach dem erfolgreichen Bestehen der Prüfung für das Royal College ist der Kandidat Facharzt und setzt seine Weiterbildung als „Further Professional Training" fort. Während dieser Zeit kann er sich in einer der Subspezialitäten weiterbilden, seine akademische Karriere als „Lecturer" beginnen oder seine Kenntnisse in allgemeiner Psychiatrie vertiefen.

Er bewirbt sich dann um eine Oberarztstelle (Senior Registrar = Senior Resident). An dieser Stelle der Laufbahn besteht ein Flaschenhals, da in England und Wales 1004 Stellen für Senior House Officers nur 226 Stellen für Senior Registrar-Posten gegenüberstehen. Es besteht ein großes Interesse an Oberarztstellen in Lehrkrankenhäusern, vor allem in attraktiven Städten, während Posten in Anstalten auf dem Lande leichter zu finden sind. Nach drei- bis vierjähriger Tätigkeit kann der Oberarzt Chefarzt (Consultant) werden. Die Zahl der Chefarzt-Stellen sind gleich groß oder sogar größer als die der Oberarzt-Stellen. Die Chefärzte haben alle das gleiche Gehalt, dessen Höchststufe nach 4 Jahren erreicht wird. Die Kollegen, die sich für eine Subspezialität wie Kinderpsychiatrie, Psychiatrie des Schwachsinns oder forensischer Psychiatrie entscheiden, arbeiten nach dem Examen für das Royal College of Psychiatrists als „Registrar" oder „Senior Registrar" in einer entsprechenden Abteilung. Die überwiegende Zahl der Psychiater ist im Rahmen des National Health Service angestellt.

Für den zweiten Teil der psychiatrischen Weiterbildung ist das Joint Committee on Higher Psychiatric Training (J.C.H.P.T.) zuständig, das sich aus psychiatrischen Hochschullehrern zusammensetzt. Seine Unterausschüsse sind für Teilgebiete wie Kinderpsychiatrie, forensische Psychiatrie etc. zuständig, entwerfen und kontrollieren Weiterbildungsprogramme und stellen Richtlinien für die Schaffung neuer Arztstellen für die entsprechenden Bereiche auf. Die Stellen müssen die Möglichkeit für klinische Verantwortung (einschl. Verwaltung) und Lehrtätigkeit bieten sowie dem Inhaber genügend Zeit für eigene Weiterbildung unf Forschung lassen (Brook 1978, Walker 1968, RMPA, ohne Jahresangabe). Die akademische Karriere beginnt nach dem Examen für das R.C.P. mit der Stellung eines „Lecturer", auf die dann die eines „Senior Lecturer" folgt. Diese entspricht dem amerikanischen „Associate Professor" und ist meist mit einer Consultant-Stelle verbunden. Einige der Senior Lecturer werden als Professoren berufen und sind Leiter der entsprechenden Universitätsabteilung (z.B. für epidemiologische Psychiatrie). An den psychiatrischen Universitätskliniken gibt es jeweils nur einen Professor für allgemeine Psychiatrie.

Vorläufer und Vorbild für das britische Postgraduierten-Training und für die Richtlinien der Royal Commission ist das akademische Lehrkrankenhaus „The Bethlem Royal and the Maudsley Hospital", das mit dem „Institute of Psychiatry" (der Postgraduierten-Schule) der Londoner Universität verbunden ist. Hier wurde seit 1949 von

---

1 Royal Medico-Psychological Association

Sir A. Lewis (siehe Shepherd 1977, Bleuler 1966) ein Weiterbildungsprogramm aufgebaut, das dann später von Davis ausgebaut wurde. Eine dreijährige klinische, theoretische und wissenschaftliche Tätigkeit führt zu einem Examen, mit dem früher das „Diploma in Psychological Medicin" erworben wurde. Dies wurde später ersetzt durch das „Conjoint Diploma in Psychological Medicine" (nur zweijährige klinische Tätigkeit Voraussetzung) und das „Degree of Master of Philosophy in Psychiatry" (dreijährige klinische Tätigkeit, wissenschaftliche Arbeit und Dissertation). Eine sehr breite klinische Erfahrung mit halbjähriger Rotation zwischen den Abteilungen umfaßt als obligatorisch Kinderpsychiatrie, Neurologie und allgemeine Psychiatrie einschließlich Ambulanz und bietet Arbeitsmöglichkeiten in Jugendpsychiatrie, Gerontopsychiatrie, forensischer Psychiatrie, Psychotherapie, Gemeindepsychiatrie u.a. extramuralen Einrichtungen sowie den Gebieten der Epilepsie, der Drogenabhängigkeit und des Alkoholismus.

Die gesamte Weiterbildung ist meist in dem Lehrkrankenhaus mit 500 Betten möglich, kann aber auch ergänzt werden durch eine Tätigkeit in angeschlossenen Kliniken. Das Lehrkrankenhaus hat einen bestimmten Wohnsektor von Großlondon psychiatrisch zu versorgen, so daß während der Weiterbildung Erfahrungen mit dem gesamten Spektrum psychischer Störungen gesammelt werden können. Großer Wert wird auf die klinische Tätigkeit und Verantwortlichkeit der Kandidaten gelegt, die unter Aufsicht der „Consultants" arbeiten. Vier Arten von Fallkonferenzen dienen der Weiterbildung der Kandidaten: die Vorlesungsdemonstration, die klinisch-pathologische Konferenz mit einem Neuropathologen, die wöchentliche „Admission und Discharge Conference" und die Verlaufskonferenz. Auf den Aufnahme- und Entlassungskonferenzen werden die Patienten bei der Aufnahme kurz beschrieben, Diagnose und Behandlungsplan erstellt, weitere Untersuchungen geplant; bei der Entlassung wird ein Überblick über den Verlauf, über Änderung der Diagnose, Abweichungen des Untersuchungs- und Therapieplanes gegeben sowie die ambulante Weiterführung der Behandlung und anderer Maßnahmen geplant. An diesen Konferenzen nehmen Psychologen, Beschäftigungstherapeuten und Sozialarbeiter teil, deren schriftliche Berichte zusammen mit denen der Ärzte in der Krankengeschichte abgeheftet werden (u.a. erhebt der Sozialarbeiter den größten Teil der sog. Fremdanamnese, die Befragung der Angehörigen u.U. in deren Wohnung). Die Krankengeschichte besteht z.T. aus standardisierten Fragebögen. Ambulanzberichte sorgen für die weitere Aufzeichnung des Verlaufes, ebenso Fragebögen, die alle 1/2 bis 1 Jahr an die entlassenen Patienten von der Klinik versandt werden. Dieses ganze Material ist Grundlage für die Verlaufskonferenzen und wissenschaftliche Arbeiten.

Ergänzt wird die klinische Arbeit durch Vorlesungen und Seminare an drei Spätnachmittagen und wissenschaftliche Tätigkeit an zwei Halbtagen. Die Vorlesungen und Seminare sind in Trimestern zu je 10 Wochen angeordnet und dauern zwei Jahre; der Stoff des ersten und zweiten Jahres wird jedoch gleichzeitig an verschiedenen Tagen gelesen, so daß u.U. auch in einem Jahr der ganze Lehrstoff absolviert werden kann. Themen sind: Neuroanatomie, Neurophysiologie, Biochemie, Psychologie, Statistik und Genetik im ersten Jahr, Neuropathologie, allgemeine Psychiatrie, dynamische Psychiatrie, forensische Psychiatrie, Kinder- und Jugendpsychiatrie sowie Alterspsychiatrie im zweiten Jahr.

Die Weiterbildungskandidaten sind entweder an dem Lehrkrankenhaus ganztägig für drei Jahre angestellt, oder es handelt sich um Ausländer mit kürzerer Tätigkeit oder Registrars an anderen psychiatrischen Krankenhäusern, die nur zu Vorlesungen und Seminaren ins Lehrkrankenhaus kommen.

Alle Ausbildungskandidaten werden in kleinen Gruppen von 6–8 Personen einem Tutor zugeteilt, der jährlich wechselt. Mit diesem Tutor treffen sich die Kandidaten wöchentlich einmal für 1–1 1/2 Stunden, um vorher gemeinsam gelesene Literatur zu diskutieren, die auch durch spezielle Lektüre eines Kandidaten erweitert wird, und praktisch-klinische Probleme zu besprechen. Das Gesamtgebiet der Psychiatrie soll im Laufe der drei Jahre systematisch erfaßt werden. Zusätzlich werden Zeitschriftenklubs angeboten. Inoffizielle Treffen und Gespräche mit den Fachärzten bei Kaffeerunden und Mittagstisch erfreuen sich bei den Anfängern großer Beliebtheit (Institute of Psychiatry 1980, 1979, Hawkins 1979, Richter 1973, Russel 1972, Brook 1970, Shepherd 1970).

Inhaltlich zeichnet sich die Weiterbildung durch eine große Ausgewogenheit der Konzepte und behandelten Gebiete aus. Organische und genetische Gesichtspunkte stehen gleichberechtigt neben epidemiologischen, psychiatrischen und psychologischen; vermieden wird eine einseitige Akzentuierung von Teilgebieten; eine Information über alle Bereiche der Psychiatrie sowie die Vermittlung einer wissenschaftlichen Einstellung werden angestrebt. Im Unterschied zur Schweiz und den USA fällt vielleicht auf, daß psychoanalytische Gesichtspunkte und Therapien mit Ausnahme der Tavistock-Klinik nirgends eine dominierende Rolle spielen (Snaith 1977, Richter 1973, Davies u. Shepherd 1964). Gerade deswegen werden aber von Zeit zu Zeit Forderungen wie die folgende aus einem Artikel über „Grundprinzipien psychiatrischer Weiterbildung" gestellt: „Das auffälligste Hindernis für eine wirksame psychiatrische Weiterbildung wird erst dann überwunden werden, wenn psychotherapeutische Kompetenz nicht mehr länger ein freiwilliges Extra ist, sondern der Eckpfeiler psychiatrischer Praxis und Lehre." Der Arzt „selber muß, mehr als üblich, frei sein von inneren Konflikten ...., um auch an sich selber eine gewisse Persönlichkeitsänderung zu erfahren" (Woodmansey 1970).

Zusammenfassung

Der National Health Service (NHS) in Großbritannien stellt ein verstaatlichtes Gesundheitswesen dar; er ist zentralistisch organisiert, mit hierarchisch-regionaler Untergliederung, untersteht dem Gesundheits- und Sozialministerium, wird aber gleichzeitig auch von einem komplizierten System, teils fachlich-medizinischer, teils politischer Kontrollorgane, überwacht. Er wird aus Steurmitteln finanziert und ist für die Bevölkerung kostenlos, für einige Bereiche (z.B. Medikamente) besteht jedoch eine Selbstbeteiligung der Patienten.

Die ambulante Regelversorgung wird durch niedergelassene Allgemeinpraktiker, die Vertragspartner des NHS sind, gewährleistet. Fachärzte gibt es nur an Krankenhäusern, sie führen jedoch auch ambulante Behandlungen durch. Die meisten Krankenhäuser wurden vom NHS übernommen, es gibt jedoch noch wenige — meist konfessionelle — Privatkrankenhäuser und Ärzte, die ausschließlich in Privatpraxis tätig sind.

Die Absicht, die Psychiatrie in die Gesamtmedizin zu integrieren, die ambulante gegenüber der stationären Versorgung zu akzentuieren und die Anstalten zu verkleinern bzw. abzuschaffen, ist z.T. realisiert, z.T. im Planungsstadium. Ziel ist ein Allgemeinkrankenhaus für die medizinische Gesamtversorgung eines Gebiets einschließlich Psychiatrie. Die Verlegung von Patienten in Spezialeinrichtungen (z.B. für Schwachsinnige, für Alterskrankheiten etc.) ermöglichte die Verkleinerung der Anstalten. Es gibt kein allgemeines, sondern nur regionale psychiatrische Fallregister.

Das Medizinstudium dauert 6 Jahre und ist in einen naturwissenschaftlichen, einen vorklinischen und klinischen Abschnitt unterteilt. Prüfungen liegen nach jedem Abschnitt. Danach folgt ein Jahr praktische klinische Tätigkeit (house officer), bevor die Ärzte ins Arztregister eingetragen werden und ihre Facharztweiterbildung beginnen können. Die einzelnen Universitäten sind bei der Gestaltung des Unterrichts und der Prüfungen relativ frei.

Im Lehr- und Prüfungsfach medizinische Psychologie wird von allen Universitäten das Thema Arzt-Patienten-Beziehung betont, die einen akzentuieren zusätzlich in diesem Fach aber noch neuropsychologisch-biologische Aspekte, andere mehr die sozialwissenschaftliche und verstehende Richtung der Psychologie. Im Lehr- und Prüfungsfach Psychiatrie wird der Stoff in mehreren Vorlesungen, Seminaren mit Patienten-Vorstellung und einem meist 4wöchigen klinischen Praktikum vermittelt; im Rahmen einer in der Gesamtmedizin integrierten Psychiatrie werden aber auch psychiatrische Aspekte bei Vorlesungen, Patientenvorstellungen und klinischen Praktika anderer Fächer mitberücksichtigt (z.T. direkt von einem Psychiater als Konsiliararzt). Kinderpsychiatrie wird von allen Universitäten entweder im Rahmen der Psychiatrie oder der Pädiatrie unterrichtet.

Bei der Facharztweiterbildung wird zwischen einem „allgemeinen Berufstraining” (3 Jahre, danach ist der Arzt Allgemeinpsychiater), einem „weiteren Berufstraining” (weitere 2 Jahre für Subspezialität, z.B. in Kinderpsychiatrie oder forensischer Psychiatrie u.a.) und einem „fortgesetzten Training” (Fortbildung im engeren Sinne) unterschieden. Ziel der psychiatrischen Weiterbildung ist der „Allzweck-” („all-purpose-”)-Psychiater mit breitem Wissen und Können zur Ausübung einer „umfassenden” (comprehensive) Psychiatrie. Die Anerkennung als Facharzt erfolgt durch die Mitgliedschaft im „Royal College of Psychiatrists”. Hierfür sind zwei Examina erforderlich, die nach dem ersten und dem dritten bis vierten Jahr der Weiterbildung abgelegt werden können.

Die koordinierten Weiterbildungskurse der Universitätskliniken, speziellen Lehrkrankenhäuser, Anstalten und psychiatrischen Abteilungen an Allgemeinkrankenhäusern bereiten auf diese Examina vor, sie vermitteln u.a. klinische Tätigkeit mit halbjähriger Rotation durch verschiedene Abteilungen, ein theoretisches Kursprogramm, intensive klinische Supervision sowie eine individuelle berufliche Förderung durch Tutoren.

Nach dem Bestehen der Examina arbeitet der Psychiater überwiegend klinisch im Rahmen des NHS [zunächst als senior registrar (Oberarzt) in einer Subspezialität, dann als consultant (Chefarzt) oder in Forschung und Lehre (als lecturer), später als senior lecturer (Assistenz-Professor) oder Professor].

Die britische Psychiatrie wird durch eine ausgewogene Berücksichtigung fast aller Aspekte des Faches charakterisiert, die Psychoanalyse hat jedoch keinen bedeutenden Einfluß gewinnen können.

5 Schweden und andere skandinavische Länder

5.1 Das medizinische und psychiatrische Versorgungswesen

Das medizinische und psychiatrische Versorgungswesen in den fünf skandinavischen Ländern – Schweden, Dänemark, Norwegen, Finnland und Island – weist zahlreiche gemeinsame Züge auf, so daß die Darstellung dieser Länder in einem gemeinsamen Kapitel erfolgen kann mit einer Akzentuierung der Verhältnisse in Schweden. Wenn nicht anders erwähnt, ist immer Schweden gemeint.

In diesen Ländern besteht ein einheitliches, sozialisiertes Gesundheitswesen unter staatlicher Aufsicht, zentralistisch mit regionaler Untergliederung, neben dem sich nur noch wenige Ärzte in freier Praxis oder Krankenhäuser in privater Trägerschaft erhalten haben. Für alle Staatsbürger und in diesen Ländern wohnende Ausländer besteht eine obligatorische Versicherungspflicht für Krankheit, Alter, Invalidität etc. In Schweden müssen alle Bezieher eines steuerpflichtigen Einkommens vom 16. Lebensjahr an einen monatlichen Beitrag – gestaffelt nach Höhe des Einkommens – an die Krankenkasse leisten. Er berechtigt zur kostenlosen Krankenhausbehandlung. Personen unter 16 Jahren und Rentner erhalten diese Leistungen ohne Beitragszahlung; Rentner müssen jedoch nach 365 Krankenhaustagen wieder einen kleinen Beitrag leisten.

Die Krankenkasse zahlt alle Leistungen (einschließlich von Medikamenten und Operationen) in der allgemeinen Klasse, Behandlung in Privatzimmern gegen Aufzahlung kommt nur noch selten, in der Psychiatrie praktisch kaum noch vor.

Für ambulante Behandlung in den öffentlichen Institutionen wird eine niedrige Gebühr vor der ärztlichen Konsultation von einem Beamten eingezogen. Für auf Rezept verordnete Medikamente muß der Patient einen bestimmten (Höchst-)Betrag selber zahlen; Medikamente für länger dauernde Behandlungen (z.B. Insulin, Digitalis, Neuroleptika, Antiepileptika) werden dagegen kostenlos abgegeben. Die Kosten für das Gesundheitswesen werden überwiegend durch (hohe) Steuern gedeckt.

Im Aufbau des schwedischen Gesundheitswesens kann man drei Ebenen unterscheiden: die des Staates, die der Landschaftsverbände (etwa unseren Regierungsbezirken entsprechend) und die der Einzelgemeinden.

Das gesamte Gesundheitswesen steht unter Aufsicht des Reichsamtes für Gesundheits- und Wohlfahrtspflege (RGA), das direkt dem Sozialministerium unterstellt ist. Das Amt ist in verschiedene Abteilungen gegliedert (z.B. Akutkrankenpflege, Kinder- und Jugendpflege, Alterspflege etc.). Es gibt keine eigene Abteilung für Psychiatrie, da das Ziel die Integration der Psychiatrie in die Allgemeinmedizin ist; die verschiedenen psychischen Störungen werden jeweils in den betreffenden Abteilungen – Jugend, Akutkranke, Alterskranke etc. – mitberücksichtigt. Zahlreiche Kommissionen innerhalb und ratgebende öffentliche Institutionen außerhalb des RGA wirken bei der Gesundheitspolitik mit und sorgen so für die Komplexität und Kompliziertheit eines Systems, das zunächst wegen seiner überschaubaren Einheitlichkeit als einfach besticht. Der Staat ist auch für die Bezirksärzteorganisation zuständig (d.h. in jedem Regierungsbezirk gibt es einen staatlich angestellten Arzt mit administrativen, hygienischen und Überwachungsaufgaben), für Ausbildungskrankenhäuser (Karolinska-Institut in Stockholm und Akademisches Krankenhaus in Uppsala), für Militär- und Gefängnismedizin sowie für forensische Psychiatrie.

Auf lokaler Ebene sind 23 Landschaftsverbände und drei Großstädte, die keinem Landschaftsverband angehören (Stockholm, Göteborg, Malmö) für das gesamte Gesundheitswesen zuständig. Hierzu gehören Krankenhäuser mit und ohne Ambulanz, „freistehende" Ambulanzen (d.h. ohne Krankenhaus), Entbindungsheime, Einrichtungen für Epileptiker, für Geistesschwache, für chronisch psychisch Kranke, für psychisch Leichtkranke, für Tuberkulöse, Zahnkranke etc., außerdem sind die Landschaftsverbände für die Organisation der Distriktsärzte, -schwestern, -hebammen, Mütterberatung, Familienberatung etc. zuständig. Da die Landschaftsverbände für spezielle Fachgebiete zu klein sind, wurden für die hochspezialisierte Behandlung bestimmter Krankheitsgruppen 7 größere „Sanitätsregionen" geschaffen, in die Schweden unterteilt ist.

Die Einzelgemeinden unterhalten Heime zur Pflege chronisch Kranker und Altersheime, organisieren die Altenbetreuung zu Hause sowie den schulärztlichen Dienst. Gemeinden mit über 40 000 Einwohnern müssen einen Arzt anstellen, der mit hygienischen, administrativen und Kontroll-Aufgaben betraut ist.

Vereine, Stiftungen und Privatpersonen können Eigentümer von Kliniken und Heimen (z.B. für Epileptische, Geistesschwache, Rheuma etc.) sein; der Staat leistet einen Zuschuß.

Im ambulanten Bereich gibt es nur noch wenige Ärzte in Privatpraxen, meist in großen Städten. Die Mehrzahl der Ärzte ist öffentlich angestellt. Trotzdem werden in den großen Städten etwa 60% der ambulanten Behandlungen in Privatpraxen und nicht in den öffentlichen Polikliniken durchgeführt.

Die stationäre psychiatrische Behandlung erfolgt zum größten Teil in den großen Anstalten, die „ungeteiltes psychiatrisches Krankenhaus" genannt werden. Dort befinden sich 73% aller psychiatrischen Betten, während den Anstalten angeschlossene psychiatrische Pflegeheime für die Behandlung chronischer Psychosen ohne gröbere Verhaltensauffälligkeiten 21% und psychiatrische Abteilungen an Allgemeinkrankenhäusern nur 6% der Betten stellen. Letztere versorgen jedoch 28% aller Aufnahmen, da bei ihnen die Aufenthaltsdauer kürzer ist. Daneben gibt es noch in kleinem Umfang die Familienpflege für die Versorgung chronischer Patienten auf dem Lande — die Plätze hierfür sind jedoch rückläufig — sowie Tag- und Nachtkliniken, vor allem in den Städten, da sich auf dem Lande wegen der großen Entfernungen halbstationäre Einrichtungen nur zum Teil verwirklichen lassen.

Während die Anstalten alle Formen psychischer Erkrankungen behandeln, werden in den psychiatrischen Abteilungen an Allgemeinkrankenhäusern — 19 der 23 Landschaftsverbände haben eine solche Einrichtung — überwiegend Patienten mit Neurosen und leichteren Psychosen aufgenommen. Obwohl die Anstalten modernisiert wurden (zahlreiche Einzelzimmer statt Sälen, bessere hygienische Bedingungen, fest angestellter internistischer Konsiliararzt etc.), ist auf längere Sicht ihre Verminderung bzw.

Abschaffung geplant. Statt dessen sollen die psychiatrischen Abteilungen an den Allgemeinkrankenhäusern so ausgebaut und vermehrt werden, daß sie alle Arten von psychiatrischen Patienten aufnehmen können. Dies entspricht dem Ziel, die Psychiatrie in die Medizin zu integrieren, und dem Wunsch der meisten Patienten, die die psychiatrische Abteilung eines Allgemeinkrankenhauses den Anstalten vorziehen. Diese Bestrebungen befinden sich jedoch — auch aus finanziellen Gründen — noch im Planungsstadium.

Geistesschwache ohne andere gravierende Erkrankungen werden in Spezialeinrichtungen behandelt und nicht mehr in den Anstalten. Auch für Alkoholiker, andere Suchtkranke und Epileptiker gibt es bereits Spezialeinrichtungen, obwohl der größte Teil von ihnen in den Anstalten behandelt wird. Für die Psychogeriatrie ist die Schaffung eigener Einrichtungen geplant.

Die ambulante psychiatrische Behandlung wird von den Polikliniken der Krankenhäuser und Anstalten durchgeführt, die auch Außendiensttätigkeit wie Hausbesuche u.a. übernehmen, sowie von „freistehenden" Polikliniken, die entweder nur psychiatrische Patienten oder auch solche anderer Fachrichtungen betreuen. Der Akzent der psychiatrischen Gesundheitspolitik liegt auf ambulanter Behandlung, Versorgung in Außendienst- und Übergangseinrichtungen, Prophylaxe und Verzögerung bzw. Vermeidung von Hospitalisierung. Ein psychiatrisches Team (Arzt, Schwester, Psychologe, Sozialarbeiter, evtl. Soziologe) wird als Behandlungseinheit der Zukunft für eine regionalisierte ambulante Versorgung propagiert. Von vielen Autoren wird immer wieder darauf hingewiesen, daß es sich hierbei mehr um ausbaufähige Pläne und Entwicklungstendenzen handelt als um bereits Erreichtes.

Zur psychotherapeutischen Versorgung schreibt Forssman (1975): „Die Grenzen für das, was man als Psychotherapie, therapeutisches Gespräch usw. bezeichnen kann, sind sehr unscharf. Seit einigen Jahren offerieren Psychologen, aber auch unausgebildete Laien, Gesprächstherapie in Zeitungsannoncen. Vorläufig hat diese Tätigkeit nur ein bescheidenes Ausmaß erreicht, und eine Vergütung von der Krankenkasse wird nicht gewährt." Eine konfessionelle Organisation — die St. Lukas-Stiftung — widmet sich psychotherapeutischer Ausbildung und Krankenbehandlung. Bei ihr arbeiten psychiatrisch Ausgebildete sowie Priester und Laien zusammen. Psychotherapeutische Behandlung kann in geringerem Umfang auch im Rahmen der verschiedenen (privaten) Ausbildungsinstitute — meist in Stockholm — erfolgen (Schwedisches Institut 1980, Biörk 1978, Lockner 1976, Forssman 1975, Richter 1975, Craford 1973, Laurell 1973).

Die Tendenzen und Strukturen der allgemeinmedizinischen und psychiatrischen Versorgung in Norwegen (Retterstöl 1982, 1973, Dilling und Jørstadt 1976, Dilling 1975, Steenfeldt-Foss 1973), Dänemark (Strömgren 1975, Wellner 1975, Borberg 1973), Island (L. Helgason 1977, T. Helgason 1973) und Finnland (Anttinen 1973) sind ähnlich wie in Schweden. Überall wird eine in die Gesamtmedizin integrierte, umfassende (d.h. alle Dienste anbietende) und regionalisierte Psychiatrie angestrebt, die den Akzent von der stationären auf die ambulante Versorgung, auf Übergangseinrichtungen und Prophylaxe verschiebt und die Tendenz hat, Untergruppen wie Oligophrene, Epileptiker, Alterskranke und Alkoholiker in Spezialeinrichtungen zu versorgen. In Schweden (Herner 1972), Norwegen (Steenfeldt-Foss 1973, Ödegard 1946), Dänemark (Dupont et al. 1974) und Island (L. Helgason 1977) bestehen zentrale psychiatrische Fallregister, meist zusammen mit einer Personenkennziffer, die als Grundlage für Gesundheitsstatistiken und wissenschaftlich-epidemiologische Arbeiten in der Psychiatrie dienen.

5.2 Medizinische und psychiatrische Ausbildung der Studenten

Obligatorisch ist in Schweden der Besuch der neunjährigen Grundschule, die sich in eine je dreijahrige Unter-, Mittel- und Oberstufe gliedert, die sich nach oben hin zunehmend fachlich differenziert (z.B. nach Zahl und Art der Wahlfächer etc.). Zeugnisse werden nur nach der 3., 6. und 7. Klasse erteilt, von da an halbjährlich. An diese Grundschule schließen sich Berufsschulen, Fachschulen oder das Gymnasium an. Nur vom Gymnasium ist der Übergang zur Universität möglich; es gibt aber ein Überwechseln von den Berufsschulen zu den Fachschulen und von diesen zum Gymnasium. Auch im Gymnasium ist nach oben eine zunehmende Differenzierung der Fächer gegeben. Schon bei Eintritt muß sich der Schüler zwischen einer humanistischen, gesellschaftswissenschaftlichen, wirtschaftswissenschaftlichen, naturwissenschaftlichen oder technischen Richtung entscheiden. Eine Abiturprüfung gibt es nicht; es zählt das Abschlußzeugnis der letzten Klasse. Es gibt auch keine Aufnahmeprüfung für die Hochschulen. Da aber die Zahl der Bewerber größer als die Zahl der Studienplätze ist, werden — je nach Fach — ein bestimmter Notendurchschnitt bzw. bestimmte Noten in den für das gewünschte Studienfach relevanten Fächern als Auslesekriterium benutzt (Anweiler et al. 1980).

Das Medizinstudium dauert 5 1/2 Jahre und ist in einen vorklinischen Abschnitt (1.–4. Semester), der mit dem „medizinischen Kandidatenexamen" abschließt, einen propädeutischen Abschnitt zur Einführung in und zur Integration von klinischen Fächern (5.–6. Semester) und einen klinischen Abschnitt (7.–11. Semester) gegliedert. Der Stoff der einzelnen Fächer wird in Vorlesungen und (z.T.) in Famulaturen vermittelt, die großen Fächer werden schriftlich und mündlich, die kleinen nur mündlich nach Beendigung der Vorlesung und Famulatur geprüft.

Nach erfolgreicher Beendigung des Studiums muß der Student eine 21monatige praktische allgemeinmedizinische Tätigkeit anschließen, die in Schweden bereits als Postgraduierten-Weiterbildung zählt, während sie in anderen Ländern als letzter Teil des Studiums gilt. Hierauf folgt entweder eine 3jährige Weiterbildung zum Allgemeinarzt oder eine 4- bis 5jährige Facharztweiterbildung. Im Anschluß an die 21monatige praktische Tätigkeit muß der Kandidat die Testate der hierbei bestandenen Prüfungen vorlegen und die Fakultät erklärt ihn zum „medizinischen Doktor" (M.D.-Titel = Arzt). Der Staat erteilt ihm dann durch das Zentralamt für das Gesundheitswesen die Approbation als Arzt zum Ausüben der Praxis. Zum Erwerb eines wissenschaftlichen Doktorgrades ist eine größere wissenschaftliche Arbeit von 2–3 Jahren Dauer nötig, die eher unserer Habilitation als unserer Dissertation entspricht. Der Erwerb dieses Doktorgrades zum Abschluß des Medizinstudiums ist nicht nötig und üblich (The Swedish Institute 1973, Gsell 1964).

Die einzelnen Fächer werden sehr konzentriert, in einer Art Blockunterricht, angeboten, so daß pro Semester nur 2–3 Fächer unterrichtet werden. Der Lehrplan wird zentral von der Regierung aufgestellt. Pläne zur besseren Integration zwischen vorklinisch-theoretischem und klinischem Unterricht werden diskutiert und versuchsweise angewendet, wie z.B. Doppelunterricht in Anatomie und Chirurgie, Pharmakologie und Psychiatrie (Perris 1973).

Medizinische Psychologie wird im 4. Semester mit insgesamt 20 Stunden gelehrt, Sozialmedizin mit 10 Stunden und psychologische Medizin mit 20 Stunden im 6. Semester (Universität Umeå 1973). Reformen — wie die an der Universität Umeå — laufen darauf hinaus, die Zeit für die Verhaltenswissenschaften zu vergrößern und mehrere Wochen einen Blockunterricht in diesen Fächern zu vermitteln, wobei eine Woche aus 30–40 Stunden besteht (Richter 1975, Universität Umeå 1973). Wie in anderen Ländern auch wird diskutiert, was der Inhalt dieser „Verhaltenswissenschaften" sein soll und wer der beste Lehrer für diese Fächer sei. Perris (1973) glaubt, daß ein Psychologe, dessen Psychologiestudium durch medizinische Bereiche erweitert wurde, der beste Lehrer sei, und berichtet über gute Erfahrungen. Der Unterricht soll „dem Studenten die Fähigkeit vermitteln, sich selbst und andere Menschen zu verstehen", sich später nicht an Spezialisten zu wenden, da „die Betreuung psychischer und sozialer Störungen notwendigerweise eher von Allgemeinärzten und anderen Ärzten als von Psychiatern übernommen werden muß". Psychologische Wahrnehmungsfähigkeit, um Unterschiede zwischen den Patienten zu erfassen, eine wissenschaftliche Einstellung bei der Beurteilung des Verhaltens, Kenntnisse von Fakten sowie eine selbstkritische Haltung, die auch ein „ich weiß nicht", „ich kann nicht" zugeben kann, sind nach Perris die vier Lernziele bei der Unterrichtung dieser Fächer.

Als speziellen Beitrag zu den psychologischen Bereichen der Medizin kann die Psychologie dem Medizinstudenten Wissen über Persönlichkeitsentwicklung und psychologische (Test-)Diagnostik sowie Lernerfahrungen in den verschiedenen Beobachtungsmethoden (objektive Beobachtung, teilnehmende Beobachtung, einfühlende Beobachtung, Selbstbeobachtung) vermitteln (Perris 1973, in Übereinstimmung mit Shakow 1972). Im Fach medizinische Psychologie werden Interview-Techniken und Aspekte der Arzt-Patienten-Beziehung behandelt (Torsten S: son Frey 1973).

Psychiatrie wird im 9. Semester in einem 10wöchigen Blockkurs unterrichtet, nachdem in propädeutischen Jahr eine Einführung gegeben wurde. Neurologie sowie Sozialmedizin folgen im 10. Semester, Kinder- und Jugendpsychiatrie im 11. Semester im Anschluß an die Pädiatrie (Universität Umeå 1973). Der psychiatrische Unterricht besteht in Vorlesungen, Seminaren und praktischer klinischer bzw. poliklinischer Tätigkeit sowohl an den Universitätskliniken als auch an den Anstalten. So werden z.B. von den 85 psychiatrischen Vorlesungsstunden an der Universität Uppsala 70 in der Klinik und 15 in der Anstalt gelesen. Die Studenten absolvieren ein klinisches Praktikum von je einem Monat Dauer in der psychiatrischen Universitätsklinik und der Anstalt, wo sie der Arbeit auf den Stationen bzw. Ambulanzen folgen und Krankengeschichten schreiben müssen. Außerdem besuchen die Studenten Institutionen und Selbsthilfeorganisationen für Alkoholiker sowie Heime für geistig Behinderte. An jedem Blockkurs nehmen 30 Studenten teil; pro Jahr werden 4 solcher Kurse in Uppsala gehalten. Im Anschluß an den Kurs findet eine Prüfung statt (Torsten S: son Frey 1973).

Inhaltlich wird die skandinavische Psychiatrie durch biologische (vor allem Genetik und Psychopharmakologie), psychiatrisch-epidemiologische und sozialpsychiatrische

Anschauungen bestimmt. Psychoanalytische Gesichtspunkte haben dagegen — mit Ausnahme von Norwegen — keinen großen Einfluß gewinnen können, weder in der Theorie noch durch Institutionen. Die epidemiologischen Arbeiten werden durch psychiatrische Fallregister, einheitliche Trägerschaft und Organisation des Gesundheitswesens sowie Überschaubarkeit der Bevölkerung kleiner Länder begünstigt. Die Sozialpsychiatrie ist nicht ideologisch-theoretisch, sondern auf soziale Rehabilitation ausgerichtet. Eine skandinavische Besonderheit sind die Auffassungen über psychogene (reaktive) Psychosen, die häufiger diagnostiziert werden als in anderen Ländern (Strömgren 1972). „Unter psychogenem Irresein verstehen wir — in Übereinstimmung mit ausländischen Autoren — die verschiedenartigen klinisch selbständigen Psychosen, deren Hauptmerkmal es ist, daß sie — gewöhnlich auf einer bestimmten prädisponierten Grundlage — von seelischen Ursachen („psychischen Traumen") veranlaßt werden, und zwar so, daß diese Traumen ausschlaggebend sind für den Zeitpunkt des Beginns der Psychose, für den Gang der Krankheit (Remissionen, Intermissionen, Exacerbationen), sehr oft auch für deren Aufhören, ferner, daß die Psychose in ihrer Form und ihrem Inhalt mehr oder weniger direkt und vollständig („verständlich") die veranlassenden seelischen Ursachen widerspiegelt. Zu diesen Kriterien fügen sich noch die überwiegende Tendenz dieser Krankheiten zur Genesung und besonders, daß sie nie in Demenz enden" (Wimmer zitiert nach Strömgren 1972).

5.3 Facharztweiterbildung

Eine 21monatige allgemeinmedizinische Pflichtzeit nach Beendigung des Studiums zählt bereits als Postgraduierten-Weiterbildung. Die Ärzte arbeiten in voller ärztlicher Verantwortung, aber unter Aufsicht und Anweisung. Hierbei müssen 6 Monate in Innerer Medizin („allgemeine Medizin" genannt), 6 Monate in Chirurgie, 6 Monate ambulante Tätigkeit unter Leitung eines Bezirksarztes und — als Neuerung — 3 Monate in einer psychiatrischen Anstalt (Stationen und Ambulanzen siehe Kap. 1) verbracht werden. Die einzelnen Fächer werden am Ende mit Hilfe von Leistungstests geprüft. Nach erfolgreichem Abschluß werden die Kandidaten in das Ärzteregister des Nationalen Gesundheits- und Wohlfahrtsamtes (National Board of Health and Welfare) eingetragen und damit als Ärzte anerkannt (Schwedisches Institut 1980, Richter 1975, Perris 1973). Auch während der dreijährigen Weiterbildung zum praktischen Arzt muß der Kandidat 6 Monate an einem psychiatrischen Krankenhaus arbeiten.

Die obligatorische psychiatrische Tätigkeit während der allgemein-medizinischen Pflichtzeit und während der Weiterbildung zum praktischen Arzt soll erreichen, daß in Schweden außer den Fachspezialisten auch die anderen Ärzte, insbesondere die Allgemeinärzte, Erfahrung mit psychisch kranken Patienten gewonnen haben. Die Bedeutung der Psychiatrie in Rahmen der Postgraduierten-Weiterbildung wird in keinem anderen Land so betont.

Psychiatrie und Neurologie waren in Schweden als Facharztspezialität immer getrennt. Die psychiatrische Facharztweiterbildung wird — wie für alle Facharztbereiche — zentral vom „Nationalen Komitee für medizinische postgraduierte Weiterbildung" geregelt, das die Pläne aufstellt, Prüfungen organisiert und die Anerkennungen ausspricht. Die psychiatrische Weiterbildung dauert 5 Jahre und gliedert sich in 3 Jahre Psychiatrie, 1 Jahr Innere Medizin (oder 1/2 Jahr Innere Medizin und 1/2 Jahr Neurologie) sowie ein freies Jahr, in dem der Kandidat entweder weiter in einem psychiatrischen Krankenhaus oder in einem für die Psychiatrie relevanten Fach (z.B. Kinderpsychiatrie) tätig ist.

Während der Weiterbildungszeit müssen die Kandidaten 6 einwöchige Kurse besuchen, die von den Universitäten organisiert werden und verschiedene Gebiete der Psychiatrie behandeln. Dazu gehört auch ein Kurs in psychodynamischer Psychiatrie. Zusätzlich ist noch ein Kurs in forensischer Psychiatrie obligatorisch. Die Kurse schließen mit einem Examen ab. Während der Kurse werden das Gehalt weiterbezahlt und die Reiseauslagen ersetzt.

An jeder Universität bestehen zwei psychiatrische Abteilungen, die mit einem Lehrstuhl verbunden sind (Ausnahmen: Linköping nur eine, Göteborg drei); die eine ist die psychiatrische Abteilung eines Allgemeinkrankenhauses, die andere als — „Forschungsdepartment" bezeichnet — ist mit der benachbarten Anstalt verbunden. Hier werden vor allem die biologischen Aspekte der Psychosen erforscht (Schwedisches Institut 1980, Richter 1975, Perris 1973, Torsten S: son Frey 1973).

Die praktische allgemeinmedizinische Tätigkeit von 1 1/2 Jahren nach dem Studium schreibt in Norwegen keine obligatorische psychiatrische Tätigkeit vor wie in Schweden. Im Unterschied zu Schweden wird in Norwegen ferner die psychiatrische Weiterbildung von der Ärztevereinigung organisiert und hat einen stärkeren psychotherapeutischen Akzent. Die fünfjährige Weiterbildungszeit teilt sich in 4 Jahre Psychiatrie und 1 freies Jahr auf, das in Neurologie, Innerer Medizin, Sozialmedizin oder einem theoretischen Institut abgeleistet werden kann. Wahlweise kommt stattdessen auch eine zweijährige Tätigkeit in einer allgemeinärztlichen Praxis in Betracht. Die 4 Jahre Psychiatrie können zur Hälfte in ambulanter Tätigkeit bestehen, 1 Jahr (ambulant und/oder stationär) muß in einer Universitätsklinik oder einer anderen für Weiterbildung hochqualifizierten Institution verbracht werden (sog. „Institution 1. Klasse", zu der alle Universitätskliniken und einige andere ausgewählte Institutionen gehören). Da der Weiterbildungskandidat Erfahrungen im Gesamtgebiet der Psychiatrie sammeln und schwere und leichtere Formen psychischer Erkrankungen, akute und chronische Fälle, ambulante und stationäre Tätigkeit, Somato- und Psychotherapie sowie Rehabilitation kennenlernen soll und die einzelnen psychiatrischen Institutionen nie alle Aspekte gleichmäßig vermitteln, muß der Kandidat mindestens an zwei Institutionen arbeiten, d.h. sowohl in einer Anstalt und in einer anderen Klinik, wo leichtere Psychosen und Neurosen behandelt werden. Die Weiterbildungsinstitution organisiert systematische Kurse über das Gesamtgebiet der Psychiatrie, deren Inhalt von der jeweiligen Institution bestimmt wird, deren Stundenzahl aber allgemein vorgeschrieben ist: in den 1. Klasse-Institutionen 2 Stunden pro Woche psychiatrische Systematik (in den anderen 1 Stunde/Woche), 1 Stunde pro Woche Besprechung von Zeitschriften und Literatur (in den anderen 1 Stunde zweiwöchentlich) sowie 1 Stunde pro Woche Psychotherapie-Supervision für mindestens 2 Jahre. Die letzte Bestimmung ist wegen des Mangels an qualifizierten Supervisoren z.Zt. noch auf ein Jahr befristet worden. Neben diesen von den einzelnen Institutionen organisierten Kursen und Seminaren müssen außerhalb der Institution 4 Seminare von je 5tägiger Dauer besucht werden, die im Laufe von 1 1/2 Jahren durchlaufen werden können. Hier werden theoretische Aspekte, die in den einzelnen Institutionen nicht so leicht zu behandeln sind, unterrichtet. Pro Jahr beginnt ein Gesamtkurs mit 20–40 Teilnehmern. Das Programm wird von dem psychiatrischen Facharztkomitee der Psychiatrievereinigung in Zusammenarbeit mit dem Psychiatrischen Institut der Universität Oslo aufgestellt.

Das gesamte Weiterbildungsprogramm ist relativ offen, was Beginn, Teilnahme und Inhalt anbelangt. Das psychiatrische Facharztkomitee beurteilt auch die einzelnen Institutionen und erteilt die Berechtigung zur Weiterbildung. Alle Krankenhäuser 1. Klasse müssen einen Supervisor in Psychotherapie beschäftigen, der als Mindestqualifikation 200 Stunden Lehranalyse nachweisen muß. Er wird an einem unabhängigen Psychotherapie-Institut ausgebildet, an dem auch zahlreiche andere Ärzte einen zweijährigen Kurs mit 1–2 wöchentlich stattfindenden Seminaren besuchen. Innerhalb der Ärztevereinigung und der Facharztkommission der psychiatrischen Vereinigung sind Ärzte mit psychoanalytischer Ausrichtung stark vertreten (Dilling 1975, Richter 1975, Eitinger 1973, Robak 1973).

Zusammenfassung

In Schweden und den anderen skandinavischen Ländern besteht ein zentralistisches, jedoch regional gegliedertes sozialistisches Gesundheitswesen; der Akzent liegt auf ambulanter Betreuung in öffentlichen Polikliniken und Übergangseinrichtungen sowie auf Prophylaxe. Es haben sich jedoch noch wenige Ärzte in Privatpraxis erhalten, die einen wesentlich größeren Anteil an der Patientenbetreuung leisten, als ihrer geringen Anzahl entspricht. Die ambulante psychiatrische Betreuung wurde weitgehend von Polikliniken der Krankenhäuser oder sog. „freistehenden” Polikliniken übernommen; die stationäre psychiatrische Behandlung erfolgt in psychiatrischen Abteilungen an Allgemeinkrankenhäusern und in den großen Anstalten. Beide stationäre Einrichtungen sind mit je einem Lehrstuhl einer Universität verbunden. Daneben existieren Spezialeinrichtungen für Schwachsinnige, Epileptiker, Alkoholiker und Alterskranke. Ziel aller Reformen und Pläne ist die Integration der Psychiatrie in die Allgemeinmedizin und weitgehende Abschaffung von Anstalten.

Es bestehen zentrale psychiatrische Fallregister.

Das Medizinstudium in Schweden dauert 5 1/2 Jahre. Die einzelnen Lehrgebiete werden im Blockunterricht durch Vorlesungen und z.T. in Famulaturen vermittelt, Prüfungen erfolgen jeweils anschließend.

Medizinische Psychologie, Sozialmedizin und Psychiatrie sind Lehr- und Prüfungsfächer, ein klinisch-psychiatrisches Praktikum von einem Monat Dauer ist obligatorisch.

Im Anschluß an das Studium folgt eine 21monatige praktisch-klinische Tätigkeit (Innere, Chirurgie, bezirksärztliche Ambulanz und 3 Monate Anstaltspsychiatrie), anschließend die Approbation als Arzt. Danach muß der Arzt entweder eine 3jährige Weiterbildung zum Allgemeinarzt (hierbei sind auch 6 Monate Psychiatrie obligatorisch) oder eine 4–5jährige Facharztweiterbildung durchlaufen.

Die psychiatrische Facharztweiterbildung dauert 5 Jahre, die sich aus 3 Jahren Psychiatrie, 1 Jahr Innere Medizin, das zur Hälfte auch durch Neurologie ersetzt werden kann, und einem freien Jahr zusammensetzen. Außerdem muß der Kandidat sechs je einwöchige Kurse an einer Universität machen, die jeweils mit einem Examen abschließen.

Inhaltlich wird die skandinavische Psychiatrie durch biologische (Genetik und Psychopharmakologie), epidemiologische und sozialpsychiatrische Anschauungen bestimmt, nur in Norwegen hat die Psychoanalyse einen großen Einfluß gewinnen können. Eine skandinavische Besonderheit stellen die Auffassungen über psychogene Psychosen dar.

Westeuropa

6 Frankreich

Vorbemerkung

Die Unruhen vom Mai 1968 haben in Frankreich eine schon länger diskutierte Umgestaltung des medizinischen und vor allem des psychiatrischen Versorgungs- und Unterrichtswesens gefördert und z.T. neu initiiert. Diese Umgestaltung, vom Staat durch Gesetze sanktioniert, ist teils verwirklicht, teils im Stadium der Planung, teils überlagert sie sich mit älteren Strukturen und ist heftig umstritten. Wegen dieser gegenwärtig bestehenden Übergangsphase ist es daher nicht leicht, beim Studium der Literatur Ordnung in die komplizierten, teils den alten Strukturen, teils den neuen Plänen angehörenden Verhältnisse zu bringen. Um der besseren Übersichtlichkeit willen sollen vor allem die neueren Reformen dargestellt und der Vergleich mit früheren Strukturen nur angedeutet werden, da sie für den deutschen Leser von geringerem Interesse sind, während sie in französischen Darstellungen meist einen breiten Raum einnehmen.

6.1 Das medizinische und psychiatrische Versorgungswesen

In Frankreich gibt es niedergelassene Ärzte für Privat- und Kassenpatienten, Privatkliniken und staatliche Krankenhäuser. Es besteht freie Arztwahl. Die Gesamtbevölkerung ist in der „Sécurité Sociale" versichert, die auf nationaler Basis organisiert ist und dem „Ministère de la Santé Publique et de la Sécurité Sociale" untersteht. Die Versicherung zahlt Alters- und Invaliditätsrenten sowie die Kosten für Krankheit und Hospitalisation[1], auch in den Privatkliniken, deren Kosten meistens niedriger sind als in den staatlichen Krankenhäusern. Daneben gibt es noch die Möglichkeit, eine „kostenlose Hilfe" (AMG — Aide Médicale Gratuite) in Anspruch zu nehmen, die medizinisch pro Departement organisiert ist.

Für die klinische Versorgung psychischer Störungen spielten bis 1968 psychiatrische Privatkliniken (davon einige in konfessioneller Trägerschaft) und psychiatrische Abteilungen an Allgemeinkrankenhäusern, deren Zahl zudem rückläufig war, nur eine geringe Rolle. Die klinische Betreuung wurde im wesentlichen von den psychiatrischen Universitätskliniken und den Anstalten gewährleistet, während niedergelassene Psychiater für den ambulanten Bereich zuständig waren. Neurologie und Psychiatrie waren

---

1 hierbei Selbstbeteiligung der Versicherten je nach Leistung

nicht getrennt, und es gab eine unterschiedliche Weiterbildung für Universitäts-, Anstalts- und niedergelassene Psychiater. Zwischen Universitäts- und Anstaltspsychiatrie bestanden erhebliche Spannungen. Einige der Gründe für diese Spannungen waren (aus der Sicht der Anstaltspsychiater): Höheres Sozialprestige und bessere Bezahlung der Universitätspsychiater; fast vollständiges Ausbildungsmonopol der Universität, obwohl der größte Teil der hospitalisierten psychisch Kranken in den Anstalten behandelt und deswegen eine Weiterbildung an einer Anstalt als realistischer eingeschätzt wurde als an einer Universitätsklinik; Überwiegen der Neurologie auf Kosten der Psychiatrie (viele der kombinierten Lehrstühle waren mit Neurologen besetzt); der zu starke Akzent auf einer medizinischen Weiterbildung im Rahmen einer Universitäts-karriere für den psychiatrisch-neurologischen Lehrstuhl; Zweiklassenpsychiatrie, d.h. leichtere und heilbare Fälle in den Universitätskliniken, schwerere und mehr chronische Fälle in den Anstalten; Vernachlässigung sozialer und psychotherapeutischer Gesichts-punkte in der Psychiatrie und zu starker Akzent auf rein medizinischen Aspekten.

Reformforderungen liefen auf eine Trennung von Psychiatrie und Neurologie, auf eine einheitliche Weiterbildung der Fachärzte, die den Unterschied zwischen Universi-täts-, Anstalts- und niedergelassenen Psychiatern beseitigen sollte, und auf eine Öff-nung der Anstalten für freiwillige Aufnahmen und ambulante Versorgung hinaus. Viele Psychiater forderten die Einführung einer Sektor-Psychiatrie. In diesem Zusammen-hang wurden Versuche zur Einführung eines psychiatrischen Versorgungssystems gemacht, das sich an amerikanischen „Community Mental Health Centers" orientierte; so z.B. von Sivadon in La Verrière (offene Klinik mit Aktivierung der Patienten und Betonung einer interaktionellen Psychotherapie) oder von Paumelle und Lebovici im Pariser XIII. Arrondissement (Sektor-Psychiatrie für dieses Stadtgebiet). Gleichzeitig war im Laufe der letzten 2 Jahrzehnte vom Staat die Zahl der Stellen in den Anstal-ten vermehrt worden und deren Bezeichnung in „Psychiatrisches Krankenhaus" (Hôpi-tal Psychiatrique = H.P.) geändert worden. Viele der Beschwerden und Reformvorstel-lungen wurden 1965/66 in einem Weißbuch (Livre blanc) zur Lage der französischen Psychiatrie veröffentlicht.

Als Folge der Ereignisse von 1968 erhielten die wesentlichen Teile dieser Reform-forderungen durch Regierungsbeschluß Gesetzeskraft. In den medizinischen Fakultä-ten wurden Psychiatrie und Neurologie getrennt, psychiatrische Aus- und Weiterbil-dung wurden neu konzipiert (siehe unter 6.2. und 6.3.), und die 1960 beschlossene Sektor-Psychiatrie wurde zum Regeltyp der staatlichen psychiatrischen Versorgung erhoben.

Unter Sektor-Psychiatrie versteht man die auf ein bestimmtes Einzugsgebiet be-schränkte Bereitstellung aller psychiatrischer Dienste durch eine einzige Institution bzw. Arbeitsgruppe (siehe Müller, Ch. 1973, hier auch weitere Literatur). Alle psychia-trischen Tätigkeiten werden von der gleichen Arbeitsgruppe aus gewährleistet, sei es Diagnostik, Beratung, ambulante und klinische Behandlung, sei es in Psycho-, Somato- oder Soziotherapie, beruflicher Rehabilitation, Unterbringung in Übergangseinrichtun-gen, Berentung, Dauerhospitalisierung etc. Wegen der Vielfalt der Aufgaben gehören zur Arbeitsgruppe Psychiater, Psychologen, Sozialarbeiter, Arbeits- und Beschäfti-gungstherapeuten, Schwestern, Pfleger u.a. Eine Kontinuität in der Betreuung des Patienten wird angestrebt, so daß z.B. der gleiche Arzt den Patienten ambulant und stationär behandelt. Es ist aber für einen Patienten auch möglich, die Dienste eines anderen Sektors in Anspruch zu nehmen, wenn die betreffenden Ärzte des anderen Sektors damit einverstanden sind. Die Arbeitsgruppe des Sektors muß jeden Patienten, der ihre Dienste in Anspruch nimmt, behandeln und kann keine Auswahl treffen etwa zwischen akuten oder chronischen Patienten. Die Anhänger der Sektor-Psychiatrie in Frankreich betonen sehr stark sozialpsychiatrische und psychotherapeutische Gesichtspunkte in der Psychiatrie. Durch Beschluß des Gesundheitsministeriums wurde der Chefarzt jedes staatlichen psychiatrischen Krankenhauses (H.P.) zum „chef de secteur" ernannt. Er ist für den Aufbau und die Organisation des Sektors verantwortlich; die Größe des Sektors hängt also zunächst von der Größe des Einzugsgebietes dieses Krankenhauses ab. Geplant ist ein Sektor für 80 000 bis 200 000 Einwohner, u.U. mit Aufteilung in Untersektoren. Es wird angestrebt, auch den psychiatrischen Universitätskliniken und den (wenigen) psychiatrischen Abteilungen an Allgemeinkrankenhäusern einen Sektor zuzuteilen und die niedergelassenen Psychiater in die Dienste des Sektors einzubeziehen. Wie weit dies verwirklicht oder noch mehr im Stadium des Planens ist, läßt sich zur Zeit schwer überblicken. Die Tendenz der staatlichen Gesundheitspolitik zielt gegenwärtig auch auf eine Vermehrung von gut ausgerüsteten psychiatrischen Abteilungen an Allgemeinkrankenhäusern ab (Hermann 1981, Heeb 1980, Dufour 1980a, 1977, Stork 1977, Pichot 1973, Ayme et al. 1970, Damon u. Demangeat 1970, Kisker 1970, Livre Blanc 1965/66, Dufour ohne Jahresangabe).

6.2 Medizinische und psychiatrische Ausbildung der Studenten

Das französische Schulwesen gliedert sich seit der Schulreform von 1959 in eine 5jährige Grundschulstufe, eine 4jährige Unterstufe des Sekundarschulbereichs, gefolgt von einer 1- bis 3jährigen Oberstufe. Charakteristikum ist eine nach oben zunehmende Differenzierung im Sekundarschulbereich. Das Abitur (Baccalaureat) nach der 3jährigen Oberstufe ist die Voraussetzung zum Studium (Anweiler et al. 1980).

Die Ausbildung der Medizinstudenten und die Weiterbildung der Fachärzte kann man nicht verstehen, ohne kurz auf die sog. „Doppelhierarchie" einzugehen, unter der Krankenhäuser und Universitäten stehen. Für die akademische Ausbildung ist das Land in 27 *Akademien* eingeteilt, für die medizinische Versorgung in 27 *Sanitätsregionen;* die Akademien unterstehen dem Unterrichtsministerium (Ministère de l'Education Nationale), die Sanitätsregionen dem Gesundheitsministerium (Ministère de la Santé Publique et de la Sécurité Sociale). Diese Akademien und Sanitätsregionen entsprechen nicht den Grenzen der einzelnen Departements (Verwaltungseinheiten seit der französischen Revolution), sondern können u.U. mehrere von diesen umfassen.

In den *Sanitätsregionen* gibt es — neben den privaten Krankenhäusern — vier verschiedene Arten von staatlichen Krankenhäusern:

Krankenhäuser erster Kategorie; dies sind die Universitätskliniken (Centre Hospitalier Universitaire = C.H.U. im Rahmen eines Centre Hospitalier Regional = C.H.R.). Ein Stadt- oder stadtnahes Krankenhaus wird mit einer Universität dadurch verbunden, daß der Lehrstuhlinhaber für ein bestimmtes medizinisches Fach gleichzeitig Chefarzt der entsprechenden Abteilung in diesem Krankenhaus ist. Als Professor ist er von der Akademie und dem Unterrichtsministerium abhängig, als Chefarzt untersteht er der

entsprechenden Sanitätsregion und dem Gesundheitsministerium. In jeder Sanitätsregion befindet sich mindestens eine medizinische Fakultät mit den ihr angeschlossenen Krankenhäusern. *Krankenhäuser zweiter Kategorie;* dies sind die anderen Stadt-
und Kreiskrankenhäuser (Centre Hospitalier Regional = C.H.R.). Nach qualitativen
Gesichtspunkten werden sie noch in zwei Gruppen unterteilt. Die Krankenhäuser mit
der Bezeichnung *„zweite Kategorie, erste Gruppe"* sind vertraglich verpflichtet, als
Lehrkrankenhäuser Studenten und Medizinalassistenten auszubilden. Für die Krankenhäuser *„zweite Kategorie, zweite Gruppe"* besteht diese Verpflichtung nicht, ebensowenig für die *Krankenhäuser dritter Kategorie* (= Landkrankenhäuser, Hôpitaux
ruraux).

Die psychiatrischen Krankenhäuser (Hôpitaux Psychiatriques = H.P.) gehören zur
zweiten Kategorie, je nach Qualifikation in die erste oder zweite Gruppe. Jedes Departement hat mindestens ein psychiatrisches Krankenhaus (H.P.), eine Sanitätsregion also
meist mehrere. Die Aufnahmen in diese psychiatrischen Krankenhäuser (H.P.) unterlagen früher dem Unterbringungsgesetz von 1838, d.h. es durften keine Patienten auf
freiwilliger Basis aufgenommen werden; dieses Gesetz ist jetzt geändert worden, so
daß auch hier freiwillige Aufnahmen möglich sind.

Eine psychiatrische Hospitalisation kann in einer psychiatrischen Universitätsklinik,
einem psychiatrischen Krankenhaus (H.P.), einer psychiatrischen Abteilung eines Krankenhauses „zweiter Kategorie" oder in einer psychiatrischen Privatklinik erfolgen.

Die Hochschulreformen der Minister Debray (1959), Jeanneney (1964) und vor
allem E. Faure (Loi d'orientation de l'enseignement superieur 1968) haben die Universität alten Stiles aufgehoben. Das Zentrum der akademischen Ausbildung stellen jetzt
kleinere, jeweils nur für ca. 600 Studenten zuständige Lehr- und Forschungseinheiten
(Unitées d'Enseignement et de Recherche = U.E.R.) dar, die einer (früheren) Fakultät
(Medizin, Recht etc.) entsprechen. Zwei oder mehrere solcher Lehr- und Forschungseinheiten schließen sich zu einer Universität mit mehreren Fachbereichen (Université
pluridisciplinaire) zusammen. Welche Fachbereiche sich zusammenschließen, ist je
nach Akademie verschieden; so haben sich z.B. in Marseille und Bordeaux je eine juristische und eine medizinische U.E.R. zu einer Universität zusammengeschlossen. Die
Universität neuen Stils hat weder die Größe noch die Vielzahl von Fakultäten der alten
Universität. Die großen medizinischen Fakultäten von früher wurden auf mehrere
Lehr- und Forschungseinheiten (U.E.R.) und Universitäten aufgeteilt, so z.B. in Marseille auf drei medizinische und eine tropenmedizinische. Im Bereich einer Akademie
gibt es immer mehrere Universitäten.

Die Organisation des Lehrprogramms in den Fachbereichen wird von einem Rat
ausgearbeitet, in dem die Lehrenden und die Studenten paritätisch vertreten sind. In
diesen Rat können auch Lehrkräfte gewählt werden, die nicht der Universität angehören, z.B. Anstaltspsychiater. Die größere Selbstverwaltung bedingt u.U. größere Unterschiede im Ausbildungsprogramm zwischen einzelnen Universitäten.

Das Medizinstudium dauert 7 Jahre; es besteht aus theoretischem Unterricht im
Rahmen der Universität und aus praktischer Tätigkeit in den Universitätskliniken und
Lehrkrankenhäusern. Der theoretische Unterricht ist nach Jahren gegliedert, am Ende
jedes Jahres steht eine schriftliche und mündliche Prüfung. Die Prüfung nach dem
ersten Jahr entspricht einem numerus clausus (berechnet aufgrund der Bettenkapazität
der Universitäts- und Lehrkrankenhäuser) und reduziert durch eine Ausleseprüfung

(Concours)" die Zahl der Medizinstudenten erheblich. Für die einzelnen Jahre sind bestimmte Stoffgebiete vorgeschrieben. Im ersten Jahr werden die naturwissenschaftlichen Grundlagenfächer (Biologie, Botanik, Chemie, Physik, Statistik) unterrichtet, im zweiten und dritten Jahr die vorklinischen Fächer (Anatomie, Physiologie etc. einschließlich medizinischer Psychologie); im dritten bis sechsten Jahr folgen die klinischen Fächer und im siebten Jahr die Medizinalassistentenzeit (stage interné) sowie die obligatorische Doktorarbeit. Die beiden ersten Jahre werden auch als 1. Zyklus bezeichnet, das dritte bis sechste Jahr als 2. Zyklus und das siebte Jahr als 3. Zyklus. Vom dritten Studienjahr an wird dieser Unterricht am Nachmittag gehalten, um die praktische Tätigkeit in den Krankenhäusern am Vormittag zu ermöglichen.

Die Besonderheit des französischen Medizinstudiums lag schon immer in der Bedeutung, die der praktisch-klinischen Ausbildung im Spital zugewiesen wurde. Diese praktische Tätigkeit mit laufend zunehmender Verantwortung für Patienten durchlief bis vor wenigen Jahren hierarchisch gegliederte Stufen (Probekandidat, Externer, Interner), die für das Externat und das Internat an Ausleseprüfungen (Concours) gebunden waren. Diese von den Kliniken organisierten Prüfungen waren (bzw. sind) nicht die gleichen wie die Universitätsprüfungen.

Seit den Reformen von 1968 wurden die Stufen „Probekandidat" und „Externer" zum Begriff des Spitalstudenten (étudiant hospitalier) zusammengefaßt, die Ausleseprüfung für das Externat entfiel. Diese klinische Tätigkeit beginnt teilweise im dritten, voll ab dem vierten Studienjahr, jeweils vormittags in den Universitätskliniken oder den Lehrkrankenhäusern (Krankenhäuser 2. Kategorie, 1. Gruppe); alle 6 Monate wird die Abteilung gewechselt. Die Tätigkeit besteht in Teilnahme an den Visiten, Patientenvorstellungen, theoretischem Unterricht in den Kliniken, Untersuchung von Patienten und Anlage ihrer Krankengeschichte unter Aufsicht der Internen, denen die Studenten bei ihrer Arbeit helfen. Im siebten Jahr folgt die einjährige Medizinalassistentenzeit (stage interné). Vom 5. Jahr an erhalten die Spitalstudenten eine kleine Bezahlung für ihre klinische Tätigkeit.

Die Ausleseprüfung (Concours) für das Internat besteht weiter. Man kann sich für diese Prüfung dreimal bewerben (also zweimal durchfallen). Ein Interner ist ein bezahlter Krankenhausarzt (z.Zt. ca. FFrs 3000,— pro Monat), der für die Patienten verantwortlich ist. Er entspricht dem deutschen Assistenz- oder Stationsarzt mit dem wesentlichen Unterschied, daß sich bereits Spitalstudenten am Ende des sechsten Jahres (und früher Externe nach zweijähriger klinischer Tätigkeit) zur Prüfung anmelden können. Sie können also schon im letzten Jahr ihres Medizinstudiums Interne werden.

Die schriftlichen und mündlichen Prüfungen für das Internat werden jährlich regional abgehalten und beziehen sich auf die Fächer Anatomie, Biologie, Innere Medizin und Chirurgie. Die Internen werden für 4—5 Jahre ernannt, können in den Krankenhäusern wohnen und essen, arbeiten dort am Vormittag und am Spätnachmittag, während der Nachmittag für den theoretischen Unterricht an den Universitäten als Student oder — später — als Universitäsassistent frei bleibt. Alle 6 Monate[3] wird die Station gewechselt; es besteht eine gewisse Wahlfreiheit gemäß eigenem Interesse und einge-

---

2 Bei einer Ausleseprüfung (Concours) können nur soviele Bewerber das Examen bestehen, wie Plätze frei sind

3 in den H.P. alle 12 Monate

schlagener Fachrichtung. Die Internatszeit kann für die Facharztweiterbildung verwendet werden und stellt die Voraussetzung für das Erreichen höherer Positionen an den Universitätskliniken oder anderen Krankenhäusern dar. Es gibt das Internat der Universitätskrankenhäuser, das auch zur Tätigkeit in einer psychiatrischen Universitätsklinik berechtigt, das Internat der Regionalkrankenhäuser (C.H.R.) sowie das Internat der psychiatrischen Krankenhäuser (H.P.) mit besonderem Prüfungsinhalt (siehe unter 6.3.) (Dufour 1980a, 1977, Munker 1978, Pichot 1973, Damon u. Demangeat 1970, Dufour, ohne Jahresangabe).

Seit 1960 gab es das Fach medizinische Psychologie mit obligatorischen Vorlesungen von 20—25 Stunden entweder am Anfang oder am Ende des Studiums. Diese Vorlesungen wurden meist von Psychiatern, aber auch von Hygienikern, Physiologen oder Gerichtsmedizinern gehalten und bekamen dadurch inhaltlich unterschiedliche Akzente. Seit den Reformen werden diese Vorlesungen gewöhnlich in zwei Abschnitte gegliedert, der eine fällt in den vorklinischen Teil des Studiums (1. Zyklus), der andere in den klinischen (2. Zyklus). Beide Teile schließen mit einer obligatorischen Prüfung ab. In einigen Lehr- und Forschungszentren werden beide Teile auch zusammen am Beginn oder Ende des Studiums gehalten. Die Grenzen der medizinischen Psychologie gegenüber der Psychiatrie sind unscharf. Die medizinische Psychologie wird z.T. als Propädeutik für die Psychiatrie aufgefaßt, z.T. als Fach zur Entwicklung einer psychotherapeutischen Haltung und Sichtweise des Arztes gegenüber jedem Kranken, nicht nur dem psychisch Gestörten; die Arzt-Patienten-Beziehung mit ihrer Psychodynamik und der psychische Beitrag zu Erkrankungen jeder Art stehen hier im Mittelpunkt (Guyotat 1970).

Medizinische Psychologie ist unter diesem Aspekt also viel umfassernder als die auf bestimmte Krankheitsbilder zentrierte Psychiatrie und zielt auf die gesamte Medizin. Als Ziel wird teilweise eine Abwertung der nosologischen Konzepte und eine Betonung einer verstehenden Medizin angestebt, einer „totalen" Medizin. Das Fehlen der psychologischen Dimension in der Medizin wird kritisiert; es werden Balintgruppen mit Studenten empfohlen. Hiervon wird „eine begrenzte, wenn auch bedeutende Änderung" der eigenen Person erwartet sowie die Fähigkeit, beim Patienten menschliche Anliegen wahrzunehmen, die hinter der Krankheit stehen (Gendrot 1970). Als schwierig erwies sich aber bei den Balintgruppen, daß Studenten für die einzelnen hospitalisierten Kranken zu wenig Eigenverantwortung hatten und bei Besprechung der interpersonellen Beziehungen sehr rasch auf ihre eigenen Beziehungsschwierigkeiten im Rahmen der Klinikhierarchie zu sprechen kamen. Es bestand die Tendenz, die Gruppendiskussion über Patienten in eine Gruppenpsychotherapie für sich selber zu verändern, und der Diskussionsleiter mußte direktiv die Diskussion wieder auf die Patienten zurückführen. Statt Balintgruppen werden Patientenvorstellungen, Diskusssionsgruppen und Kolloquien für geeigneter gehalten. Die medizinische Psychologie ist stark von psychodynamischen und soziodynamischen Vorstellungen geprägt, die neuerdings auch auf die französische Psychiatrie einen starken Einfluß gewinnen und damit wieder — mit Ausnahme der biologischen Aspekte — zu einer Überlappung der beiden Fächer führen. Andere Sichtweisen, wie Neuropsychologie, Linguistik, Reflexologie (Pavlov), Verhaltensforschung und -therapie, haben offenbar in diesem Fach keinen wesentlichen Einfluß erlangen können (Guyotat 1970, 1969).

Eine breitere, weitumspannende Darstellung der medizinischen Psychologie — von der Neurophysiologie über Lernpsychologie und Verhaltenstherapie bis zur Psychoanalyse und Sozialpsychologie — geben Delay and Pichot (1971) in ihrem Lehrbuch dieses Faches. Auch Veil (1969) faßt das Fach weiter und empfiehlt für Teilbereiche die Beiziehung von Lehrern aus Nachbarfächern (Psychologe, Psychometriker etc.), während er prinzipiell den Psychiater am geeignetsten hält, dieses Fach im Ganzen zu unterrichten.

Die Haltung der Medizinstudenten gegenüber den Humanwissenschaften ist zwiespältig. Ein Teil von ihnen identifiziert sich mit der somatischen Sichtweise der Medizin und zahlreicher akademischer Lehrer, für die die Humanwissenschaften so etwas wie Intuition und gesunden Menschenverstand darstellen. Ein anderer Teil zeigt aufgrund einer politischen oder religiösen Ideologie zwar großes Interesse an diesen Fächern, ist aber von der technischen und wissenschaftlichen Darstellung und dem Prüfungswesen enttäuscht, indem sie „eine Verletzung des eigenen Ich-Ideals" sehen. Sie folgen lieber einer außeruniversitären Unterrichtung, „so als ob die Humanwissenschaften sich nur in einer gegen die Institution gerichteten Einstellung lernen ließen" (Guyotat 1970, 1969).

Die Ausbildung in Psychiatrie war vor 1968 für Studenten nicht obligatorisch; es war möglich, daß sich ein Student während seines theoretischen Studiums und seiner praktischen klinischen Tätigkeit nie mit Psychiatrie beschäftigen mußte. Psychiatrische Themen und Krankheitsbilder konnten dagegen im Rahmen anderer obligatorischer Vorlesungen (z.B. in Innerer Medizin) dargestellt werden; Studenten konnten — freiwillig — ein Praktikum oder einen Teil ihres Externates oder Internates in einer psychiatrisch-neurologischen Universitätsklinik verbringen, wo der Akzent aber meist mehr auf der Neurologie lag. Es gab in den letzten Studienjahren auch fakultative Vorlesungen und Kurse über Psychiatrie, jedoch keine Prüfungen.

Seit den Reformen und der Trennung von Neurologie und Psychiatrie gibt es einen obligatorischen Psychiatrie-Unterricht. Er besteht aus einer Vorlesung von 25—30 Stunden im 2. Zyklus (klinischer Teil) und einer Prüfung am Ende des Jahres sowie einer fakultativen 4monatigen praktischen Tätigkeit als Spitalstudent an den psychiatrischen Abteilungen der Universitätskliniken, Lehrkrankenhäuser oder Anstalten. Pro Station können jeweils 3—6 Studenten eingesetzt werden.

Die Vorlesungen dienen der Wissensvermittlung in Krankheitslehre und Therapie. Um der Passivität der Studenten entgegenzuwirken, hat man versucht, durch audiovisuelle Lehrmethoden den Unterricht aufzulockern, Studenten an der Gestaltung und Planung des Unterrichts mitwirken zu lassen, Diskussionsgruppen einzuführen etc. Die im Unterricht vermittelte Krankheitslehre der klassischen französischen Psychiatrie hat gegenüber der in den übrigen westeuropäischen und nordamerikanischen Ländern vermittelten Psychiatrie einige Besonderheiten. So wird z.B. die Schizophrenie sehr eng gefaßt und praktisch nur chronische, zur Persönlichkeitsveränderung führende Fälle hierzu gerechnet. Abheilende wellenförmige Verläufe werden mit anderen akuten Psychosen zu einer „bouffée délirante" (akute Wahnpsychosen) genannten Gruppe zusammengefaßt, die — aetiologisch uneinheitlich — mehr deskriptiv definiert ist; die Paraphrenie und die „psychose hallucinatoire chronique" (chronische Halluzinose) gelten als eigenständige Krankheitsformen; ferner findet sich eine minutiöse Unterteilung und Beschreibung verschiedener Formen der Paranoia. In historischer Reverenz gegenüber den großen und klassischen Traditionen der eigenen Psychiatrie tauchen immer wieder Eigennamen bei Benennungen in Psychopathologie und Nosologie auf. Ähnlich wie in Deutschland besteht ein großer Nachholbedarf für psychoanalytische und soziogenetische Anschauungen in der Psychiatrie, die vor allem von Lehrern, die den Reformbewegungen seit 1968 nahestehen, stark vertreten werden. Schon seit längerem waren es die psychiatrischen Lehrstühle von Straßburg und Lyon, an denen psychoanalytische Gesichtspunkte stärker vertreten wurden als an anderen franzözischen Universitäten.

Bei der Besprechung der praktischen Tätigkeit an den Spitälern sollen vor allem die Aspekte der Arzt-Patienten-Beziehung in der Ausbildung berücksichtigt werden, also die Entwicklung von Fertigkeiten im Umgang mit psychisch gestörten Patienten. Auch zur Erkennung und Betreuung der zahlreichen psychisch gestörten Patienten in anderen Fächern als der Psychiatrie sollen die Studenten befähigt werden; Sorgen bereitet hier aber offenbar eine gewisse negative Haltung anderer Fachvertreter gegenüber allem „Psychischem", die wieder zu einem Abbau dessen führen könnte, was die Studenten während ihrer psychiatrischen Tätigkeit erlernten. In Diskussionsgruppen wird angestrebt, Ängste der Studenten gegenüber den psychisch Gestörten abzubauen und zum Verständnis der Psychosen eine mehr „assoziative" statt „rationale" Denkweise zu entwickeln. Wegen des unterschiedlichen Interesses der Studenten wird ein obligatorischer Minimalunterricht und ein fakultativer erweiterter Unterricht für Interessierte empfohlen sowie die Möglichkeit, Studenten auch im Rahmen der Sektor-Psychiatrie an außerklinischen Einrichtungen arbeiten zu lassen (Dufour 1980a, 1977, Flavigny 1970, Gendrot 1970, Mende 1970, Guyotat 1970, 1967, Lehrbuch Ey et al. 1967).

6.3 Facharztweiterbildung

Bis zu den Reformen von 1968 gab es vier verschiedene Wege, um Facharzt in Neurologie und Psychiatrie zu werden: als Interner an den Universitätskliniken, als Interner an den psychiatrischen Anstalten der Provinz oder (mit wesentlich höheren Anforderungen und Niveau) solchen der Pariser Region, sowie als „Probekandidat" eines von den Universitäten organisierten theoretischen und praktischen Kurses mit Examen. Das Niveau dieser verschiedenen Weiterbildungsmöglichkeiten war unterschiedlich, ebenso die durch die Weiterbildungsstätte bestimmte Karriere. Die Reformen haben eine Trennung von Neurologie und Psychiatrie auch für die Weiterbildung gebracht. Die Weiterbildungszeit in Neurologie beträgt 4 Jahre mit einem Jahr Psychiatrie; die Kandidaten müssen einem theoretischen und praktischen Unterricht folgen und nach jedem Jahr eine Prüfung ablegen. Die psychiatrische Weiterbildung dauert ebenfalls 4 Jahre mit einem Jahr Neurologie. Sie besteht aus theoretischem Unterricht mit Seminaren und praktisch-klinischer Tätigkeit an einer psychiatrischen Universitätsklinik oder einem psychiatrischen Krankenhaus (bzw. einer der wenigen psychiatrischen Abteilungen eines Allgemeinkrankenhauses) mit halbjährigem Wechsel[4] der Stationen bzw. Institutionen; insbesondere im Rahmen einer sektorisierten Psychiatrie sollen die Ausbildungskandidaten alle Aufgaben der für den Sektor zuständigen Institution kennenler-

---

4 in den H.P. Wechsel alle 12 Monate

nen. Es handelt sich um eine ganztägige Tätigkeit als Interner (entspricht dem deutschen Assistenzarzt) mit therapeutischer Verantwortlichkeit für Patienten.

Diese Weiterbildung kann man frühestens nach dem 6. Studienjahr, also noch als Student, beginnen. Sie führt am Ende zum Erwerb eines Facharztdiploms (Certificat d'Etudes Spéciales en Psychiatrie = C.E.S. en Psychiatrie). Das erste Jahr gilt als Probejahr (année probatoire), um die Eignung des Kandidaten für das Fach Psychiatrie beurteilen zu können; es schließt mit einem schriftlichen Examen ab. Während des Probejahres werden die Kandidaten als „stagiaire" (= Praktikant) mit einem geringen Gehalt bezahlt. Erst nach dem Examen werden sie eigentliche Interne (Ausnahme: die Internen der Universitätskrankenhäuser, die bereits nach dem 6. Studienjahr ihre Internatsprüfung bestanden haben). Es gibt formal drei Wege, um Facharzt für Psychiatrie zu werden: a) als Interner der psychiatrischen Krankenhäuser (H.P.) (diesen Weg wählen ca. 3/4 aller Weiterbildungskandidaten); b) als Interner der Universitätskrankenhäuser (ca. 1/4 der Weiterbildungskandidaten); c) als stagiaire (Praktikant) ohne die Verpflichtungen und die Bezahlung eines Internen (nur ca. 1%).

Für 1983 sind erneute Reformen beschlossen: Die Möglichkeit, als „stagiaire" seinen Facharzt zu machen, wird es nicht mehr geben; alle Weiterbildungskandidaten werden sich zu Beginn einer allgemein-medizinischen Internatsprüfung im Sinne der oben geschilderten Ausleseprüfung (concours) unterziehen müssen, hierbei werden auch psychiatrische Prüfungsfragen gestellt werden; am Ende der Weiterbildungszeit wird eine nationale, zentral organisierte Facharztprüfung stehen. Diese Reformen haben aber noch nicht begonnen (Erkundigungen des Autors 1983).

Die Trennung der Fächer Neurologie und Psychiatrie hat bewirkt, daß sich die Professoren für eines der beiden Fächer entscheiden mußten; wegen des Überwiegens der Neurologie entstand dadurch ein gewisser Mangel an psychiatrischem Lehrpersonal der Universitäten. Man hat diesem Mangel dadurch abgeholfen, daß man auch Psychiater der privaten und insbesondere der öffentlichen psychiatrischen Krankenhäuser (= H.P.) sowie solche aus der freien Praxis als Lehrer für die Weiterbildung heranzog. Dies entsprach auch den Wünschen der Reformer nach Vereinheitlichung der Weiterbildung, dem Abbau des Unterschiedes zwischen Universitäten und anderen psychiatrischen Institutionen und der Entwicklung eines Kollegialsystems. An den Fakultäten sind Kommissionen für die Weiterbildung (Commissions Régionales de Psychiatrie) entstanden, in denen Psychiater aus den drei genannten Gruppen sitzen; die Kommissionen sind paritätisch zwischen Ausbildern und Auszubildenden besetzt; sie entwickeln das Weiterbildungsprogramm und vergeben das Facharztdiplom (C.E.S. en Psychiatrie). Die regionalen Kommissionen stehen unter Aufsicht einer nationalen Kommission für Psychiatrie (Commission National de Psychiatrie), die die Mitglieder ernennt (Dufour 1980b, 1980a, 1977, Bieder 1972, Flavigny 1970, Geismann 1970, Kammerer 1970, Kisker 1970, Mende 1970, Dufour, ohne Jahresangabe).

Bei identischen Rahmenbedingungen besteht ein gewisser inhaltlicher Entscheidungsspielraum der einzelnen regionalen Kommissionen bei der Gestaltung der Weiterbildung. Als Beispiel soll das Weiterbildungsprogramm einer der 10 medizinischen Fakultäten in Paris (Fakultät Broussais) geschildert werden. Während des Probejahres treten neben die ganztägige klinische Tätigkeit drei Arten von Seminaren: Einmal wöchentlich findet ein 3stündiges Fallseminar in kleinen Gruppen von 6–7 Ärzten statt. Hier haben die Kandidaten die Möglichkeit, die Arzt-Patienten-Beziehung und die

Durchführung der Therapie zu besprechen; der Akzent liegt auf der psychotherapeutischen Weiterbildung. Unter der Leitung eines Seminarleiters findet einmal wöchentlich ein 3stündiges klinisches Seminar für ca. 14 Kandidaten statt. Hier wird ein Patient mit einem bestimmten Krankheitsbild vorgestellt und eine theoretische Darstellung gegeben; im Laufe des Jahres sollen so die großen Kapitel der Psychopathologie durchgesprochen werden. Jeweils ein Drittel der Teilnehmer bereiten die Seminare vor; die Darstellungen können von den anderen Teilnehmern kritisiert werden. Wöchentlich stattfindende therapeutische Seminare stehen den Kandidaten aus allen Weiterbildungsjahren offen, bei denen Themen behandelt werden, die während aller Stadien der Weiterbildung benötigt werden, wie Psychopharmaka, Heilkrampfbehandlung, Gesetzgebung, Verwaltung etc. Lehrer und Kandidaten besprechen den Aufbau des Unterrichts gemeinsam.

Nach dem Probejahr finden Prüfungen und Benotungen der Kandidaten statt. Für 5 Bereiche wird eine Benotung gegeben:

1. Eine Note vom Leiter der klinischen Seminare. Im allgemeinen sollen die Lehrer, die den theoretischen und Seminarunterricht geben, nicht dienstliche Vorgesetzte des Kandidaten sein. Die therapeutischen Seminare werden nicht benotet, sollen aber als Grundlage dafür dienen, mit dem Kandidaten seine Motivation und Eignung zur Psychiatrie in einem persönlichen Gespräch zu diskutieren.
2. Eine Beurteilung durch je zwei Stationsärzte (Chefärzte), auf deren Station der Kandidat für je ein halbes Jahr arbeitete. Diese Beurteilung soll nach Rücksprache mit anderen Mitarbeitern gegeben werden und Arbeit, Wissen, Kontakt mit Patienten, Fleiß und Einfügung ins Team berücksichtigen.
3. Ein schriftlicher Bericht über einen Patienten nach einer 1 1/2stündigen Exploration; die Zeit zur Abfassung des Berichts wird vom Prüfungsausschuß bestimmt.
4. Eine 10- bis 30minütige mündliche Prüfung in theoretischen Fragen.
5. Eine 1stündige schriftliche Prüfung über Pharmakopsychiatrie und andere psychiatrische Therapie, wobei der Kandidat auf vier Fragen antworten muß.

Für die Beurteilung und Durchführung der unter 3. bis 5. genannten Prüfungen ist ein Prüfungsausschuß zuständig, der auch aus den 5 Noten eine Durchschnittsnote für das Probejahr berechnet. Ein Kontrollausschuß überprüft die Benotungen und entscheidet darüber, ob der Kandidat seine Weiterbildung in Psychiatrie fortsetzen kann. Dieser Kontrollausschuß besteht aus Mitgliedern des paritätisch aus Ausbildern und Auszubildenden zusammengesetzten Ausschusses für das Weiterbildungsfach Psychiatrie. Ein ministerieller Erlaß von 1970 verlangt als Nachweis der im Probejahr erworbenen Kenntnisse eine schriftliche Prüfung in drei Gebieten: psychiatrisch-klinische Diagnostik (Erwachsene und Kinder), somatische Therapie und Neurophysiologie-Neuroanatomie (Flavigny 1970).

Nach seinem Probejahr wird der Kandidat für 3 Jahre zum Internen in Psychiatrie ernannt. Hierzu ist, um eine gerechte Verteilung der vorhandenen Posten zu gewährleisten, aufgrund eines ministeriellen Erlasses vom 3. Oktober 1969 eine Ausleseprüfung (concours) vorgeschrieben. Diese Ausleseprüfung ist aber für die Psychiatrie gegenüber früheren Bestimmungen sehr vereinfacht und „entmedizinisiert" worden. Die Kandidaten müssen bei 3 Explorationen anwesend sein, die von je 3 Psychiatern mit je 3 Patienten geführt werden. Es kann sich auch um gefilmte Interviews handeln.

Bei diesen Explorationen darf kein Hinweis auf Diagnose, Prognose und Therapie gegeben werden. Die Bewerber müssen über jeden Patient einen Fallbereicht mit Diskussion der Diagnose, Prognose und Therapie abliefern, die einzeln benotet werden. Für die Abfassung der Berichte stehen ihnen 2 Stunden Zeit zur Verfügung, wenn alle drei Explorationen unmittelbar hintereinander stattfanden, sonst je 40 Minuten pro Bericht (Leconte 1970).

Die an der medizinischen Fakultät Broussais abgehaltenen psychiatrischen Prüfungen decken offenbar diese Bestimmungen. Das zweite Jahr der Weiterbildung ist an der Fakultät Broussais ähnlich aufgebaut wie das erste. Im dritten und vierten Jahr liegt der Weiterbildungsakzent auf Nachbargebieten der Psychiatrie wie Neurologie, Neurophysiologie, soziale Fächer etc. Pro Jahr sind vier Seminarien vorgesehen. Eine speziell psychoanalytische Ausbildung ist nicht obligatorisch, wohl aber eine allgemein psychotherapeutische wie im Rahmen der Fallseminare. Das Interesse an Psychoanalyse ist groß, und die Kandidaten bemühen sich u.U. um eine zusätzliche Weiterbildung an psychoanalytischen Instituten. Während der vierjährigen psychiatrischen Weiterbildung besteht die Haupttätigkeit jedoch in klinisch-praktischer Arbeit mit halbjährigem Wechsel des Aufgabenbereiches und mit zunehmender Übernahme von therapeutischer Verantwortlichkeit im Rahmen der Sektorversorgung. Zum Abschluß der Weiterbildung legt der Kandidat eine Diplomarbeit (mémoire) vor, die er vor der Weiterbildungskommission verteidigen muß. Diese Kommission stellt ein Facharztzeugnis aus, dessen offizielle Anerkennung durch die Ärztekammer (ordre des médecins) erfolgt, wenn keine juristischen oder ethischen Einwände bestehen. Damit erfolgt die Aufnahme in den Ärztestand (Flavigny 1970). Ähnlich organisierte Weiterbildungen bestehen in Bordeaux (Damon u. Demangeat 1970; Geismann 1970), Straßburg (Kammerer 1970) und Marseille (Dufour 1980a, 1977). Eine Prüfung nach jedem Jahr wird empfohlen.

Nach Abschluß des Internates kann der Psychiater sich in eigener Praxis niederlassen oder weiter an einer Institution verbleiben. Dort kann er Psychiater oder Chefarzt an einem psychiatrischen Krankenhaus (= H.P.) werden oder als Oberarzt (chef de clinique — assistant des hôpitaux) in einer Universitätsklinik tätig sein. Die Ernennung zum Oberarzt einer Universitätsklinik erfolgt durch Ergänzungswahl. Seine Tätigkeit besteht in klinischer Anleitung der Internen, Beteiligung am Unterricht (Studenten, Weiterbildung) sowie in wissenschaftlicher Arbeit. Diese Tätigkeit kann zwischen zwei und sieben Jahren ausgeübt werden, entweder ganztags oder halbtags (vormittags) während des Aufbaus einer eigenen Praxis. Nach Abschluß dieser Zeit kann der Oberarzt entweder eine eigene Praxis eröffnen, in ein psychiatrisches Krankenhaus überwechseln oder eine Dozentur (agrégation) anstreben. Für die Dozentur findet alle 3 bis 4 Jahre für jede Fachrichtung eine Prüfung auf nationaler Basis statt. Die Teilnahme hängt von den publizierten wissenschaftlichen Arbeiten, dem Dienstalter und der Unterstützung durch Professoren ab. Aus den Dozenten rekrutieren sich die späteren Professoren und Chefärzte. Ein „professeur agregé" unterstützt den Lehrstuhlinhaber bei seiner Tätigkeit (Dufour 1980a, 1977).

Ziel der Facharztweiterbildung ist ein „allround"-Psychiater, der in der Lage sein soll, alle im Rahmen einer sektorisierten Psychiatrie anfallenden Aufgaben zu beherrschen. Er soll gleicherweise fähig sein, somatische, psychotherapeutische und soziotherapeutische Behandlungen je nach Diagnose und Bedarf anzuwenden sowie die

Rehabilitation des Patienten und die Beeinflussung seiner sozialen Umwelt einzuleiten. Für diese Aufgaben, vor allem auch für die letztgenannten, ist eine Zusammenarbeit in der Arbeitsgruppe des Sektors erforderlich. Die Vertreter dieser Sektor-Psychiatrie wehren sich dagegen, daß sich Psychiater zu sehr auf ein bestimmtes Aufgabengebiet spezialisieren, z.B. nur akute Fälle übernehmen oder nur psychotherapeutische Tätigkeit ausüben, und betonen die umfassende Zuständigkeit eines Facharztes. Da im idealen Planungsziel ein Sektor alle Dienste anbieten soll, stehen die Sektoren gleichwertig und gleichberechtigt nebeneinander. Dies ist ein wesentlicher Unterschied gegenüber der sowjetischen sektorisierten Psychiatrie; bei dieser sind bereits auf unterer Organisationsebene die Institutionen für eine längerdauernde Hospitalisierung getrennt von den Dispensaires, die für ambulante und kurzfristige stationäre Versorgung im Sektor zuständig sind. Außerdem besteht für einige Teilbereiche, z.B. forensische Psychiatrie, spezialisierte psychotherapeutische Behandlung oder spezielle Forschungsgebiete, die Möglichkeit, einen Patienten an eine Spezialeinrichtung auf höherer Ebene „weiterzureichen". Gerade dies wird von der französischen Sektor-Psychiatrie entschieden abgelehnt.

Zusammenfassung

Die medizinische Versorgung in Frankreich wird durch niedergelassene Ärzte sowie durch staatliche und private Krankenhäuser·gewährleistet. Für den klinisch-psychiatrischen Bereich spielen jedoch nur Universitätskliniken und Anstalten eine Rolle. Die Gesamtbevölkerung ist für Krankheit, Invalidität und Altersrenten durch die „Securité Sociale" versichert. Seit 1960 besteht eine sektorisierte Psychiatrie, der Direktor einer Anstalt ist gleichzeitig „chef de secteur", es wird versucht, die Universitätskliniken und die niedergelassenen Ärzte an der sektorisierten Versorgung mitzubeteiligen und innerhalb eines Sektors ein universelles Versorgungssystem nach dem Vorbild der amerikanischen „Community Mental Health Centers" aufzubauen.

Die Universitätsreformen der 60er Jahre haben die Universitäten alten Stiles aufgehoben. Statt dessen wurden sog. „Lehr- und Forschungseinheiten" geschaffen, die einer früheren Fakultät entsprechen. Zwei bis drei solcher „Einheiten" schließen sich zu einer Universität neuen Stiles zusammen.

Das Medizinstudium dauert 7 Jahre, nach jedem Jahr erfolgen schriftliche und mündliche Prüfungen, eine Ausleseprüfung („concours") am Ende des ersten Jahres bewirkt einen numerus clausus. Im ersten Jahr werden die naturwissenschaftlichen Grundlagenfächer unterrichtet, im zweiten und dritten die vorklinischen und ab dem 4. Jahr die klinischen Fächer. Vom dritten Jahr an treten neben die Vorlesungen zunehmend praktisch-klinische Tätigkeiten in den Krankenhäusern (Übernahme von Patienten unter Supervision, Führen der Krankengeschichte etc.) als „Spitalstudent", im 7. Jahr folgt eine ganztägige Medizinalassistentzeit („stage interné") und die obligatorische Doktorarbeit. Unabhängig von den Universitätsprüfungen nehmen die Krankenhäuser allgemein-medizinische Prüfungen für das „Internat" vor, die z.Zt. nicht obligatorisch sind, aber Vorteile bieten. Bei Bestehen dieser „Ausleseprüfung" kann ein Student bereits im letzten Studienjahr Interner sein. Er ist ein bezahlter Krankenhausarzt, für 4 bis 5 Jahre angestellt, kann bereits im 7. Studienjahr seine Facharztweiterbildung beginnen und sich seine Weiterbildungsstätten frei wählen. Das Internat ist auch Voraussetzung für eine Universitätskarriere.

Medizinische Psychologie ist Unterrichts- und Prüfungsfach, es hängt von der jeweiligen Universität ab, in welchem Semester sie unterrichtet wird und was ihr inhaltlicher Aspekt ist. Psychodynamische Gesichtspunkte und Aspekte der Arzt-Patienten-Beziehung dominieren an vielen Universitäten.

Seit der Trennung von Psychiatrie und Neurologie im Jahre 1968 gibt es eine obligatorische Psychiatrievorlesung und Prüfung im klinischen Studienabschnitt sowie ein fakultatives klinisches Praktikum von 4 Monaten Dauer als Spitalstudent. Inhaltlich wird die französische Psychiatrie teilweise durch eine eigene, von anderen Ländern abweichende Nosologie bestimmt, sie stand lange im Schatten der Neurologie. Die Studentenunruhen von 1968 und die darauf folgenden Reformen weckten ein stärkeres Interesse an Psychiatrie und Psychologie, insbesondere machte sich ein starker Nachholbedarf für psychodynamisch-psychoanalytische und soziogenetische Gesichtspunkte bemerkbar.

Die psychiatrische Facharztweiterbildung dauert 4 Jahre einschließlich einem Jahr Neurologie. Das erste Jahr gilt als Probejahr und schließt mit einer Eignungs- und Ausleseprüfung ab. Gegenwärtig gibt es drei Möglichkeiten der Weiterbildung: 1. als Interner einer psychiatrischen Universitätsklinik. Hierfür ist die allgemeinmedizinische Internatsprüfung für Universitätskrankenhäuser Voraussetzung, danach kann die Weiterbildung bereits im letzten Studienjahr begonnen werden. 2. Als Interner eines psychiatrischen Krankenhauses (Anstalt) nach Abschluß des Medizinstudiums. 3. Als Praktikant ohne Verpflichtung und Bezahlung eines Internen an einer frei gewählten Weiterbildungsstätte. Die für 1983 beschlossenen erneuten Reformen schließen die dritte Möglichkeit aus, verlangen für alle Kandidaten eine allgemein-medizinische Internatsprüfung und führen ein nationales Abschlußexamen ein.

Die Weiterbildung besteht in supervidierter praktisch-klinischer Tätigkeit mit 1/2jähriger Rotation durch verschiedene Abteilungen und einem theoretischen Kursprogramm. Regionale Weiterbildungskommissionen entwerfen die Rahmenrichtlinien, hierdurch kommt es zu regionalen Unterschieden; diese Kommissionen sind paritätisch mit Weiterbildungskandidaten und Ausbildern besetzt und vergeben die Facharztdiplome.

Ziel der Weiterbildung ist ein für die Bedürfnisse der Sektorpsychiatrie universell geschulter Psychiater. Wie weit dieses Ziel gegenwärtig erreicht ist oder mehr eine Absichtserklärung darstellt, bleibt offen.

7 Niederlande

7.1 Das medizinische und psychiatrische Versorgungswesen

In den Niederlanden gibt es kein staatliches Gesundheitswesen; praktisch die gesamte Bevölkerung ist aber obligatorisch oder freiwillig krankenversichert und für andere Risiken (Alter, Invalidität etc.) durch die verschiedenen Gesetze zur sozialen Sicherung geschützt. Der Arbeitgeber zahlt unter einer bestimmten Einkommensgrenze, die der Inflationsrate angepaßt wird, die Hälfte der Krankenkassenbeiträge sowie für freiwillig Versicherte einen Teil hiervon.

Bei den medizinischen und psychiatrischen Institutionen zeigte sich bisher ein deutliches Zurückstehen des Staates gegenüber anderen Organisatoren. „Die geschichtlich gewachsene Realität einer meist von Bürgergruppen ausgehenden Vielfalt von Institutionen stellt sich heute unter dem verbindlich gewordenen Oberbegriff der ‚geistigen Gesundheitspflege' als ein weitverzweigtes Netz kommunaler, konfessioneller und privater Institutionen der ambulanten und stationären psychiatrischen sowie psychosozialen Versorgung dar. Auch der größte Teil der Anstaltspsychiatrie wird von Stiftungen und Vereinen getragen. Daneben gibt es einige wenige staatliche psychiatrische Krankenhäuser auf provinzieller Ebene" (Rauch et al. 1975). Die augenblickliche institutionelle Vielfalt wird mitunter auch als „Flickenteppich" bezeichnet und hat zu einer z.T. sich überschneidenden Zuständigkeit geführt. Eine Koordination wird durch kommunale Gesundheitsämter, Ministerien und durch die Abteilung „geistige Volksgesundheit" – der „Reichsinspektion" für das Gesundheitswesen – versucht, die durch regionale Aufsichtsbeamte für die Durchführung gesetzlicher Bestimmungen sorgen, neue psychiatrische Gesundheitsdienste planen, den Minister beraten etc. Trotzdem besteht eine unterschiedliche ministerielle Überwachung; so ist z.B. das Gesundheitsministerium für psychisch Kranke im allgemeinen und für die psychiatrischen Krankenhäuser zuständig, das Justizministerium für den Schutz des Kindes (Vormundschaft) und für geisteskranke Straftäter, für die es eigene Einrichtungen unterhält, das Erziehungsministerium für die Erziehung von Geistesschwachen und -behinderten, das Verteidigungsministerium für psychisch gestörtes Militärpersonal.

Die psychiatrische Versorgung wird durch psychiatrische Krankenhäuser, psychiatrische Universitätskliniken, Fachärzte in freier Praxis, die gleichzeitig als Belegärzte Betten in der psychiatrischen Abteilung eines Allgemeinkrankenhauses haben können, Einrichtungen für geistig Behinderte und sozialpsychiatrische Dienste gewährleistet. Die Einrichtungen für psychisch Kranke und geistig Behinderte waren immer getrennt. Daneben gibt es Sondereinrichtungen für Epileptiker und Alkoholiker, außerdem: einen jugendpsychiatrischen Dienst, Erziehungsberatungsstellen, Eheberatungsstellen, Einrichtungen für Drogen- und Alkoholabhängige, psychotherapeutische Institute,

Tages- und Nachtkliniken, Familienfürsorge, Übergangs- und Wohnheime, psychogeriatrische Institutionen, Institutionen für geistesgestörte Straftäter. Die genannten Institutionen stehen in unterschiedlicher Trägerschaft (staatlich, kommunal, privat, konfessionell etc.).

Die genannten Institutionen arbeiten z.T. sehr unabhängig voneinander und haben untereinander nur eine geringe Koordination von Zuständigkeiten festgelegt und nur wenig echte Zusammenarbeit entwickelt. Eine gegenseitige Abstimmung wird aber sowohl auf nationaler als auch regionaler (Provinz-) Ebene immer mehr angestrebt; so haben z.B. die Direktoren der psychiatrischen Krankenhäuser (Anstalten) bestimmte Einzugsgebiete festgelegt, jedoch ohne strenge Sektorisierung; sie können weiterhin, trotz Tendenz zu umfassender Versorgung, ihre Patienten selektionieren (z.B. weniger Alkoholiker, psychogeriatrische Patienten etc.). Die sozialpsychiatrischen Dienste, die auf Provinz- oder Gemeindeebene eingerichtet wurden, versuchen auf freiwilliger Basis mit den psychiatrischen Krankenhäusern zusammenzuarbeiten, opponieren aber zusammen mit den niedergelassenen Ärzten gegen sie, wenn die Krankenhäuser versuchen, Polikliniken einzurichten. Die Furcht vor Monoposilierung durch einen einzigen Träger aller psychiatrischer Einrichtungen scheint groß zu sein, und der Staat scheint sich vorsichtige Zurückhaltung aufzuerlegen. Die Aufgabe der unterschiedlich organisierten und in unterschiedlicher Trägerschaft (z.T. religiös, z.T. städtisch etc.) stehenden sozialpsychiatrischen Dienste besteht in Nachsorge entlassener Patienten, Prävention, Überweisung zu Ärzten oder in Kliniken, Verhandlungen mit Behörden zugunsten der Patienten, Begutachtung und Beratung. Der größte Teil der Krankenhauseinweisungen erfolgt durch diese Dienste.

Für die stationären Einrichtungen gibt es ein zentrales psychiatrisches Fallregister bei der „Reichsinspektion" des Gesundheitsministeriums.

Die in freier Praxis niedergelassenen Nervenärzte stellen eine uneinheitliche Mischung von Psychiatern, Neurologen, Neuropsychiatern und Psychotherapeuten (ein großer Teil der Nervenärzte hat eine teilweise oder vollständige psychotherapeutische Ausbildung) dar. Sie betreuen auch die psychiatrischen Abteilungen in Allgemeinkrankenhäusern als Belegärzte, z.T. sogar im „Einmannbetrieb". Gegen die Anstellung eines Psychiaters im Allgemeinspital gibt es zahlreiche Widerstände von seiten der niedergelassenen und Belegärzte, die darin eine Bedrohung des freien Ärztestandes sehen. Die niedergelassenen Ärzte und die psychiatrischen Abteilungen an Allgemeinspitälern versorgen eine andere Patientenpopulation (mehr Neurosen, affektive Psychosen etc.) als die Anstalten und die sozialpsychiatrischen Dienste.

Die psychotherapeutischen Institute, z.T. nach Schulen orientiert, z.T. „multidisziplinär" (Institut für Multidisziplinäre Psychotherapie = IMP), befassen sich mit Ausbildung, Diagnostik und ermöglichen eine Behandlung insbesondere derjenigen Patienten, die sich keine private Psychotherapie leisten können. Die Krankenkassen zahlen eine Behandlung von maximal 45 Sitzungen; bei nichtkrankenversicherten Patienten ist die Bezahlung durch eine andere soziale Institution gesetzlich abgesichert.

Es gibt auch Gruppenpraxen von mehreren Ärzten mit anderen Sozialberufen, die nach Art einer kleinen Poliklinik vielseitige psychiatrische und sozial-rehabilitative Tätigkeiten durchführen.

Die große Aufsplitterung und Komplexität des psychiatrischen Gesundheitswesens ließen Pläne der Regierung zu regionalisierter Versorgung und zu einem dreigliedrigen

System zunehmend spezialisierter Staffelung (Stufung, „Echenolisierung") entstehen. Im Unterschied zu Ländern mit sozialistischen Tendenzen geht diese Echelonisierung aber nicht in Richtung einer Staatsmedizin, sondern einer auf freiwilliger Vereinbarung beruhenden regionalen Koordinierung der vorhandenen Einrichtungen mit Erhaltung der bisherigen Trägerschaften. Der Staat übernimmt die Aufgabe der Koordination, der gesetzlichen Absicherung und Kontrolle, aber nicht der Eigentumsverhältnisse, es kommt zu freiwilliger Regionalisierung statt zu staatlicher Sektorisierung.

Zum ersten Echelon — zuständig für 30—40 000 Einwohner — gehören: Hausarzt, Nervenarzt, Bezirksgesundheitszentren, soziale Hilfen, Schulen, Tagesstätten etc.; zum zweiten Echelon — zuständig für 200 000 Einwohner: sozialpsychiatrische Dienste, teilstationäre Einrichtungen wie Tageskliniken, Wohnheime, beschützende Werkstätten, Patientenclubs etc.; der dritte Echelon — zuständig für 750 000 Einwohner — umfaßt Kriseninterventionszentren, psychiatrische Krankenhäuser, psychiatrische Abteilungen am Allgemeinkrankenhaus und andere stationäre Spezialeinrichtungen (Richartz 1979, Giel 1975, Rauch et al. 1975). „Von ihrer Theorie her geht diese Neuorientierung der ursprünglich kurativ arbeitenden Institutionen von einem stärker sozialpsychologisch ausgerichteten Bezugssystem aus, das eine Überwindung einer ausschließlich ‚klinisch' am Einzelindividuum orientierten Form der psychopathologischen Problemidentifizierung impliziert. Dabei handelt es sich nicht um eine unkritische Übernahme von neueren Devianzmodellen nach der Art, wie sie im letzten Jahrzehnt besonders von amerikanischen sozialwissenschaftlich orientierten Autoren vorgelegt wurden. Die Tatsache, daß die Holländer den heuristischen Wert solcher Modelle abweichenden Verhaltens hoch einschätzen, ist dadurch begründet, daß die in Jahrzehnten gewachsene Praxis der ‚geistigen Gesundheitspflege' und die noch viel weiter zurückreichenden . . . Traditionen in der allgemeinen Gesundheitspflege bzw. Gesundheitspolitik . . . die sozialen Aspekte von Krankheit bereits in vorwissenschaftlicher Weise stark betont hatten" (Zitat Rauch et al. 1975). „Deutlich zeichnet sich eine Evolution ab, die von der Psychiatrie über die Psychotherapie in der exklusiven Arzt-Patient-Beziehung in Richtung auf eine psychosoziale Rehabilitation vermittels eines multidisziplinär aufgebauten Behandlungsteams geht. Es geht inzwischen nicht mehr alleine um die Elimination von Störung oder Krankheit, die das Ziel psychotherapeutischer Behandlung ist, sondern um die Verbesserung der Qualität von individuellen Daseinsmöglichkeiten" (Zitat nach Rauch et al. 1975).

7.2 Medizinische und psychiatrische Ausbildung der Studenten

In den Niederlanden gibt es 8 medizinische Fakultäten im Rahmen von Universitäten, die z.T. staatlich („Reichsuniversität"), z.T. konfessionell (protestantisch oder katholisch), z.T. gemeindeeigen sind.

Voraussetzung zum Studium ist das Abitur. Das Medizinstudium dauert 6 (−7) Jahre; nach drei Jahren Vorklinik und einem propädeutischen Examen ist der Student „Kandidat", nach dem 5. Jahr und dem Doktorexamen ist der Student „Semiarzt", nach dem 6. Jahr und dem ärztlichen Abschlußexamen ist der Student „Basisarzt". Im 5. und 6. (und evtl. noch im 7.) Jahr muß der Student als „Co-Assistent" (Interner) praktisch in der Krankenversorgung arbeiten, wobei eine 6monatige Krankenhaustätigkeit, 3 Monate in einer Praxis und 2 Monate im psychologisch-medizinischen Bereich vorgeschrieben sind; die übrige Zeit kann der Student nach eigenem Interesse wählen. Der „Basisarzt" muß sich anschließend noch 1 Jahr als „Allgemeinarzt" spezialisieren, bevor er die Medizin eigenverantwortlich ausüben kann, oder er beginnt sofort nach dem 6. Jahr seine Facharztweiterbildung.

In der Vorklinik liegt der Unterricht in den Verhaltenswissenschaften (medizinische Psychologie und Soziologie) und der Ökonomie des Gesundheitswesens; in der Klinik ist Psychiatrie eines der vier Hauptfächer neben Innerer Medizin, Chirurgie und Gynäkologie/Geburtshilfe. Wann und in welchem Umfang die einzelnen Fächer gelehrt und wie die Examina abgehalten werden, ist der einzelnen Universität überlassen. Meist findet in (nach) jedem Jahr ein Examen (oder „Test") statt (Clade 1980, Richartz 1980, Maastricht Medical School 1979). Als Beispiel für den Unterricht in den Verhaltenswissenschaften und in Psychiatrie soll der Lehrplan an der Universität Groningen angeführt werden (Zitat nach van Dijk 1980).

1. Jahr:	Entwicklungspsychologie der Krankheit	14 Stunden
	Entwicklungspsychologie der Praeadoleszenz und der Adoleszenz	8 Stunden
	Entwicklungspsychologie des Erwachsenenalters	18 Stunden
	Persönlichkeitstheorien (insbesondere psychoanalytische)	18 Stunden
2. Jahr:	Allgemeine Psychologie	28 Stunden
	Allgemeine Soziologie	18 Stunden
	Medizinische Psychologie	18 Stunden
3. Jahr:	Psychiatrie	32 Stunden
	Theorien über Patienten-Beratung (counseling)	8 Stunden
	Fakultative praktische Ausbildung in Patientenberatung	15 Stunden (pro Student)
4. Jahr:	Psychiatrieunterricht	32 Stunden
	Anfänger-Praktika: Theoretischer Unterricht und praktische Tätigkeit in Beratung, Erhebung einer Krankengeschichte, Diagnose	14 x 1/2 Tag
5. Jahr:	Praktika für Fortgeschrittene in ambulanten oder stationären Einrichtungen, Kriseninterventionszentren, Anstalten oder Drogenpolikliniken	6 Wochen ganztägig

Von dem üblichen Aufbau des Medizinstudiums weicht die medizinische Fakultät der „Reichsuniversität Limburg" in Maastricht ab. Orientiert am Vorbild einiger nordamerikanischer „Medizinschulen", hat man eine Ausbildung nach dem Modell des integrierten Studiums aufgebaut. Die Trennung in Vorklinik und Klinik ist weggefallen, ebenso die großen Vorlesungen und die getrennte Unterrichtung einzelner Fächer inklusive der natur- und sozialwissenschaftlichen Grundlagenfächer. Statt dessen wird ein „problemorientiertes" Studium in kleinen Gruppen angeboten. In selbstlernenden Gruppen, die sich zweimal pro Woche treffen, erarbeiten die Studenten im Blockunterricht mit Hilfe eines Tutors einen fächerüberschreitenden Themenkreis, z.B. Arteriosklerose, Depression, Müdigkeit etc. Hierbei dienen ihnen „Blockbücher", die von den Dozenten der Universität für den Zweck des integrierten Studiums verfaßt wurden, als Grundlage, sowie das Studium der Literatur und anderer Lehrbücher; in den Diskussionen sollen sehr rasch die Mängel und Einseitigkeiten offensichtlich werden, was zu weiterer selbsterarbeiteter Problemlösung führen soll. In strittigen Fragen können Dozenten als Sachverständige auf Wunsch der Studenten zugezogen werden. Alle 6 Wochen werden das Thema und die Zusammensetzung der Gruppe geändert. Im sog. „skills lab" werden an gesunden Versuchspersonen und den Studenten untereinander, z.T. mit vielfacher Verwendung audiovisueller Hilfsmittel, medizinische Fertigkeiten, wie Blutdruckmessung, Blutuntersuchung, Tests, Explorationstechnik, etc. gelehrt und geübt, bevor sie an Patienten angewandt werden. Mehrmals im Jahr werden „Tests", meist in „multiple choice"-Methode, durchgeführt, um festzustellen, wie der einzelne Student im Vergleich mit seiner Jahrgangsgruppe abschneidet. Bei starkem Zurückbleiben gegenüber der Jahrgangsgruppe erhält der Student Hilfestellung durch einen Tutor; sein Arbeitsstil, aber u.U. auch die Unterrichtstechnik wird diskutiert und modifiziert.

Während des Studiums spielen die psychosozialen Fächer und die Ausrichtung auf eine Tätigkeit als praktischer Arzt (Hausarzt) eine große Rolle, die Studenten arbeiten z.T. auch in Gruppenpraxen mit, und während des praktischen Jahres arbeiten sie als Co-Assistenten für 6 Wochen in der Psychiatrie. Als Gründe für diesen von den übrigen niederländischen Fakultäten abweichenden Studienaufbau werden angegeben: Beim heutigen umfangreichen Kenntnisstand in der Medizin wird eine Ausbildung immer nur einen Teil des Wissens und der erforderlichen Fertigkeiten vermitteln können. Statt des Ehrgeizes, dem Studenten möglichst viel zu lehren, sollen bei ihm vielmehr Methoden und Arbeitsstile entwickelt werden, mit denen er sich in Zukunft bei einem konkreten Problem seine Lösungsmöglichkeiten selbst erarbeiten kann.

Aktives statt passives Lernen sowie selbständiges Arbeiten soll bei ihm gefördert werden. Im Teamwork und den Gruppendiskussionen soll der Student an die Praxis der heutigen Medizin herangeführt und seine sozialen Fähigkeiten im Umgang mit anderen geübt sowie eine wissenschaftliche Einstellung gefördert werden. Hierbei sollen sich rechtzeitig auch Eingriffsmöglichkeiten durch Gruppe und Tutor ergeben, um ein sozial störendes und in Bezug auf den Lehrstoff erfolgloses Verhalten des Studenten zu korrigieren (Richartz 1980, Hawkins u. Hawkins 1979, Maastricht Medical School 1979).

7.3 Facharztweiterbildung

Ähnlich wie in der BRD gibt es in den Niederlanden seit 1970 den getrennten Facharzt für Psychiatrie oder Neurologie neben dem neuropsychiatrischen Facharzt, der weiterbesteht und der vorher die alleinige Regel war. Für ihn waren insgesamt 5 Jahre mit 3 1/2jähriger psychiatrischer und 1 1/2jähriger neurologischer Weiterbildungszeit vorgeschrieben (oder umgekehrt, je nachdem ob der Akzent auf Neurologie oder Psychiatrie lag. Der niedergelassene Facharzt beschränkte sich meistens sowieso auf eines der Teilgebiete).

Für den (getrennten) Facharzt in Psychiatrie oder Neurologie sind je 4 Jahre Weiterbildungszeit vorgeschrieben. Für den Psychiater liegen innerhalb dieser Zeit 1 Jahr Neurologie, 1/2 Jahr in einer Einrichtung für Kinder- und Jugendpsychiatrie, 1/2 Jahr sozialpsychiatrische Tätigkeit im Rahmen des öffentlichen Gesundheitswesens und 1/2 Jahr Anstaltstätigkeit. Von der Gesamtzeit müssen 24 Monate in klinischer und poliklinischer Tätigkeit verbracht werden, bei der auch zusätzliche Erfahrungen in Psychotherapie, klinischer Psychologie, EEG, Einführung in Neurologie, Neuropathologie, Neuro-Chirurgie und Forschungsmethodik vermittelt werden sollen. Die sozialpsychiatrische Tätigkeit kann in Einrichtungen verbracht werden, die sich mit forensisch-psychiatrischen Fragen, Suchtproblemen, Rehabilitation, Arbeits- und Freizeitgestaltung, Schulproblemen, Ehe- und anderen interpersonellen Beratungen, Psychotherapien etc. befassen, sowohl für Jugendliche als auch für Erwachsene. Die kinder- und jugendpsychiatrische Teilweiterbildung kann ambulant oder stationär erfolgen, neben Kliniken auch an Institutionen für Lern- oder Geistigbehinderte und Entwicklungsgestörte, in Erziehungsanstalten, Spezialschulen, forensischen Diensten etc. Ein Jahr der Weiterbildung kann auch in einem theoretischen Fach absolviert werden.

Die Universitätseinrichtungen sind Vollweiterbildungsstätten und organisieren z.B. auch das theoretische Kursprogramm für benachbarte Einrichtungen. Andere psychiatrische Krankenhäuser und Institutionen haben die Anerkennung für eine Teilzeitweiterbildung. Eine Kommission der „Niederländischen Vereinigung für Psychiatrie und Neurologie" erarbeitet die Weiterbildungsrichtlinien, die der Zustimmung des Gesundheits- und Erziehungsministeriums bedürfen. Die „Königlich-Niederländische Gesellschaft zur Förderung der Heilkunde" erklärt das Reglement nach Überprüfung für offiziell und vergibt die Facharztanerkennung. Es gibt jedoch kein Facharztexamen, seine Einführung wird z.T. erörtert. Für den Bereich der Kinderpsychiatrie wird die Schaffung eines eigenen getrennten, 5jährigen Weiterbildungsganges oder eine Subspezialisierung durch ein weiteres zusätzliches Jahr in Kinder-/Jugendpsychiatrie erörtert.

An jeder zur Weiterbildung berechtigten Institution gibt es einen „Hauptausbilder", und jede Institution wird in regelmäßigen Abständen von einer „Visitationskommission" überprüft. Die Weiterbildung besteht in einem theoretischen Kursprogramm und in praktisch-klinischer Tätigkeit mit Supervision, die sowohl arbeitsbegleitend lehren als auch dem Kandidaten bei der Entwicklung seiner persönlichen Reife helfen soll (für letzten Zweck mindestens 1 Stunde pro Woche und Kandidat). Da es schwierig ist, Neurologiestellen im Rahmen der Weiterbildung zu finden, wird z.Zt. die Errichtung sog. „neurologischer Brückenköpfe" in psychiatrischen Institutionen erprobt, die dem Kandidaten alle somatischen Aspekte seines Faches (einschließlich interner Medizin) sowie die psychiatrierelevante (Hirn-) Neurologie vermitteln sollen.

Die niederländische Psychiatrie zeigt eine deutlich sozialpsychiatrische Ausrichtung. Die Therapie ist auf eine realistische Rehabilitation mit Wiedereingliederung psychisch Gestörter ausgerichtet. Biologische Gesichtspunkte stehen hierbei ziemlich gleichberechtigt neben psychotherapeutischen und soziologisch/sozialtherapeutischen Betrachtungsweisen; die meisten Universitätseinrichtungen sind zudem gegliedert in Lehrstühle und Abteilungen für biologische Psychiatrie, soziale Psychiatrie, klinische Psychiatrie, forensische Psychiatrie und klinische Psychologie. Psychoanalytische Weiterbildung erfolgt an — von den Universitäten getrennten — eigenen Einrichtungen der psychoanalytischen Gesellschaften. Daneben gibt es aber auch noch Institutionen für „multidisziplinäre Psychotherapie", an denen die Weiterbildung weniger schulgebunden ist. Psychodynamische Theorien und Techniken stehen neben verhaltenstherapeutischen und kommunikationstherapeutisch-interaktionellen; es werden Einzel-, Gruppen- und Partnertherapien durchgeführt. Nicht nur Ärzte, sondern auch andere Berufsgruppen mit pädagogischer Erfahrung werden zur 4jährigen psychotherapeutischen Weiterbildung zugelassen. Auch die Assistenten einer Universitätsklinik können dort ihre dann voll in das Universitätsprogramm integrierte psychotherapeutische Weiterbildung absolvieren (van Dijk 1980, Richartz 1980, Romme u. Richartz 1978, Niederländisches Facharztreglement 1977, 1979, Bastiaans u. Groen 1970, Bastiaans 1967).

Die psychoanalytische und sozialpsychiatrische Ausrichtung der niederländischen Psychiatrie ist deutlich. Die meisten Lehrstuhlinhaber sind gleichzeitig ausgebildete Psychoanalytiker (Hawkins 1979). Trotzdem scheinen eine große Variation der Weiterbildungsgänge, sowie eine gewisse Unsicherheit und kontroverse Meinungen darüber zu bestehen, wie eine gute psychiatrische Weiterbildung aussehen soll, was eigentlich die Funktion des Psychiaters in der Gesellschaft ist, wie die psychotherapeutische Weiterbildung zu gestalten sei, ob 1 Jahr Neurologie zu viel sei und besser durch eine Tätigkeit im Kontakt mit körperlich begründbaren Geistesstörungen zu ersetzen sei usw. Mit Apellen für eine möglichst breit angelegte Weiterbildung („comprehensiveness" im Sinne der amerikanischen Psychiatrie) und der Betonung, wie wichtig die Persönlichkeit des Psychiaters und deren Berücksichtigung im Rahmen von Weiterbildungsprogrammen sei, wird ein Ausweg aus diesen Widersprüchen und der Rollenunsicherheit gesucht (Blijham 1978, Fournier u. Kaliswaart 1978, Romme u. Richartz 1978, Jacobs 1977, Pots 1977).

Zusammenfassung

In den Niederlanden besteht eine große Vielfalt medizinischer und psychiatrischer Institutionen, die in unterschiedlicher Trägerschaft stehen. Der Staat hält sich im Gesundheitswesen aufgrund anderer politischer Traditionen dieses Landes sehr zurück. Er versucht aber, durch seine „Reichsinspektion für das Gesundheitswesen" eine freiwillige Koordination und Regionalisierung der vielfältigen, sich z.T. überschneidenden Dienste zu erreichen. Trotz großer Freiheitlichkeit im Gesundheitswesen ist aber praktisch die ganze Bevölkerung für Krankheit und andere soziale Risiken versichert.

Die psychiatrische Versorgung wird durch niedergelassene Fachärzte (die z.T. Belegärzte in Allgemeinkrankenhäusern sind), sozialpsychiatrische Dienste, Anstalten, Universitätskliniken und Einrichtungen für geistig Behinderte gewährleistet, daneben bestehen zahlreiche Sondereinrichtungen für bestimmte Zielgruppen wie Epileptiker, Alkoholiker, Jugendliche und viele andere mehr. Es besteht ein zentrales psychiatrisches Fallregister.

Die Universitäten sind z.T. staatlich, z.T. konfessionell, z.T. gemeindeeigen. Das Medizinstudium dauert 6 Jahre, die zwei letzten Jahre werden überwiegend in praktisch-klinischer Tätigkeit verbracht, aber auch Erfahrungen in einer Praxis und im medizinisch-psychologischen Bereich sind vorgeschrieben. Nach dem Abschlußexamen muß sich der „Basisarzt" entweder noch ein Jahr als Allgemeinarzt spezialisieren oder beginnt seine mehrjährige Facharztweiterbildung.

Medizinische Psychologie, medizinische Soziologie und Ökonomie des Gesundheitswesens werden im vorklinischen Studienabschnitt unterrichtet, im klinischen Abschnitt ist Psychiatrie eines der vier Hauptfächer. Die einzelnen Universitäten sind bei der Gestaltung des Unterrichts und der Examina frei, meist besteht der Unterricht in Vorlesungen und Seminaren, und nach jedem Jahr folgt ein Examen. Während der praktisch-klinischen Jahre sind meist 6 Wochen Psychiatrie obligatorisch.

Eine Besonderheit der neuen „Reichsuniversität Limburg" (in Maastricht) ist das fächerübergreifende „integrierte Studium" mit selbstlernenden Gruppen und stärkerer Betonung der psychosozialen Fächer.

Für den kombinierten Facharzt für Psychiatrie und Neurologie sind 5 Jahre Weiterbildung (3 1/2 Jahre Psychiatrie und 1 1/2 Jahre Neurologie oder umgekehrt, je nach Akzentuierung) vorgeschrieben, für den (einfachen) Facharzt für Psychiatrie 4 Jahre einschließlich 1 Jahr Neurologie. Innerhalb der psychiatrischen Zeit sind 1/2 Jahr Anstalt, 1/2 Jahr Kinder- und Jugendpsychiatrie und 1/2 Jahr sozialpsychiatrische Tätigkeit vorgeschrieben. Es gibt kein Facharztexamen, jedoch Bestrebungen zu seiner Einführung. Die Schaffung eines eigenen Facharztes für Kinder-/Jugendpsychiatrie wird ebenfalls erörtert. Die Weiterbildung besteht in einem theoretischen Kursprogramm, Supervision klinischer Tätigkeit und individueller Förderung durch einen Tutor. Die Weiterbildungseinrichtungen werden regelmäßig von einer „Visitationskommission" überprüft. Für die neurologische Weiterbildung wurden versuchsweise sog. „neurologische Brückenköpfe" in psychiatrischen Kliniken eingerichtet (Unterricht über interne, neurologische und psychoorganische Syndrome bei psychiatrischen Patienten).

Die psychotherapeutische Weiterbildung erfolgt an eigenen, von den offiziellen Weiterbildungsstätten getrennten Institutionen, die aber z.T. in ein Universitätsweiterbildungsprogramm integriert sein können.

Die niederländische Psychiatrie hat einen deutlich sozialpsychiatrischen Akzent, biologische und psychotherapeutische Gesichtspunkte sind jedoch ebenso stark vertreten. Innerhalb der Psychotherapie nimmt die Psychoanalyse eine starke, jedoch nicht ausschließlich dominierende Position ein.

8 Belgien und Luxemburg

Belgien

8.1 Das medizinische und psychiatrische Versorgungswesen

Die medizinische Versorgung der Bevölkerung wird von niedergelassenen Ärzten, Krankenhäusern und Polikliniken gewährleistet; es besteht freie Arzt- und Krankenhauswahl ohne Sektorisierung. Fast die gesamte Bevölkerung ist durch das Institut National d'Assurance-Maladie-Invalididité (INAMI) versichert, das für die Versorgung im Alter, bei Krankheit und bei Invalidität zuständig ist. Innerhalb dieses Institutes sind aber die Krankenkassen untergliedert in katholische, sozialistische und neutrale. Es steht jedem Bürger frei, sich bei einer dieser Krankenkassen zu versichern. Nur ein verschwindend kleiner Teil der Bevölkerung ist privat versichert. Die INAMI zahlt auch für Aufenthalte in Privatkliniken bis zu einem bestimmten Höchstbetrag, den darüber hinausgehenden Betrag muß der Patient dann aus eigenen Mitteln beitragen. Der Patient kann sofort zum Facharzt gehen und benötigt keine Überweisung durch den praktischen Arzt.

Die hierarchischen und Trägerschaftsverhältnisse bei den Kliniken und Polikliniken sind vielgestaltig. Es gibt Universitätskliniken und -polikliniken, die z.Zt. noch unter einer Doppelhierarchie durch die Universität und die kommunale „Assistance Publique" stehen; daneben existieren Privatkliniken und -polikliniken, vor allem von religiösen Organisationen, wie z.B. der Caritas, sowie Provinz- und städtische Krankenhäuser. Die Universitäten selber können staatlich oder privat sein. Für die psychiatrische Versorgung sind die psychiatrischen Universitätskliniken (u. -polikliniken), die den Provinzen unterstehenden psychiatrischen Anstalten (Hôpitaux Psychiatriques = H.P., meist mit Neurologie) sowie niedergelassene Fachärzte für Psychiatrie und Neurologie zuständig. Es gibt einige psychiatrische Abteilungen an Allgemeinkrankenhäusern in Brüssel, in Lüttich und an Privatkliniken; im allgemeinen besteht aber eine räumliche Trennung der Psychiatrie von der übrigen Medizin. Die Ligue Nationale Belge d'Hygiène Mentale unterhält Diagnose- und Beratungszentren für Drogen- und Alkoholabhängige. Es gibt jedoch keine von den Universitäten oder Anstalten unabhängigen Kliniken für Drogen- oder Alkoholabhängige (Bobon 1980, 1977).

8.2 Medizinische und psychiatrische Ausbildung der Studenten

Voraussetzung zum Studium ist das Abitur (maturité), das nach 6 Jahren Volksschule (école primaire) und 6 Jahren Gymnasium (école sécondaire) abgelegt wird. Es gibt für Belgier keinen numerus clausus an den Universitäten, wohl aber für Ausländer. Die Universitäten sind z.T. staatlich (z.B. Gent und Lüttich), z.T. privat, d.h. katholisch (z.B. Löwen) oder sogenannt agnostisch (z.B. Brüssel).

Das Medizinstudium dauert 7 Jahre. Es gliedert sich in 3 Jahre „candidature" (mit den naturwissenschaftlichen und vorklinischen Fächern) (= 1re cycle) und 4 Jahre „doctorat" mit den klinischen Fächern (2me et 3me cycle). Die 2 letzten Jahre (3me cycle) dieser Zeit bestehen in praktisch-klinischer Tätigkeit mit Pflichtzeiten in Innerer Medizin, Chirurgie, Gynäkologie-Geburtshilfe und Kinderheilkunde sowie 1 Monat Psychiatrie; 3 Monate sind fakultativ. Am Ende jedes Studienjahres werden die in diesem Jahr unterrichteten Fächer geprüft; es gibt am Ende kein Staatsexamen über alle Fächer, sondern nur ein Examen über den Stoff des 7. Jahres. Ob die Prüfungen mündlich oder schriftlich sind, ist in das Ermessen des jeweiligen Dozenten bzw. der Universität gestellt, ebenso nach welchem Muster die schriftlichen Prüfungsfragen formuliert werden; der multiple choice-Typ wird benutzt. Es gibt z.B. eine Abteilung der Universität Lüttich, die die Fragen vorbereitet; die Zusammenarbeit mit dieser Abteilung ist jedoch dem Dozenten freigestellt. Nach Abschluß des Studiums erhält der Arzt den Doktortitel ohne spezielle Doktorarbeit oder Doktorprüfung. Er ist dann „docteur en médicine, chirurgie et accouchement" (Doktor der Medizin, Chirurgie und Geburtshilfe) (Bobon 1980, 1977).

Lehrprogramm und -inhalt sind von der jeweiligen Universität abhängig; es gibt keine Standardisierung für das ganze Land. Trotzdem bestehen gewisse Ähnlichkeiten. Im 2. oder 3. Jahr wird von fast allen Universitäten eine obligatorische Vorlesung über allgemeine Psychologie (oder ähnlicher Titel) gehalten, die in 15–30 Stunden einen Überblick über die verschiedenen Kapitel der Psychologie gibt, z.B. Psychophysiologie (Wahrnehmung, Affekte, Gedächtnis etc.), Persönlichkeitspsychologie (Charakterkunde, Tests), Entwicklungspsychologie (einschließlich Intelligenz), Lernpsychologie, Sozialpsychologie mit besonderer Betonung der Arzt-Patienten-Rolle etc. Der Stoff wird am Ende des Jahres geprüft.

Im 4. und/oder 5. Jahr (2me cycle) folgen 10- bis 30stündige obligatorische Vorlesungen mit Prüfung in Psychologie der Persönlichkeit oder medizinischer Psychologie und/oder allgemeiner Psychopathologie. In diesen Vorlesungen werden z.B. psychodynamische Gesichtspunkte (wie Stadien der Persönlichkeitsentwicklung, Abwehrmechanismen) oder pathogene Sozialbeziehungen, Arzt-Patienten-Beziehungen, Explorationstechniken oder psychopathologische Grundbegriffe und Psychosomatik behandelt. Gleichzeitig gibt es – je nach Universität – fakultative Vorlesungen und Seminare in spezieller Psychopathologie, Kinderpsychiatrie, Psychiatrie (Flamment 1973). Eine eigene Vorlesung über medizinische Soziologie oder Psychotherapie/Psychosomatik wird nicht gehalten; die Psychotherapie wird bei der Psychiatrie-Vorlesung berücksichtigt.

Meist im 6. Jahr liegt die obligatorische Psychiatrievorlesung mit 30–60 Stunden und Examen. Sie wird z.B. in Lüttich im gleichen Jahr alternierend von den Vertretern der beiden psychiatrischen Lehrstühle gehalten. Der eine Lehrstuhl in Lüttich ist mehr biologisch-psychiatrisch und klassisch-phänomenologisch ausgerichtet, der andere akzentuiert eine psychologische und psychosomatische Medizin mit psychotherapeutischer (z.T. psychoanalytischer) Ausrichtung. Jeder Lehrstuhl ist mit eigenen Kliniken und Polikliniken verbunden. Es werden getrennte Examina abgehalten und eine Durchschnittsnote aus beiden Prüfungsergebnissen gebildet. Das Fach Neurologie wird bei der Inneren Medizin mitbehandelt. Der Akzent des Psychiatrieunterrichts verschiebt sich immer mehr von der ex cathedra-Vorlesung zur praktischen Tätigkeit (stage) auf den Stationen, die *en bloc* — obligatorisch für einen Monat (Lüttich), fakultativ für länger — abgeleistet wird. Die Medizinstudenten nehmen an allen Stationstätigkeiten teil, interviewen Patienten, beteiligen sich an Diskussions- und Diagnosekonferenzen, Fallvorstellungen etc. Ein systematisiertes Lehrprogramm speziell für Studenten wird nicht angeboten; die Ausbildung ist praktisch-klinisch orientiert. Die Tätigkeit wird benotet.

Das Ziel der medizinischen und psychiatrischen Ausbildung ist ein praktischer Arzt, der auch psychiatrische Störungen erkennt, der weiß, wohin er den psychisch Kranken überweist und der selbstkritisch beurteilen kann, was er selber zu therapieren in der Lage ist (Bobon 1980, 1977).

8.3 Facharztweiterbildung

Die Weiterbildung kann sofort nach Beendigung des Studiums beginnen. Sie wird an psychiatrischen und neurologischen Abteilungen eines Allgemeinkrankenhauses oder an psychiatrischen, neurologischen oder neuropsychiatrischen Spezialeinrichtungen (d.h. de facto meist Universitätskliniken und Anstalten) durchgeführt.

Es gibt den einheitlichen Facharzt für Neurologie und Psychiatrie (spécialiste en neuro-psychiatrie) mit 5jähriger Weiterbildungszeit. Die Bestimmungen hierfür wurden 1979 neu gefaßt und für das ganze Land einheitlich und mit detaillierteren Anforderungen als früher geregelt. Danach besteht die neuro-psychiatrische Weiterbildung aus einer 4jährigen „Grundlagenweiterbildung" von je zwei Jahren Neurologie und Psychiatrie sowie einer 1jährigen sog. „höheren Weiterbildung" in einem der beiden (oder beiden) Fächern auf einem Spezialgebiet. Innerhalb der Grundlagenweiterbildung kann der Kandidat auch ein Jahr in Innerer Medizin tätig sein, er muß dann aber im 5. Jahr die jeweils fehlende neurologische oder psychiatrische Zeit nachholen. Psychiatrie und neurologische Weiterbildungszeit müssen jeweils zusammenhängend erbracht werden, es ist klinische und poliklinische Tätigkeit vorgeschrieben und es soll der Gesamtbereich des Faches von der Vollweiterbildungsstätte vermittelt werden (d.h. für die Psychiatrie: Kinder, Erwachsene und geriatrische Patienten, Männer und Frauen, alle Diagnosengruppen, alle relevanten Therapieformen etc.). Insbesondere sollen innerhalb der Psychiatrie folgende Teilgebiete durch die Weiterbildung behandelt werden: klinische Psychologie, Psychopathologie, biologische Psychiatrie, Psychopharmakologie, Psychotherapie, forensische Psychiatrie, Sozialpsychiatrie, Sexualkunde. Wenn eine Weiterbildungseinrichtung nicht alle erwähnten Teilbereiche lehren kann, so muß der

Kandidat zeitweilig an eine andere Weiterbildungseinrichtung delegiert werden, die eine Unterrichtung im fehlenden Bereich ermöglicht. Eine psychiatrische Vollweiterbildungsstätte muß mindestens 25–30 Betten besitzen, pro Jahr 150 stationäre Aufnahmen und 600 ambulante Konsultationen (hiervon 200 neue Patienten) haben, es müssen mindestens 2 Fachärzte (pro 25–30 Betten) ganztägig in der Einrichtung tätig sein und die Kandidaten anleiten. Jede Einrichtung muß eine patientenbezogene und eine diagnosenbezogene Dokumentation führen. Pro Einrichtung im eben definierten Sinne dürfen nur 1 bis maximal 3 Weiterbildungskandidaten beschäftigt werden, der Bezug zur Gesamtmedizin muß gewahrt bleiben, d.h. es müssen mindestens Konsiliarärzte aus anderen Fachgebieten (z.B. Innere Medizin, Ophthalmologie) in der Einrichtung arbeiten. Der Weiterbildungskandidat muß ein Testatheft führen, in dem er jährlich die Weiterbildungsveranstaltungen und Tätigkeiten, an denen er teilnahm, einträgt. Er muß während der 5 Jahre mindestens einmal einen Vortrag auf einer wissenschaftlichen Veranstaltung halten und eine Arbeit veröffentlichen. Die Anerkennung als Facharzt erfolgt durch das Gesundheitsministerium, das auch das offizielle Reglement aufstellt.

Die geplante Aufspaltung des Doppelfacharztes mit je 4jähriger Weiterbildungszeit für den Psychiater bzw. den Neurologen hat sich bei den neuesten Reformen 1979 nicht durchsetzen können. Die Einführung der verlängerten obligatorischen Weiterbildung mit 2 Jahren Neurologie hat zahlreiche Widerstände und Bestrebungen zu einer erneuten Änderung hervorgerufen.

Im Bereich der Universitäten (Kliniken, Lehrstühle) sind Psychiatrie und Neurologie getrennt. Einen eigenen Facharzt für Kinder- und Jugendpsychiatrie gibt es nicht. Die Weiterbildung soll sowohl theoretisch wie praktisch-klinisch sein, ein genaues Programm und Prüfungen sind aber durch das offizielle Reglement offenbar nicht vorgeschrieben.

Bisher wurde die Weiterbildung praktisch durch die einzelnen Universitäten organisiert, hierbei wurden auch einzelne Anstalten von den Universitäten als Weiterbildungsstätten anerkannt und die Universitäten nahmen meist nach dem 2. und dem letzten Jahr Examina ab, deren Inhalt und Form nach eigenem Ermessen gestaltet wurden.

Die Weiterbildung besteht im wesentlichen in praktisch-klinischer Tätigkeit. Einige Universitäten (z.B. die Université Libre de Bruxelles) geben neben der praktisch-klinischen Tätigkeit theoretische Kurse mit festgelegter Studentenzahl über alle Teilgebiete der Psychiatrie mit jährlichem Examen. Es gibt kein offiziell deklariertes Weiterbildungsziel. In Lüttich mit zwei psychiatrischen Lehrstühlen hat der Kandidat die Möglichkeit, seine Ausbildung mehr psychotherapeutisch-psychodynamisch oder biologisch-psychiatrisch zu orientieren. Eine Rotation zwischen den beiden Kliniken findet während der Weiterbildung nicht statt. Ganz allgemein hängen Inhalt und Umfang der Weiterbildung stark von der einzelnen Universitätsklinik ab, die Weiterbildung kann u.U. auch sehr einseitig sein (Bobon 1980, 1977; Moniteur Belge 1979, Flamment 1973).

Nach Beendigung seiner Weiterbilung kann der Facharzt weiter an der Universität bleiben, an eine Anstalt gehen oder eine Praxis eröffnen. Als Assistent (assistant à l'université) kann er einschließlich der Weiterbildungszeit nur 6–8 Jahre an einer Universitätsklinik bleiben. Durch wissenschaftliche Arbeiten kann er folgende akademische Grade erwerben: das „doctorat en sciences biomédicales expérimentales" oder das „doctorat en recherche clinique". Der eine Titel verlangt experimentell-wissenschaftliche Arbeiten, der andere mehr klinisch-wissenschaftliche. Für die Habilitation (agrégé de l'enseignement supérieur) ist eine Habilitationsarbeit (thèse d'agrégation) vorgeschrieben, sowie eine Prüfung durch 5 Fakultätsmitglieder über die Arbeit und das wissenschaftliche „Curriculum" des Kandidaten. An der Universität durchläuft die Karriere bis zum Professor folgende beamtete Stufen, für die sich nur schwer ein deutsches Äquivalent finden läßt: premier assistant, chef de travaux, chargé de cours associé, chargé de cours, professeur associé, professeur ordinaire.

Vom „Chargé de cours associé" an besteht Lehrverpflichtung (personel enseignant = Lehrpersonal). Die Stufen darunter werden als wissenschaftliches Personal (personel scientifique) zusammengefaßt; Lehrtätigkeit ist hier fakultativ.

Die Fortbildung wird durch Fachzeitschriften und Veranstaltungen der psychiatrischen Fachgesellschaft ermöglicht. Sporadisch organisierte Balintgruppen stehen allen interessierten Ärzten offen. Eigene psychoanalytische Ausbildungsinstitute gibt es nicht, wohl aber psychoanalytische Gruppierungen und Einzelpersonen, die auch eine Weiterbildung vermitteln können.

Für praktische Ärzte besteht die Besonderheit, daß sie beim Nachweis regelmäßiger Fortbildung von den Kassen ein höheres Honorar für ihre Leistungen erhalten; Ziel ist, allgemein-ärztliche Leistungen und fachärztliche Leistungen einander anzugleichen. Für Psychiater als Fachärzte gibt es (deshalb) diese Regelung nicht.

Die meisten Psychiater spezialisieren sich auf eine Richtung oder Therapie innerhalb der Psychiatrie, wie z.B. biologische Psychiatrie, Psychotherapie, Psychoanalyse oder Gruppen- bzw. Familien-Therapie.

In Belgien ist die Psychiatrie noch sehr isoliert von der übrigen Medizin; Patienten gehen ungern zum Psychiater, und andere Ärzte überweisen ungern zum Psychiater, wobei auch ein finanzieller Grund mitspielt, da psychiatrische Patienten nach der Überweisung zum Psychiater für den Praktiker oder Internisten verloren sind (Bobon 1980, 1977, Fondation Julie Renson 1973).

Zusammenfassung

In Belgien besteht praktisch für die Gesamtbevölkerung eine obligatorische Versicherung für Alter, Invalidität und Krankheit durch das „Institut Nationale d'Assurance-Maladie-Invalidité" (INAMI). Innerhalb der INAMI gibt es jedoch katholische, sozialistische und neutrale Krankenkassen und es steht jedem Bürger frei, bei welcher er sich versichern will. Die medizinische und psychiatrische Versorgung erfolgt durch niedergelassene Ärzte, Polikliniken und Krankenhäuser. Die Polikliniken und Krankenhäuser können in privater (dann meist konfessioneller), kommunaler oder provinzieller Trägerschaft stehen; die Universitätskliniken stehen häufig unter einer Doppelhierarchie durch eine kommunale Verwaltung und die Universität, die wiederum privat (= religiös) oder staatlich sein kann. Die Anstalten unterstehen den Provinzen.

Das Medizinstudium dauert 7 Jahre, die letzten zwei Jahre bestehen in praktisch-klinischer Tätigkeit einschließlich einem Monat Psychiatrie; der Doktortitel wird ohne spezielle Doktorarbeit am Ende des Studiums von der Universität vergeben. Die einzelnen Universitäten besitzen bei der Ausarbeitung ihres Unterrichts einen großen Entscheidungsspielraum. An den meisten Universitäten wird im 2. oder 3. Jahr eine Vorlesung über allgemeine Psychologie, und im 4. oder 5. Jahr eine Vorlesung über medizinische Psychologie, Persönlichkeitspsychologie und allgemeine Psychopathologie gehalten. Die Psychiatrievorlesung (einschließlich Psychotherapie) liegt meist im 6. Jahr. Die Fächer werden am Ende jedes Studienjahres geprüft.

Es gibt in Belgien nur den kombinierten psychiatrisch-neurologischen Facharzt. Die Weiterbildung hierfür dauert 5 Jahre mit mindestens je zwei Jahren Neurologie und Psychiatrie. An die Weiterbildungseinrichtungen werden bestimmte Mindestanforderungen (z.B. 2 Fachärzte pro 25 Betten als Supervisoren, 150 Aufnahmen pro Jahr und 600 ambulante Konsultationen etc.) gestellt, die Weiterbildung soll umfassend sein, d.h. alle Altersklassen, Diagnosengruppen und Therapieformen betreffen, die Kandidaten sollen sowohl klinisch wie poliklinisch arbeiten und mindestens einmal eine wissenschaftliche Veröffentlichung schreiben und einen Vortrag vor einer Fachgesellschaft halten. Die Weiterbildung soll sowohl praktisch-klinisch wie theoretisch sein. Im Rahmen des allgemeinen, vom Gesundheitsministerium erlassenen Rahmens können die einzelnen Universitäten ein theoretisches und praktisches Kursprogramm entwickeln und Prüfungen abnehmen.

Luxemburg

Medizinisches Versorgungssystem, Aus- und Weiterbildung

In Luxemburg ist praktisch die gesamte Bevölkerung durch eine obligatorische Sozialversicherung abgesichert, die auch für die wesentlichen Krankheitskosten aufkommt.
Die medizinische Versorgung erfolgt durch niedergelassene Ärzte und bis zum Jahre
1976 durch Krankenhäuser in privater, meist konfessioneller Trägerschaft. Lediglich
die geschlossene psychiatrische Anstalt von Ettelbrück war und ist staatlich. Im Jahre
1976 wurde das Centre Hospitalier in Luxemburg-Stadt eröffnet, in dessen Trägerschaft sich Staat und Stadt Luxemburg teilen. Dieses allgemeine Krankenhaus hat u.a.
auch eine offene neuro-psychiatrische Abteilung mit 34 Betten, 3 Ärzten (1 Facharzt
und 2 in Ausbildung befindliche Ärzte) und 13 Pflegepersonen. Psychisch Kranke, die
für sich selber oder für andere eine Gefahr darstellen, und chronische Fälle müssen weiterhin in der geschlossenen staatlichen Anstalt Ettelbrück hospitalisiert werden, akute
Psychosen, Neurosen und neurologische Kranke können jedoch in diese psychiatrische
Abteilung aufgenommen werden. Aufgaben der Abteilung sind der (gegenseitige) Konsiliardienst mit den anderen Abteilungen des Allgemeinkrankenhauses, diagnostische
Abklärung, Durchführung von Somato- und Psychotherapie sowie Rücküberweisung an
niedergelassene Psychiater zur weiteren somato- und psychotherapeutischen Behandlung.

Luxemburg besitzt keine Universität, die Studenten müssen im Ausland studieren.
Voraussetzung zum Medizinstudium ist die Matura, die an der französischsprachigen
Sekundarschule abgelegt wird. Die Unterrichtssprache in der Primarschule ist deutsch;
französisch, die offizielle Landessprache, wird aber bereits auf der Primarschule unterrichtet.

Für die Weiterbildung zum Facharzt in Psychiatrie werden 4 Jahre (davon 1 Jahr
Neurologie), zum Facharzt für Neurologie ebenfalls 4 Jahre (davon 1 Jahr Psychiatrie)
und für den kombinierten neurologsich-psychiatrischen Facharzt 5 Jahre Weiterbildungszeit verlangt. Die Anerkennung erfolgt durch das luxemburgische Ärztekolle-
gium, ein ärztliches Selbstverwaltungsgremium; die im Ausland erworbenen Facharztdiplome werden ohne Nachprüfung anerkannt. In den anderen Fällen erfolgt eine genauere Nachprüfung der im Ausland verbrachten Weiterbildungszeiten. Von der gesamten Weiterbildungszeit kann 1 Jahr Psychiatrie oder 1 Jahr Neurologie oder jeweils
1/2 Jahr von beiden Fächern in einem Luxemburger Krankenhaus absolviert werden,
so z.B. jetzt in der psychiatrischen Abteilung des Centre Hospitalier.

Die Weiterbildung besteht dort in praktisch-klinischer Arbeit, in Seminaren und
Vorlesungen durch Gastredner sowie in der Möglichkeit, Vorträge etc. an benachbarten Universitäten zu besuchen. Von den Weiterbildungskandidaten, die einen staatlichen Zuschuß für ihre Weiterbildung im Ausland erhalten, wird verlangt, daß sie 1 Jahr
an der psychiatrischen Anstalt in Ettelbrück tätig sind (Pull 1980, 1977).

9 Österreich

9.1 Das medizinische und psychiatrische Versorgungswesen

In Österreich gibt es freie Arzt- und Krankenhauswahl für alle Patienten. Für die Krankenhäuser besteht jedoch eine gewisse regionale Zuständigkeit; die Krankenkassen können u.U. die Bezahlung eines Krankenhausaufenthaltes in einem anderen Bundesland verweigern. Es gibt niedergelassene Ärzte in freier Praxis, staatliche Universitätskliniken sowie Krankenhäuser der Bundesländer und Städte (Gemeinden). Praktisch alle Bürger sind Mitglieder in einer obligatorischen Kranken-, Unfall- und Pensionsversicherung mit (pro Versicherung) unterschiedlicher Höchstbeitragsstufe (= steigende Beiträge bis zu einer bestimmten Einkommensgrenze, darüber hinaus keine Steigerung mehr). Die Krankenkasse ist als „Gebietskrankenkasse" pro Bundesland organisiert und verlangt vom Patienten für bestimmte Leistungen einen bescheidenen Selbstbehalt. Geht ein Patient zu einem Arzt, der kein Kassenarzt ist, so kann die Kasse den Kassensatz der Rechnung ersetzen und der Patient zahlt die Differenz. Es gibt die Möglichkeit, sich zusätzlich in einer Privatkrankenkasse zu versichern.

Für die psychiatrische Versorung sind niedergelassene Fachärzte für Psychiatrie und Neurologie, psychiatrische Universitätskliniken sowie den Bundesländern unterstehende „Landes-Nervenkliniken" bzw. „-krankenhäuser" (Anstalten) zuständig. Es gibt pro Bundesland mindestens eine Anstalt, das Burgenland hat keine, dafür das benachbarte Niederösterreich zwei. Die Gebietskrankenkasse hat psychotherapeutische Ambulanzen, die auf Krankenschein psychotherapeutische Behandlungen durchführen, während eine Psychotherapie bei einem niedergelassenen Arzt oder bei psychotherapeutischen Instituten im allgemeinen nicht von der Kasse bezahlt wird. Daneben gibt es noch wenige andere Einrichtungen in unterschiedlicher Trägerschaft (z.T. spezialisiert wie z.B. Alkoholikerkliniken).

9.2 Medizinische und psychiatrische Ausbildung der Studenten

Im österreichischen Schulsystem folgen auf 4 Klassen Volksschule entweder 4 Klassen Hauptschule und 1 Klasse Polytechnikum oder 8 Klassen Mittelschule oder 8 bzw. 9 Klassen Höhere Technische Lehranstalt (HTL). Die Matura ist die Voraussetzung zum Studium; sie kann nach 8 Klassen Mittelschule oder nach 9 Klassen HTL abgelegt werden, wobei HTL-Absolventen für bestimmte Studiengebiete einige Fächer nachholen müssen. Es gibt für Österreicher keinen numerus clausus.

Das Medizinstudium dauert 10 Semester (= 5 Jahre). Es ist in einen präklinischen und einen klinischen Abschnitt unterteilt mit 3 Prüfungen (Rigorosum). Der präklinische Abschnitt dauert 2 1/2 Jahre (5 Semester); das erste Rigorosum kann bereits nach dem zweiten Semester, spätestens nach dem fünften, begonnen werden. Hierbei müssen die Prüfungen in einer bestimmten Reihenfolge abgelegt werden: 1. Physik, 2. Chemie, 3. Anatomie, 4. Histologie, 5. Physiologie. Der Student kann sich pro Fach zur Prüfung anmelden; eine Prüfung aller Fächer in einem bestimmten Zeitraum ist nicht vorgeschrieben; insgesamt kann er die Prüfung pro Fach viermal wiederholen. Ein Weiterstudium ist jedoch erst nach vollständigem Bestehen des ersten Rigorosum möglich. In ähnlicher liberaler Weise wird die eine Hälfte der klinischen Fächer (Pathologie, Pharmakologie, Innere Medizin, Pädiatrie, Neurologie, Psychiatrie) im zweiten Rigorosum nach dem 8. Semester und die andere Hälfte (Gerichtsmedizin, Hygiene, Chirurgie, Gynäkologie-Geburtshilfe, Dermatologie, Augenheilkunde) der klinischen Fächer im dritten Rigorosum nach dem 10. Semester geprüft. Die Aufteilung der klinischen Fächer auf das zweite bzw. das dritte Rigorosum läßt keinen verstehbaren Einteilungsgrund erkennen.

Eine Vorlesung in medizinischer Psychologie ist für die Studenten fakultativ, sie kann daher auch in jedem beliebigen Semester gehört werden. In Wien wird diese Vorlesung als Ringvorlesung, d.h. aufgeteilt auf verschiedene akademische Lehrer (z.B. Psychiater, Neurologe, Hygieniker etc.), gehalten. Vorlesungen über Psychotherapie, Psychosomatik und ein psychopathologisches Conversatorium sind ebenfalls fakultativ. In den genannten Fächern gibt es auch keine Prüfungen. Die inhaltliche Ausgestaltung variiert nach Lehrer und Universität.

Im Rahmen der Universität sind die Lehrstühle und die Vorlesungen für Psychiatrie und für Neurologie getrennt worden (mit Ausnahme der Universität Graz). Die Psychiatrievorlesungen haben im allgemeinen eine klassisch phänomenologisch-biologische Ausrichtung. Das psychiatrische Praktikum wird z.B. in Wien zweimal wöchentlich je eine Stunde gehalten. Wegen der großen Zahl der Interessenten und der dadurch bedingten Belastung der Patienten wurden die Studenten in zwei Gruppen geteilt: Eine Gruppe exploriert unter Anteilung Patienten, die andere Gruppe folgt gleichzeitig einer theoretisch-praktischen Unterrichtung z.B. über Techniken der Psychotherapie, Pharmakotherapie, psychologische Tests, Röntgen, EEG, juristische Maßnahmen etc. Parallel zur Hauptvorlesung können Teilgebiete der Psychiatrie in eigenen fakultativen Vorlesungen behandelt werden. Im zweiten Rigorosum werden Psychiatrie und Neurologie noch zusammen geprüft; es ist eine halb- bis dreiviertelstündige Einzelprüfung vorgeschrieben. Der Student kann sich ab dem 8. Semester zur Prüfung anmelden, wenn er glaubt, genügend vorbereitet zu sein.

9.3 Facharztweiterbildung

Mit Beendigung des Staatsexamens erhält der österreichische Arzt auch den Doktortitel, ohne eine eigene wissenschaftliche Arbeit verfaßt zu haben. Er kann sich jedoch noch nicht sofort niederlassen, sondern muß erst eine dreijährige klinische Tätigkeit in bestimmten Fächern (Innere Medizin, Chirurgie, Gynäkologie-Geburtshilfe, Pädiatrie) absolvieren, bevor die Ärztekammer die Berechtigung zur Niederlassung als praktischer Arzt erteilt.

Die Facharztweiterbildung beginnt sofort nach Beendigung des Studiums. Es gibt den kombinierten Facharzt für Psychiatrie und Neurologie oder − umgekehrt − für Neurologie und Psychiatrie, je nach Schwerpunktakzentuierung. Die Weiterbildung dauert 6 Jahre und verteilt sich auf 1 Jahr Innere Medizin, 4 Jahre Psychiatrie (oder Neurologie) und 1 Jahr Neurologie (oder Psychiatrie, jeweils das Gegenfach). Ein Teil der Weiterbildungszeit muß in sog. Ausbildungsstellen (Tätigkeit an einer Universitätsklinik, bestimmte Positionen, wie z.B. Oberarzt, an gewissen dazu anerkannten Landesnervenkliniken) absolviert werden. Eine Tätigkeit in einer Anstalt oder einer Ambulanz ist nicht obligatorisch, *de facto* besteht aber an den meisten Weiterbildungsinstitutionen eine gewisse Rotation. Es gibt keine Facharztprüfung und kein allgemeinverbindliches Weiterbildungsprogramm; die einzelne Universitätsklinik bietet jedoch für ihre Assistenten und für Assistenten der Anstalten ein solches an. Die Weiterbildungsveranstaltungen bestehen z.B. in Seminaren über ein bestimmtes Thema (Biochemie in der Psychiatrie, Verwendung von Schätzskalen etc.), Fallkonferenzen und sog. Zeitschriftenclubs. Eine zusätzliche psychotherapeutische Weiterbildung ist fakultativ und kann sich auf Psychoanalyse, Verhaltenstherapie oder auf die in Österreich sehr rege Individualpsychologie (A. Adler) (Wiener „Verein für Individualpsychologie") beziehen. Es gibt einen Zusatztitel für „Neurologie und Psychiatrie des Kindes- und Jugendalters", nicht aber für Psychotherapie.

Psychotherapie kann eigenverantwortlich nur von einem niedergelassenen Arzt ausgeübt werden. Angehörige anderer Berufe (Psychologen, Theologen, Soziologen etc.) können sie nur unter Leitung eines niedergelassenen Arztes ausüben, auch bei voller Ausbildung als Psychotherapeut im Rahmen eines Institutes. Darüber hinaus gibt es keine gesetzlichen Richtlinien und Ausbildungsvoraussetzungen, wohl aber genauere Ausbildungsrichtlinien der einzelnen (privaten) Institute. Die „Psychoanalytische Vereinigung" Wien und die Wiener, Salzburger und Innsbrucker „Arbeitskreise für Tiefenpsychologie" verlangen als Voraussetzung ihrer Mitgliedschaft eine Lehranalyse, zwei Kontrollanalysen und eine dreijährige spezielle Ausbildung mit Seminar-, Kasuistikund Literaturveranstaltungen. Die „Österreichische Gesellschaft zur Förderung der Verhaltensforschung, Verhaltensmodifikation und Verhaltenstherapie" vermittelt im Rahmen ihrer Ausbildung einen Überblick über "Praxis der Verhaltensmodifikation" und die „Supervision einer Verhaltenstherapie" sowie einen Einführungskurs in die „Medizinische Propädeutik der Neurosenbehandlung". Es gibt ferner eine „Arbeitsgemeinschaft für Gruppentherapie und Gruppendynamik" und eine „Österreichische Gesellschaft für ärztliche Hypnose und autogenes Training".

Die Bestimmungen über die Weiterbildung werden z.Zt. sehr kritisiert und es werden Reformen entsprechend dem Vorbild anderer westlicher Länder angestrebt. So macht z.B. Lenz (1982) ähnliche Reformvorschläge, wie sie vom Autor weiter unten für die BRD empfohlen werden.

Ein Assistent kann 10 Jahre an einer Universität bleiben, eine weitere Verlängerung ist nur für Dozenten (Habilitierte) möglich. Für die Habilitation ist eine größere, nicht genau bestimmte Zahl von wissenschaftlichen Publikationen vorgeschrieben, sowie eine eigene Habilitationsarbeit, die vor der Fakultät verteidigt werden muß, und eine Probevorlesung für ein Semester bzw. eine andere Lehrtätigkeit (z.B. Studentenkurse auf den

Stationen etc.) (Lenz 1982, Berner 1980, 1977, Katschnig 1978, Österreichische Ärztekammer 1978, Strobl 1974).

Zusammenfassung

In Österreich ist praktisch die gesamte Bevölkerung durch eine obligatorische Kranken-, Unfall- und Pensionsversicherung gegen Risiken abgesichert. Die Krankenkasse ist pro Bundesland organisiert, wodurch eine gewisse regionale Gliederung des Gesundheitswesens akzentuiert wird. Als Besonderheit hat die „Gebietskrankenkasse" eigene psychotherapeutische Ambulanzen. Die ambulante psychiatrische (sowie die private psychotherapeutische) Versorgung wird durch niedergelassene Fachärzte für Psychiatrie und Neurologie gewährleistet, die stationäre durch psychiatrische Universitätskliniken, Anstalten („Landesnervenkrankenhäuser", pro Bundesland eines) und wenige andere Einrichtungen in unterschiedlicher Trägerschaft.

Das Medizinstudium dauert 10 Semester mit drei Examina („Rigorosa"). Das 1. Rigorosum zur Prüfung der vorklinischen Fächer kann bereits nach dem 2. Semester begonnen werden, das 2. Rigorosum nach dem 8. Semester für die eine Hälfte der klinischen Fächer, das 3. Rigorosum nach dem 10. Semester für deren andere Hälfte. Medizinische Psychologie ist ein fakultatives Unterrichtsfach ohne obligatorische Prüfung, ebenso Psychotherapie und Psychosomatik; dagegen ist die Psychiatrievorlesung Pflicht, und der Stoff wird im 2. Rigorosum geprüft. Ein psychiatrisches Praktikum wird als fakultative Lehrveranstaltung angeboten. Die einzelnen Universitäten haben bei der Gestaltung ihres Unterrichts große Freiheit. Der Doktortitel wird an Ärzte ohne Doktorarbeit vergeben. Eine Niederlassung ist jedoch erst nach dreijähriger klinischer Tätigkeit möglich. Die Facharztweiterbildung beginnt sofort nach Studienende. Es gibt nur den kombinierten Facharzt für Psychiatrie und Neurologie, für dessen Erwerb 6 Jahre benötigt werden [1 Jahr Innere Medizin, 4 Jahre Psychiatrie (oder Neurologie) und 1 Jahr Neurologie (oder Psychiatrie), je nach Akzent]. Ein Teil der Weiterbildung muß in bestimmten „Ausbildungsstellen" (z.B. eine Universitätsklinik) gemacht werden, sonst gibt es jedoch kein allgemeinverbindliches Weiterbildungsprogramm und keine Facharztprüfung.

Es gibt einen Zusatztitel „Neurologie und Psychiatrie des Kindes- und Jugendalters", jedoch keinen Zusatztitel für Psychotherapie.

10 Schweiz

10.1 Das medizinische und psychiatrische Versorgungswesen

Die Schweizerische Eidgenossenschaft ist ein in Kantone gegliederter Bundesstaat. Die Kantone haben im Gesundheitswesen zahlreiche eigenständige Aufgaben und Rechte. Die medizinische Versorung erfolgt durch niedergelassene Ärzte, die Kassenpatienten und/oder Privatpatienten behandeln, sowie durch staatliche (= kantonale), kommunale oder private Krankenhäuser.

Ähnlich wie in der BRD besteht ein breites Netz sozialer Sicherung für die Bevölkerung; hierzu gehören: die für die Gesamtbevölkerung obligatorische Alters- und Hinterbliebenen-Vorsorge (AHV), die durch betriebliche und private Ruhestandsversicherungen ergänzt wird, sowie freiwillige oder durch bestimmte Einkommensgrenzen bedingte obligatorische Mitgliedschaften bei den „anerkannten" (= gesetzlichen) Krankenkassen, der Schweizerischen Unfallversicherungsanstalt (SUVA) (obligatorisch für alle Arbeitnehmer in der Industrie) oder einer anderen Unfallversicherung (alle Arbeitnehmer müssen aber eine Unfallversicherung haben), der Militärversicherung (MV) und der Invalidenversicherung (IV), die z.T. auch ärztliche Behandlungen bezahlen. Personen mit höherem Einkommen können bei privaten Krankenkassen etc. versichert sein. Das Schweizerische Kranken- und Unfallversicherungsgesetz (KUVG) sieht als „Normalzustand" einen Vertrag zwischen den kantonalen Ärztegesellschaften und den Kantonalverbänden der Kassen vor, wobei die Kassen als Honorarschuldner („tiers payant" = zahlender Dritter) fungieren und die Tarife von der jeweiligen Kantonsregierung festgesetzt werden. Eine neue Entwicklung scheint sich mit einer Änderung dieser Beziehung zwischen Kassen und Ärzten im Kanton Zürich seit dem vertragslosen Zustand 1964–1977 und einem neuen Vertrag ab 1977 abzuzeichnen, wobei die Kassen nur noch die Funktion des „tiers-garant" (garantierender Dritter) innehaben; d.h. Honorarschuldner ist der Kassenpatient, an den die Rechnung geschickt wird, die er mit seiner Kasse abrechnet. Die Höhe der Rechnung muß sich jedoch für Kassenpatienten weiter an die von der Kantonsregierung festgesetzten Tarife halten. Um von dem entstandenen größeren administrativen Aufwand entlastet zu werden, haben die Ärzte „Ärztekassen" gegründet, die – mit Hilfe von EDV-Programmen – Rechnungen erstellen, versenden, anmahnen etc. Sie sollen billiger arbeiten als kommerzielle Factoring-Unternehmen und bereits 10% des gesamten ärztlichen Honorarvolumens in der Schweiz kontrollieren (sowohl für tiers-payant wie für tiers-garant-Systeme).

Es besteht eine Selbstbeteiligung der Patienten für 10% der ambulanten Kosten (mindestens aber Sfrs. 30,–), die für Kinder unter 16 Jahren, Mutterschaft, Tuberkulose und Spitalaufenthalt nicht erhoben wird.

Die psychiatrisch-psychotherapeutische Versorgung wird durch niedergelassene „Spezialärzte für Psychiatrie und Psychotherapie", zahlreiche nicht-ärztliche Psychotherapeuten, kantonale psychiatrische Universitätskliniken und -polikliniken, kantonale psychiatrische Kliniken (früher Heil- und Pflegeanstalten) und zahlreiche private psychiatrische Krankenhäuser gewährleistet. Eine Besonderheit der schweizerischen Psychiatrie besteht darin, daß die Universitätskliniken gleichzeitig auch immer „Anstalten" sind und die meisten Privatkliniken Patienten aus dem Gesamtbereich der Psychiatrie aufnehmen. In einigen Regionen oder Kantonen versehen Privatkliniken sogar die Aufgaben entsprechender kantonaler Anstalten, wenn diese fehlen (z.B. Kanton Zug). Fast alle psychiatrischen Krankenhäuser haben auch poliklinische Behandlungsmöglichkeiten und die selbständigen universitären oder kommunalen psychiatrischen Polikliniken verfügen häufig über eine kleine Bettenstation. Im Kanton Waadt als einzigem Schweizer Kanton besteht aufgrund eines kantonalen Regierungsbeschlusses eine sektorisierte Psychiatrie; im Kanton Bern ist sie aufgrund eines kürzlich erfolgten Regierungsentscheides vorgesehen. Hierbei sollen vor allem staatliche regionale ambulante und halbstationäre Einrichtungen auf- und ausgebaut werden. In den übrigen Kantonen zeigt sich eine regionale Zuständigkeit u.U. darin, daß die zahlende Versicherung bei „kantonsfremden" Patienten eine Verlegung in ein Krankenhaus des Heimatkantons verlangen kann. Von diesen geringen Einschränkungen abgesehen besteht freie Arzt- und Krankenhauswahl (Mombour 1979, Scharfetter 1979, Hasler 1978, Müller 1973).

10.2 Medizinische und psychiatrische Ausbildung der Studenten

In der Schweiz besteht eine 9jährige obligatorische Schulpflicht, die sich auf 9 Klassen Primarschule oder auf 6 Klassen Primar- und 3 Klassen Sekundarschule aufteilt. Die Kantone sind für das Schulwesen zuständig. Der Übertritt von der Primar- bzw. Sekundarschule aufs Gymnasium kann — u.U. je nach Kanton verschieden — früher oder später erfolgen. Insgesamt werden dann 13 Schuljahre absolviert und die Maturität meist erst mit 20 Jahren abgelegt. Es gibt verschiedene „Maturitätstypen", die zum Studium berechtigen. Es ist auch möglich, sich auf Privatschulen selber für die eidgenössische oder kantonale Maturität vorzubereiten; die Examina werden dann aber im Unterschied zum regulären Schultyp von fremden Lehrern abgenommen. Die kantonale Maturität berechtigt nur zum Studium auf einer Universität des betreffenden Kantons (außer jenen Kantonen, die keine eigene Universität besitzen). Außerdem gibt es — wie in der BRD — den sog. zweiten Bildungsweg für Erwachsene mit abgeschlossener Lehre, die in Abendschulen die Maturität nachmachen können.

Voraussetzung zum Medizinstudium ist die Maturität. Für Schweizer Staatsbürger gibt es keinen numerus clausus. Der Student kann die Universität wechseln. Bis zu fünf Auslandssemester werden anerkannt.

Das Medizinstudium dauert 13 Semester, die in 4 Abschnitte unterteilt sind:

Nach 2 Semestern werden die naturwissenschaftlichen Grundlagenfächer im 1. propädeutischen Examen geprüft, nach weiteren 3 Semestern Anatomie und Physiologie im 2. propädeutischen Examen. Nach zwei klinischen Semestern folgt das 3. propädeutische Examen für die klinischen Grundlagenfächer (z.B. Pathologie) und nach insgesamt 13 Semestern das in zwei Teile gespaltene Staatsexamen für die „großen" (inkl. Psychiatrie) und die „kleinen" klinischen Fächer. Die Examina müssen *en bloc* bestanden oder — beim Nichtbestehen — *en bloc* wiederholt werden, bei 3maligem Nichtbestehen erfolgt Ausschluß vom Studium. Der Unterricht besteht in Vorlesungen, Kursen und klinischer Tätigkeit. In der Mitte (in Bern am Schluß) der klinischen Studiensemester, meist im 5. klinischen Semester, arbeitet der Student an Stelle des üblichen Unterrichts 8 Monate praktisch-klinisch in einem Krankenhaus, davon 4 Monate in einem der Hauptfächer (Innere Medizin, Chirurgie oder Pädiatrie), die restlichen 4, 3, 2 oder 1 Monate in einem oder mehreren der noch nicht berücksichtigten Hauptfächer (sog. Wahlstudienjahr).

Vorgeschrieben ist zusätzlich auch noch ein 1monatiges Praktikum in Geburtshilfe. In der Vorklinik ist ein 4wöchiger Krankenpflegekurs obligatorisch, wobei aber der von Militärpflichtigen in der Rekrutenschule absolvierte obligatorische Krankenpflegekurs anerkannt wird. Die Militärpflicht kann ohne zeitliche Einbuße während des Studiums abgeleistet werden, da in der Schweiz nicht, wie in anderen Ländern, eine 1- bis 2jährige kontinuierliche Dienstzeit vorgesehen ist, sondern nach der mehrmonatigen Rekrutenschule maximal nur ein mehrwöchiger Wiederholungskurs pro Jahr. Ziel des Medizinstudiums ist die Ausbildung zum praktischen Arzt. Die Rahmenrichtlinien für das Medizinstudium wurden in Zusammenarbeit zwischen einer Interfakultätskommission, der Schweizerischen Ärzteorganisation und dem Eidgenössischen Departement des Inneren ausgearbeitet; für die Detailgestaltung besitzen die einzelnen Universitäten einen großen Spielraum (Mombour 1979, Scharfetter 1979, Schweizerische Ärtzeorganisation 1973, Kanton Zürich 1965, Gsell 1964).

Medizinische Psychologie wird in Zürich in der Vorklinik und der Klinik unterrichtet, als theoretische 2stündige Vorlesung im ersten oder zweiten Semester, deren Besuch nachgewiesen werden muß, und als freiwilliger Gruppenunterricht im dritten oder vierten klinischen Semester in 14tägigen Abständen alternierend mit dem Gruppenunterricht in Psychiatrie. „Medizinische Psychologie wird als Psychologie der Medizin verstanden. Sie betrifft den psychologischen Aspekt der medizinischen Wissenschaft und Tätigkeit, also den psychologischen Aspekt des Umgangs des Arztes mit dem Patienten und seiner Krankheit im Rahmen der Institution, in der er tätig ist und in Beziehung zur Situation, in der der Patient lebt (Familie, Beruf, soziale Schicht usw.). In diesem Sinne ist medizinische Psychologie keine Propädeutik in Psychiatrie, genausowenig wie Anatomie als Propädeutik der Chirurgie betrachtet werden könnte, da sie eine viel allgemeinere und umfassendere Grundlage jeder ärztlichen Tätigkeit ist" (Willi 1974).

Die Erweiterung der überwiegend naturwissenschaftlich ausgerichteten Grundausbildung um Aspekte der Kommunikation und deren psychologische Bedingungen, soziales Lernen, Testpsychologie, psychophysiologische Zusammenhänge, Entwicklungspsychologie und vor allem die Arzt-Patienten-Beziehung werden als Lernziele dieses Unterrichts angestrebt, während speziellere psychiatrische Themen wie Intelligenz, Gedächtnis, Trieblehre, Abwehrmechanismen und detaillierte Neurosenlehre der psychiatrischen Propädeutik überlassen bleiben sollen. Die Vorlesung wird häufig umgestaltet; man versucht, neben einer rein theoretischen Vorlesung eine aktivere Teilnahme der Studenten durch Rollenspiel, Anwendung von Hilfsmitteln (wie Tests) etc. zu erreichen.

Im Gruppenunterricht während der klinischen Semester sollen alternierend mit dem psychiatrischen Gruppenunterricht (siehe weiter unten) Übungen im Interview mit medizinischen Patienten, Diskussion der sozialen und psychologischen Aspekte ihrer Krankheit und von Sterben, Tod und Unheilbarkeit sowie Selbsterfahrungen (u.a. der Arzt- bzw. Patientenrolle) im Rollenspiel, bei Gruppendiskussionen, bei Videoaufnahmen von Interviews etc. vermittelt werden. „Alle diese Probleme . . . sollen als normale psychologische und nicht als neurotische Probleme behandelt werden" (Willi 1974). Vorlesung und Gruppenunterricht werden von einem Psychiater durchgeführt. Medizinische Psychologie ist zur Zeit kein Prüfungsfach (Med. Fak. Zürich 1978, Bürke et al. 1977, Willi 1974).

Die Ausbildung der Studenten in Psychiatrie erfolgt seit einigen Jahren nicht mehr ausschließlich durch die früher übliche große klinische Vorlesung mit Patientenvorstellung, sondern durch eine Mischung aus Praktika, Seminaren und Spezialvorlesungen, die jede der 6 Universitäten nach eigenen Richtlinien gestalten kann. So wurden z.B. an der Universität Bern 1978 folgende 6 Unterrichtsveranstaltungen in Psychiatrie angeboten:

a) Zu Beginn des klinischen Studienabschnittes liegt ein propädeutischer Einführungskurs in die Psychiatrie, in dem im wesentlichen über Aspekte der Arzt-Patienten-Beziehungen gesprochen wird.

b) Es folgt im ersten klinischen Jahr eine Vorlesungsreihe, „Psyche", von insgesamt 18 Vorlesungsstunden, in der die großen klinischen Syndrome, verschiedene Behandlungsarten und soziale Aspekte des Fachs behandelt werden, sowie

c) ein Kleingruppenunterricht (6 Studenten), bei dem in 6 Lehrveranstaltungen zu je 3 Stunden Anamneseerhebung und Explorationstechnik unter Anleitung eines Dozenten geübt werden.

d) Die wichtigste Neueinführung stellt ein Blockunterricht in Psychiatrie im ersten oder zweiten klinischen Jahr dar. Eine Gruppe von jeweils 12 Studenten arbeitet 4 Wochen ganztägig von Montag bis Freitag in einem psychiatrischen Krankenhaus, wo sie unter Betreuung eines Tutors steht. Während dieses Blockunterrichtes sollen folgende Ziele erreicht werden (Psychiatrische Universitätsklinik Bern 1978):

„1. Kennenlernen von Organisation und Funktion des psychiatrischen Spitals.
  2. Kennenlernen von Verhaltensbeobachtung, deren Beschreibung, Anamneseerhebung, Umgang und Kontakt mit den Kranken, der Symptomatologie und etwas Testpsychologie.
  3. Kennenlernen der klinischen Therapieformen wie Pharmakotherapie, Elektroschock, Ergotherapie, Musiktherapie, evtl. Gruppenarbeit. Aktive Beteiligung an der therapeutischen Gemeinschaft.
  4. Kennenlernen der Hospitalisierung (Einweisungsmodi): medizinisch, sozial, rechtlich.
  5. Kennenlernen der Probleme der Rehabilitierung: Indikation, Sozialarbeit und Gesetzgebung (z.B. Invalidenversicherung).
  6. Besichtigung von Rehabilitationszentren und geschützten Werkstätten.
  7. Kennenlernen von extrahospitalen Diensten (z.B. Beratungsstellen, Jugendbeobachtungsstation . . .).
  8. Kennenlernen von Sondereinrichtungen: z.B. Hirnanatomisches Institut, Sonderschulen, Pflegeheime, Erziehungsheime und Strafanstalten. . . .
  9. Kennenlernen von forensischen und versicherungsrechtlichen Fragen.
 10. Obligatorische Lehrmittel: – Bauer/Kisker: Psychiatrie. Vorbereitungstexte. Kiel 1973.
     – Lehrbücher: Schulte-Tölle: Psychiatrie, Bleuler etc."

Die Studenten nehmen an den Patientenvorstellungen, der sog. „Gemeinsamen", teil, diskutieren vorbereitete Literatur, lernen die wichtigsten Syndrome anhand von Videoaufnahmen kennen und sind — außerhalb der speziell für sie eingerichteten Unterrichtsveranstaltungen — in die Stationsarbeit integriert. Dieser Blockunterricht zieht sich — für jeweils wieder andere Gruppen — über das ganze Jahr hin.

e) Im zweiten und dritten klinischen Jahr folgt im Anschluß an den praktischen Blockkurs im Rahmen des sog. „Theorieblocks" eine Spezialvorlesung über Psychiatrie, die in einem weiten Rahmen von der Geschichte des Faches, der Ursachenlehre und den verschiedenen Therapieformen über die großen endogenen, organischen und psychogenen Krankheitsbilder bis zu den sozialen Aspekten der Psychiatrie führt. 1971 waren hierfür 33 Stunden reserviert, die 1978 auf 24 Stunden reduziert wurden.

f) Im Rahmen der praktisch-klinischen Tätigkeit (sog. Wahlstudienjahr) können einzelne Studenten nach den erwähnten Lehrveranstaltungen und vor dem Staatsexamen eine bis 4monatige Tätigkeit als Famulus an einer psychiatrischen Klinik machen, wo sie an den Lehrveranstaltungen für die Studenten oder für die Postgraduierten teilnehmen (Walther 1978).

An der Universität Zürich wurden 1979 die drei folgenden obligatorischen Lehrveranstaltungen angeboten:

Im 1. oder 2. klinischen Semester die „Psychiatrische Propädeutik", im 7. und 8. klinischen Semester die „Psychiatrische Klinik für Fortgeschrittene", beides je 2stündige Vorlesungen mit Kasuistik. Dazwischen liegt im 2. klinischen Jahr ein Gruppenunterricht in Psychiatrie und medizinischer Psychologie. Hierbei rotieren die Studenten während eines Semesters durch die verschiedenen psychiatrischen Einrichtungen der Stadt Zürich oder der näheren Umgebung. Jeweils während eines Nachmittags pro Woche untersuchen 2—3 Studenten je einen Patienten für eine Stunde; danach können sie für eine 3/4 Stunde ihre Untersuchungsergebnisse überdenken, in Büchern nachlesen etc. und haben anschließend Gelegenheit, während 2 Stunden in einer größeren Gruppe von 8—10 Studenten „ihren Fall" mit einem Dozenten zu besprechen.

Als Kritik an diesem Lehrplan wird vorgebracht, daß die Propädeutik zu früh im klinischen Studiengang liegt, die Studenten deswegen noch nicht fürs Examen gelernt haben und unvorbereitet in den Gruppenunterricht kommen und daß für jeden Nachmittag des Gruppenunterrichts eine andere Institution und ein anderer Dozent zuständig ist, wodurch keine systematische Erarbeitung eines Lehrstoffes mit den Studenten möglich ist. Trotzdem wurde bei einer Umfrage unter Studenten der Gruppenunterricht durchweg positiv beurteilt und besser als die Vorlesungen bewertet. Es gibt eine breite Übersicht über verschiedene Kliniktypen und Krankheitsbilder.

Kinderpsychiatrie wird nicht als eigenständiges Fach unterrichtet, sondern ist in die drei erwähnten Lehrveranstaltungen integriert, wobei jedoch keine bestimmte Stundenzahl oder Institution vorgeschrieben sind. Zahlreiche fakultative Veranstaltungen runden das Unterrichtsangebot ab, so z.B. ein psychiatrisches Kolloquium für Examenskandidaten (Repetitorium), Vorlesungen über Daseinsanalyse, Kinderpsychosomatisches Fallseminar, Balintgruppen, Ehepsychologisches Kolloquium etc. Es gibt jedoch keinen eigenen Unterricht in Psychoanalyse (dies ist erst in postgraduierter Ausbildung möglich).

Im Staatsexamen wird Psychiatrie nur mündlich in Gruppen von 4—6 Studenten geprüft, wobei jeder Student einzeln an Hand von Kasuistik je ca. eine Viertelstunde (mindestens 10, höchstens 30 Minuten) befragt wird. Der Kandidat muß über einen Patienten, den er während einer Stunde untersuchen konnte, mündlich referieren; eine geschriebene Krankengeschichte muß nicht abgeliefert werden. Die Prüfung wird von einem Examinator, einem Co-Examinator und einem Beisitzer der Schweizerischen Ärzteorganisation (der kein Universitäts-Angehöriger sein darf) abgenommen. Alle drei entscheiden über Bestehen und Benotung. Nur der Examinator (selten der Co-Examinator) stellt die Fragen. Das von der Universität abgenommene Staatsexamen kann als „Eidgenössische Fachprüfung für Ärzte" anerkannt werden, wenn die dafür vorgeschriebenen Bedingungen (z.B. schweizerische Staatsangehörigkeit) vorliegen (Scharfetter 1979, Med. Fak. Zürich 1978, Kanton Zürich 1965).

10.3 Facharztweiterbildung

Das Medizinstudium schließt mit dem eidgenössischen Arztdiplom ab. Der diplomierte Arzt hat Anspruch auf die kantonale Berufsausübungsbewilligung zur selbständigen ärztlichen Tätigkeit und ist dabei fachlich in keiner Weise eingeschränkt. Von dieser Möglichkeit zur Praxiseröffnung unmittelbar im Anschluß an das Studium macht heute jedoch praktisch niemand Gebrauch. Die Ärzte bilden sich entweder zum Allgemeinpraktiker (Arzt für Allgemeine Medizin) oder zum Spezialarzt auf einem bestimmten Gebiet weiter.

In der Schweiz waren Psychiatrie und Neurologie immer getrennt. Statt mit der Neurologie ist die Schweizer Psychiatrie eine enge Verbindung mit der Psychotherapie eingegangen. Die Ärzte erwerben den kombinierten Titel „Spezialarzt für Psychiatrie und Psychotherapie FMH" (= Foederationis Medicorum Helveticorum); d.h. die Anerkennung erfolgt durch die Verbindung der Schweizer (= lateinisch; helveticus) Ärzte, die auch die Richtlinien für die Weiterbildung ausarbeitet und eine Liste der Krankenhäuser erstellt, in denen eine Voll- oder Teilweiterbildung erfolgen kann. Diese Weiterbildung dauert 5 Jahre, davon 4 Jahre in Psychiatrie und Psychotherapie und 1 Jahr in einer anderen klinischen Disziplin. Meist wird hierfür Innere Medizin gewählt; auch die Neurologie kommt in Frage, ist jedoch nicht obligatorisch. Auf die psychiatrische Zeit kann ein Jahr Kinderpsychiatrie angerechnet werden, Kinderpsychiatrie ist jedoch wie Neurologie ein eigenes Facharztgebiet. Erwähnenswert ist, daß für die kinderpsychiatrische und neurologische Facharztweiterbildung je ein Jahr Erwachsenenpsychiatrie vorgeschrieben ist.

Die Weiterbildung muß an psychiatrischen Krankenhäusern durchgeführt werden, die hierfür von der Verbindung der Schweizer Ärzte anerkannt sind. Im allgemeinen sind Universitätskliniken und kantonale psychiatrische Kliniken (Anstalten) Vollweiterbildungsstätten (= Kategorie I; hier muß mindestens 1 Jahr verbracht werden), während an den kommunalen und Privat-Kliniken nur ein Teil der Weiterbildung (Kategorie II = 2 Jahre, Kategorie III = 1 Jahr) absolviert werden kann. Um als Vollweiterbildungsstätte anerkannt zu werden müssen folgende Bedingungen erfüllt sein: (Zitat Verbindung der Schweizer Ärzte 1977)

„1. Allgemein-psychiatrisches Spital, das alle Gruppen von Patienten und alle Formen psychischer Erkrankungen aufnimmt, die bewährten Behandlungsverfahren durchführt und die Patienten bei ganztägiger Hospitalisierung betreut.
2. Der verantwortliche Chefarzt verfügt über qualifizierte Mitarbeiter, die aktiv an der Ausbildung der Assistenzärzte beteiligt sind.
3. Die Klinik organisiert allein oder in Verbindung mit anderen Instituten einen theoretischen Fachunterricht in Psychiatrie und Psychotherapie. Sie stellt den Assistenzärzten in Ausbildung dafür das Äquivalent eines halben Wochentages der regulären Arbeitszeit zur Verfügung.
4. Die Klinik ermöglicht den Assistenten in Ausbildung, psychotherapeutische Behandlungen unter Kontrolle durchzuführen. Sie verfügt über externe oder interne Mitarbeiter gemäß den entsprechenden Ausbildungsbestimmungen."

Die Bestimmungen unterscheiden zwischen der psychiatrischen und der psychotherapeutischen Weiterbildung. Innerhalb der psychiatrischen Weiterbildungszeit sind mindestens 1 Jahr poliklinische Tätigkeit und 1 Jahr klinische Tätigkeit vorgeschrieben, dagegen wird eine Anstaltstätigkeit *expressis verbis* nicht verlangt. Da — wie oben erwähnt — aber die psychiatrischen Universitätskliniken gleichzeitig Anstalten sind und die meisten Privatkliniken Patienten aus dem Gesamtspektrum der Psychiatrie aufnehmen, wird *de facto* eine Anstaltserfahrung vermittelt.

Die psychiatrischen Krankenhäuser, insbesondere die Universitätskliniken, entwickeln ihr eigenes Weiterbildungsprogramm. Es gibt hierfür keine gesamtschweizerischen Richtlinien, außer daß eine theoretische Grundlagenausbildung über 4 Semester mit je 2 Wochenstunden zu erfolgen habe. Zu den Programmen gehören u.a.: regelmäßige supervisierte Fallkonferenzen mit Darstellung der Krankengeschichte, gemeinsamer Exploration des Patienten und Diskussion von Diagnose, Krankheitsgenese, Therapie, sozialen Maßnahmen etc.; Literaturseminare; Vorträge; Psychotherapiesupervision und -seminare; Vermittlung spezieller Fertigkeiten (z.B. Beobachtertraining in Psychopathologie).

Als Beispiel sollen 3 psychiatrische Weiterbildungsveranstaltungen an der psychiatrischen Universitätsklinik Zürich kurz geschildert werden. Im sog. Inter-Rater-Training nehmen während 4 Stunden pro Woche 8—10 Teilnehmer an einer fakultativen Veranstaltung teil, bei welcher einer der Teilnehmer einen ausgewählten Patienten exploriert und die anderen am Ende der Exploration Zusatzfragen stellen können. Anschließend werden Befund, Diagnose, Differentialdiagnose, therapeutische Konsequenzen der Diagnose und die Interviewtechnik mit dem Gruppenleiter diskutiert. Eine Modifikation besteht darin, daß im Anschluß an die Patientenexploration jeder der Teilnehmer eine psychopathologische Schätzskala (z.B. den Teil „Psychischer Befund" des AMDP-Systems, die Hamilton-Depressionsskala, die Brief Psychiatric Rating Scale nach Overall u. Gorham u.a.) ausfüllt und anschließend Item für Item die Diskrepanzen besprochen werden.

Der theoretische Fachunterricht in Psychiatrie (Punkt 3 der weiter oben aufgeführten Bedingungen) wird in Zürich für zwei Semester jeweils an einem ganzen Nachmittag als Vorlesung gehalten, wobei auch Weiterbildungskandidaten nicht-universitärer Einrichtungen und aus anderen Kantonen teilnehmen. Die für die Facharztanerkennung obligatorische Teilnahme wird in einem Testatheft (wie für Studenten) festgehalten. Solche Testathefte gibt es auch für die (weiter unten geschilderten) psychotherapeutischen Weiterbildungsveranstaltungen; sie müssen später beim Antrag auf Facharztanerkennung als Beleg miteingereicht werden.

Die „Gemeinsame" ist eine ausführliche Patientenvorstellung, bei der fast alle Patienten routinemäßig von den Professoren oder Oberärzten gesehen werden. Der behandelnde Arzt trägt die Anamnese (Familienanamnese, sog. äußere und innere Lebensgeschichte, frühere Erkrankungen, Krankheitsanamnese, psychopathologischen Aufnahmebefund, Verlauf, Diagnose, Differentialdiagnose, Therapie, soziale und juristische Maßnahmen) vor, anschließend wird der Patient vom Professor (Oberarzt) exploriert, und dann wird der Fall gemeinsam, aber nicht im Beisein des Patienten, diskutiert. Diese Veranstaltung findet zweimal wöchentlich — falls nötig öfter — statt; meist werden mehrere Patienten — jeder ungefähr eine Stunde — vorgestellt, die Teilnahme für Weiterbildungskandidaten ist obligatorisch.

Die obligatorische Psychotherapie-Weiterbildung erfordert im Minimum einen zweijährigen Besuch psychotherapeutischer Vorlesungen, Seminare oder Kolloquien (4 Semester mit je 2 Wochenstunden) unter der Leitung erfahrener und selber praktizierender Psychotherapeuten sowie zwei Langzeitpsychotherapien unter Kontrolle mit mindestens 100 Kontrollstunden. Bei den Kontrollstunden wird der in Weiterbildung stehende Arzt ohne Beisein des Patienten von einem erfahrenen Psychotherapeuten „kontrolliert", d.h. er muß diesem über die Behandlung berichten, besonders über seine Schwierigkeiten mit dem Patienten; seine „Gegenübertragung" wird dann gedeutet etc. Eine volle psychoanalytische Ausbildung einschließlich einer Lehranalyse ist nicht vorgeschrieben; de facto unterzieht sich aber der größte Teil der in Weiterbildung stehenden Ärzte dieser zusätzlichen Erfahrung. Sie wird an privaten, von den Kliniken getrennten Instituten durchgeführt, die ihre eigenen Richtlinien für Ausbildung und Mitgliedschaft aufgestellt haben. Diese bestehen meist in Lehranalyse, Kontrollanalyse (einzeln und/oder in Gruppe), Patientenbehandlungen (vorgeschriebenes Minimum an Stundenzahl und Patienten) mit mündlicher und/oder schriftlicher Darstellung eigener Fälle sowie theoretischen Seminaren. Am Ende wird ein Examen abgehalten, bei dem eigenes Wissen und Verständnis psychodynamischer Zusammenhänge überprüft werden, während sich der Lehranalytiker zur inneren Reife des Kandidaten äußert. Die Lehranalyse muß privat bezahlt werden, u.U. auch Kontrollanalysen und Seminare (in Abhängigkeit von den jeweiligen privaten Institutionen).

Die Psychoanalyse hat einen großen Einfluß auf die Psychotherapie, ist jedoch in verschiedenen Richtungen vertreten, die fast alle eigene Institute und Ausbildungsprogramme besitzen. So bestehen z.B. in Zürich eigene Institute für Freudsche Psychoanalyse, Jungsche komplexe Psychologie, Daseinsanalyse (M. Boss) und Schicksalsanalyse (nach Szondi). Zusätzlich können hier oder an anderen psychiatrischen Universitätskliniken psychoanalytisch orientierte Kurztherapie, Gesprächspsychotherapie, Selbsterfahrung in Balintgruppen, Gestalttherapie u.a. sowie neuerdings auch Verhaltenstherapie vermittelt werden. Viele der psychotherapeutischen Institute stehen in enger Verbindung mit den psychiatrischen Kliniken.

Am Ende der Weiterbildungszeit steht kein Facharztexamen; es müssen aber die obligatorischen Weiterbildungszeiten und die Teilnahme an den vorgeschriebenen Einzelveranstaltungen durch Zeugnisse und das Testbuch nachgewiesen werden (Schweizerisches medizinisches Jahrbuch 1981, Mombour 1979, Scharfetter 1979, Walter 1978, 1973, Verbindung der Schweizer Ärzte 1977, 1976, Gnirs 1976, Schweizerische Ärzteorganisation 1973).

Inhaltlich erfahren in der Schweizer Psychiatrie psychodynamische, klassisch-phänomenologische, biologisch-organische, sozialpsychiatrische und epidemiologisch-statistische Gesichtspunkte eine ausgewogene Berücksichtigung mit — je nach Klinik — unterschiedlicher Akzentuierung. Die Weiterbildung ist ausgesprochen patientenbezogen. Bei der psychotherapeutischen (psychoanalytischen) Weiterbildung hat der Autor es als besonders positiv erfahren, daß Aussagen über einen Patienten durch Beobachtungen an ihm und Aussagen von ihm belegt werden müssen; diese Kliniknähe steht im Unterschied zu den psychotherapeutisch/psychoanalytischen Gewohnheiten in anderen Ländern (USA, BRD), wo häufig aufgrund theoretischen Vorwissens einem Patienten Deutungen einfach übergestülpt werden, ohne sich viel um die klinische Belegbarkeit zu kümmern. Auch beim Literaturstudium wird der Weiterbildungskandidat angehalten, das Gelesene anhand eigener klinischer Erfahrung zu überprüfen und nicht in ehrfurchtsvoller Gläubigkeit vor dem Gedruckten zu verharren. Spekulativen Gesamtentwürfen und überheblicher Offenbarungsgläubigkeit, die je nach Mode immer wieder in der Psychiatrie auftauchen, steht der Schweizer Psychiater mit nüchterner Reserve gegenüber (Mombour 1979).

Zusammenfassung

In der Schweiz besteht eine große Vielfalt und Freiheitlichkeit der medizinischen und psychiatrischen Versorgung. Praktisch die gesamte Bevölkerung ist z.T. obligatorisch, z.T. privat gegen Krankheit und andere Risiken (Alter, Invalidität, etc.) versichert. Die ambulante psychiatrische Versorgung geschieht durch niedergelassene „Spezialärzte für Psychiatrie und Psychotherapie", die Privat- und Kassenpatienten behandeln, durch nichtärztliche Psychotherapeuten und durch Polikliniken der öffentlichen und privaten Institutionen. Stationäre psychiatrische Behandlung erfolgt in kantonalen Universitätskliniken (die immer auch „Anstalten" sind), in weiteren kantonalen psychiatrischen Kliniken (Anstalten) und in zahlreichen Privatkliniken. Die meisten Institutionen nehmen Patienten aus dem Gesamtbereich der Psychiatrie auf und haben Polikliniken. Im Kanton Waadt besteht eine sektorisierte Psychiatrie, im Kanton Bern ist sie in Vorbereitung.

Das Medizinstudium dauert 13 Semester mit 5 Prüfungen (naturwissenschaftliche Fächer, vorklinische und klinische Grundlagenfächer, „große" und „kleine" klinische Fächer); meist in der Mitte des klinischen Abschnittes liegt eine praktisch-klinische Tätigkeit in einem Krankenhaus mit Rotation durch Pflicht- und Wahlfächer. Die einzelnen Universitäten haben große Freiheit bei der Gestaltung des Unterrichtes. Medizinische Psychologie ist Lehr-, aber kein Prüfungsfach, in einer obligatorischen Vorlesung und einem freiwilligen Kurs weden Aspekte der Arzt-Patienten-Beziehung und psychologische Faktoren bei Krankheiten akzentuiert.

Über Psychiatrie einschließlich Kinderpsychiatrie wird in Vorlesungen (mit Patientenvorstellung), in Seminaren (mit Übungen z.B. in Explorationstechnik) und in klinischen Praktika (z.T. als „Blockkurs mit mehrwöchiger klinischer Arbeit unter Supervision) unterrichtet. Im Staatsexamen wird Psychiatrie mündlich geprüft.

Die psychiatrisch-psychotherapeutische Weiterbildung dauert 5 Jahre mit 4 Jahren Psychiatrie und Psychotherapie und einem Jahr in einem anderen frei gewählten klinischen Fach, meist Innere Medizin oder Neurologie. Die Weiterbildungsrichtlinien, die Anerkennung einer Institution als Voll- oder Teilweiterbildungseinrichtung sowie die Vergabe des Titels „Spezialarzt für Psychiatrie und Psychotherapie" erfolgen durch die Verbindung der Schweizer Ärzte. Mindestens je ein Jahr muß der Weiterbildungskandidat klinisch und poliklinisch tätig sein. Für die psychiatrische und die psychotherapeutische Weiterbildung sind ein theoretischer Unterricht (je 2 Wochenstunden über 4 Semester als Minimum) und regelmäßige Supervision der klinischen Tätigkeit durch Fachpsychiater und Psychoanalytiker vorgeschrieben. Für die psychotherapeutische Weiterbildung werden u.a. zwei Langzeitpsychotherapien von Patienten mit mindestens 100 Kontrollanalysestunden des Kandidaten verlangt. Zusätzlich lassen sich viele Ärzte noch an privaten Institutionen zum Psychoanalytiker ausbilden. Aus- und Weiterbildung sind deutlich patientenbezogen und alle Teilbereiche der Psychiatrie werden gleichmäßig und ausgewogen berücksichtigt. Innerhalb der Psychotherapie ist die Psychoanalyse dominierend, jedoch in zahlreiche Denominationen aufgespalten.

Nordamerika

11 USA (mit Bemerkungen zu Kanada)

11.1 Das medizinische und psychiatrische Versorgungswesen

Die Vereinigten Staaten sind einer der noch wenigen *echt* kapitalistischen Staaten der Welt mit allen Vorzügen und Nachteilen einer kapitalistischen Leistungs- und Erfolgsgesellschaft. Es herrschen — auch im medizinischen und psychiatrischen Betreich — eine große Variabilität und ein Entfaltungsspielraum, in dem es nichts gibt, was es nicht gibt, d.h. wo alles möglich ist. Die persönlichen, beruflichen und finanziellen Entfaltungsmöglichkeiten sind in den USA wesentlich größer als in Westeuropa oder den sozialistischen Ländern, wenn man jung, gesund, intelligent, voller Initiative ist und dazu noch eine gute Schulbildung hat, aus reichem Hause stammt und zu den privilegierten Schichten der WASP (= white, anglo-saxon, protestant) gehört; ist man dagegen älter, krank, dumm, passiv, arm oder hat den Makel, zu einer weniger geschätzten Gruppe (Neger, mediterrane oder karibische Immigranten, Katholiken, Juden, Unverheiratete) zu gehören, dann sind — in wechselndem Ausmaße, je nach Addition der verschiedenen „negativen" Attribute — die Aufstiegschancen blockiert und die Gefahr des Absinkens in soziales und menschliches Elend ist sehr groß. Der Bundesstaat versucht oft vergebens durch eine vorsichtige Sozialpolitik, gegen großen und langanhaltenden Widerstand, Milderungen dieser Gefahren durchzusetzen. Der Widerstand kommt nicht nur von wenigen mächtigen Einzelnen, sondern von einem großen Teil der Gesamtbevölkerung und hängt mit deren gesellschaftpolitischer Einstellung zusammen. Zum Selbstverständnis dieser freiheitlichen Leistungs- und Erfolgsgesellschaft gehören die individuelle Selbständigkeit und Selbstverantwortlichkeit des erwachsenen Staatsbürgers, der neben der persönlichen Selbstbestimmung zwar auch die Lenkung und Hilfe seiner Familie und der Gruppe, der er sich zugehörig fühlt, akzeptiert, jedoch alle staatliche Planung oder andere Ansätze kollektiver Fremdbestimmung mit zögerndem Mißtrauen betrachtet. „Das amerikanische Volk hat niemals gern die Institution Regierung ertragen. Von der Kolonialzeit bis zur Gegenwart existierte Mißtrauen gegen die Regierung, sowohl unter den Regierenden wie unter den Regierten. Sogar die Autoren der Verfassung stimmten, als sie den Bundesstaat schufen, mit Thomas Pains Kommentar überein, daß ‚eine Regierung selbst in ihrem besten Zustand nur ein notwendiges Übel, in ihrem schlimmsten Zustand ein unerträgliches Übel ist' " (Brown u. Isbister 1974).

Aus diesen Gründen hat sich in den USA nur sehr zögernd ein soziales (Ver-) Sicherungssystem entwickelt, das nur in Ansätzen mit den ausgebauten Systemen in den westeuropäischen und sozialistischen Ländern vergleichbar ist. Der Social Security Act schuf zwar 1935 eine Altersversorgung, die den größten Teil der Gesamtbevölkerung betrifft; im Gesundheitswesen gibt es dagegen nur für bestimmte Aufgabengebiete oder für Teile der Bevölkerung eine „öffentliche" Sicherung, wie z.B. die „Medicare" (für die Alten), die „Medicaid" (für die Armen) oder die „Veterans Administration" (für Angehörige der Streitkräfte, ehemalige Kriegsteilnehmer sowie deren Familien). Für das Gros der Bevölkerung, insbesondere für den Mittelstand und die Oberschicht, ist die *private* Absicherung im Bereich Gesundheit, Unfall oder Invalidität die Regel. Hat man keine gute Absicherung durch Privatversicherung und keine großen eigenen Rücklagen, dann können langdauernde oder kostspielige Krankenbehandlungen auch zu einem erheblichen sozialen Risiko werden; dieses wird noch dadurch erhöht, daß der berufliche Kündigungsschutz im Vergleich zu Europa wenig ausgebaut ist.

Die Zuständigkeit im Gesundheitswesen ist sehr vielschichtig. Neben vielen privaten Trägern können für das öffentliche Gesundheitswesen der USA der Bund (U.S. Public Health Services, z.B. für Hygienefragen etc.), die Einzelstaaten, die eigene Gesundheistministerien (State Health Departments) unterhalten, die Kreise oder die Gemeinden (mit Gesundheitsamt und Amtsarzt) zuständig sein, je nachdem, wie sie dies in ihrer relativen Selbständigkeit gesetzlich geregelt haben. Dadurch ergeben sich große Unterschiede in den verschiedenen Gebieten der USA.

Die Krankenhäuser stehen in privater, kommunaler oder (einzel-) staatlicher Trägerschaft neben wenigen Einrichtungen des Bundes (wie z.B. die Krankenhäuser der Veterans Administration oder des National Institute of Health = NIH). Alle Krankenhäuser können auch zugehörige Polikliniken haben (das englische Wort „clinic" bezeichnet fast immer eine Institution für die ambulante, nicht für die stationäre Versorgung). Die ambulante Regelversorgung geschieht aber durch niedergelassene Ärzte in Privatpraxis. Für die psychiatrische Versorgung gilt entsprechendes.

Auch für das psychiatrische Versorgungssystem liegt die Hauptschwierigkeit in der Vielschichtigkeit, den Überschneidungen, den teilweisen Rivalitäten der Institutionen, ihrer mangelnden Koordination oder andererseits dem Fehlen bestimmter Dienste. Nachdem in der Vergangenheit vor allem private Institutionen und viele Laienorganisationen sich um die psychische Gesundheit kümmerten, versucht seit dem zweiten Weltkrieg der Bund immer mehr, eine Zuständigkeit oder zumindest eine Koordination des psychiatrischen Versorgungsgebietes zu erreichen. 1947 wurde das National Institute of Mental Health (NIMH) in Bethesda/Md. gegründet, zunächst als Unter-Institution, dann getrennt von den anderen National Institutes of Health (NIH). Es vergibt Stipendien für psychiatrische Forschung, Planung, Aufbau neuer und Ausbau alter Dienste, etc. und unterhält auch eigene Krankenhäuser (Brown u. Isbister 1974, Demone 1974, Steuer 1974, Weissenböck 1974).

Vor dem zweiten Weltkrieg lag das Schwergewicht der stationären psychiatrischen Versorgung für den größten Teil der Bevölkerung der USA auf den „State Mental Hospitals", Anstalten, die von den einzelnen Bundesstaaten betrieben werden. Diese Anstalten waren z.T. wesentlich größer als in allen anderen Teilen der Welt, von den Wohngebieten der Patienten entfernt, personell unterbesetzt, wenig komfortabel ausgestattet und beherbergten meistens chronische Langzeitpatienten. Für einen kleinen Teil der Bevölkerung, der es sich finanziell leisten konnte, standen Privatkliniken und Psychiater in Privatpraxen zur Verfügung. Seit dem zweiten Weltkrieg hat sich der Akzent der psychiatrischen Versorung auf die „Community Mental Health Centers" (Psychiatrische Gemeindezentren) verschoben, bei denen Kurzzeitbehandlung,

Gemeindenähe, Zugänglichkeit für alle Bevölkerungskreise und ein möglichst umfassendes Dienstleistungsangebot („comprehensiveness") angestrebt werden. Maßgebend für diese Änderung in der psychiatrischen Versorgung waren Erfahrungen der Militärpsychiatrie im 2. Weltkrieg mit erfolgreichen Kurzbehandlungsprogrammen psychischer Störungen, die nach Kriegsende in den zivilen Bereich übertragen wurden und ein vermehrtes Engangement des Bundes (Federal State) in der Psychiatrie, vor allem Präsident Kennedy's „Mental Health Message to the Congress" der 60er Jahre (samt späteren Ergänzungen) zur Folge hatten.

Bisher hatte sich der Bund nur um die psychiatrische Versorgung einzelner Bevölkerungsgruppen wie Militär, Indianer, Drogensüchtige, Bewohner des „District of Columbia" (Bundeshauptstadt Washington und Umgebung) gekümmert, während für das Gros der Versorgung die Einzelstaaten zuständig waren. Jetzt übernahm der Bund Finanzierungsbeihilfen für die Neuerrichtung und für die Personalausstattung von ca. 600 „Community Mental Health Centers" (psychiatrische Gemeindezentren). Da die finanziellen Hilfen an bestimmte Bedingungen gebunden sind, kann der Bund direkten Einfluß auf die Art und den Umfang der psychiatrischen Versorgung nehmen.

Ein psychiatrisches Gemeindezentrum soll im Wohngebiet der zu versorgenden Bevölkerung lokalisiert sein, meist in räumlichem Zusammenhang mit einem Allgemeinkrankenhaus. Das Einzugsgebiet soll sich auf 75.000 bis 200.000 Einwohner beziehen; es soll „umfassend" (comprehensive) für alle Bevölkerungskreise und Krankheitsgruppen zugänglich sein (Kinder und Erwachsene, Psychotiker und Neurotiker, Süchtige und Personen mit Erziehungsschwierigkeiten etc.) und alle Arten von Therapie und Betreuung anbieten können. Im Vergleich mit herkömmlichen psychiatrischen Institutionen sind diese Zentren weniger „medizinisch" ausgerichtet, die Psychiater haben gegenüber anderen Berufsgruppen weniger eine Führungsposition und die Arbeit ist hier mehr auf Prävention und das aktive Aufspüren von Fällen ausgerichtet.

Zur notwendigen Ausstattung eines psychiatrischen Gemeindezentrums gehören: 1) eine Einrichtung für stationäre Versorgung, 2) eine Poliklinik, 3) ein Nothilfe, die täglich 24 Stunden zugänglich ist, 4) Einrichtung(en) für Teilzeithospitalisierung wie Tag- und Nachtklinik, 5) Beratungs- und Ausbildungstätigkeit in der Gemeinde, z.B. Beratung von Lehrern, Pfarrern, Sozialarbeitern etc. Nur wenn diese 5 Einrichtungen existieren, erhält das Zentrum Bundesmittel. Das Zentrum wird aber dann erst als „umfassend" angesehen, wenn auch noch Möglichkeiten für die folgenden 5 Gebiete geschaffen wurden: 1) Vor- und Nachbehandlung von Patienten, die in Langzeiteinrichtungen hospitalisiert sind, 2) Einrichtungen für Diagnostik, 3) Rehabilitationsdienste, 4) Forschungs- und Auswertungsprogramme, 5) Programme für Aus- und Weiterbildung.

Die finanzielle Bundeshilfe für Errichtung und personelle Ausstattung eines „Community Mental Health Centers" ist beträchtlich, vor allem in Gebieten mit überwiegend armer Bevölkerung (poverty areas). Für 8 Jahre wird eine Unterstützung gewährleistet, die im ersten Jahr bis zu 90% der Kosten decken kann, dann jährlich abnimmt, aber in den letzten drei Jahren immerhin noch bis zu 70% betragen kann. Danach sollen dann die Einzelstaaten, die Gemeinden und private Spender ihre auch schon während der 8 Jahresperiode gezahlten Beiträge sukzessive erhöht haben. Hier scheint aber ein Problem zu liegen, da mit der wirtschaftlichen Rezession die Gelder — vor allem für die Psychiatrie — nicht mehr so rege flossen wie in Zeiten der Hochkonjunktur und zahlreiche Zentren vor allem hinsichtlich eines weiteren Ausbaus zu „umfassenden" Versorgungsdiensten in Schwierigkeiten kamen. Durch Gesetzesänderungen hat man Anfang der 80er Jahre versucht, mehr Kontinuität für die Finanzierung dieser Zentren zu erreichen. Bei der Zuteilung der Geldmittel für die Errichtung neuer Zentren haben die Behörden der Einzelstaaten und der Gemeinden ein großes Mitsprache- und Planungsrecht neben den Bundesbehörden; die finanziellen Hilfen für die Personalausstattung werden dagegen vom National Institute of Mental Health verwaltet, das die Mittel in Form von Projekt-Stipendien zuteilt. Eine gleichmäßige Verteilung der Mittel über alle Staaten wird angestrebt, wobei sich jedoch Unterschiede gemäß Bevölkerungszahl und Einkommensstruktur ergeben; ärmere und bevölkerungsreiche Gebiete werden stärker unterstützt (Stöffelmayr 1981, Redlich 1979, Levenson 1974, Kennedy 1964).

Der organisatorische Aufbau der meisten akademischen psychiatrischen Institutionen der USA zeigt im Unterschied zu Europa eine Tennung der Funktionen des ärztlichen Verwaltungsdirektors (Executive Director), des Forschungsdirektors (Research Director), der behandelnden Ärzte (Attending Psychiatrists) und der akademischen Lehrer. An der Lehre beteiligen sich aber alle genannten Gruppen sowie von außen zugezogene Spezialisten für ihr jeweiliges Teilgebiet. Für diese verschiedenen Arbeitsbereiche durchlaufen die Kollegen auch verschiedene Weiterbildungsgänge. Die koordinierenden Verwaltungsdirektoren sind meist in Management und Administration geschulte Spezialisten; eine ihrer wesentlichen Aufgaben besteht auch darin, von privaten, kommunalen, einzel- und bundesstaatlichen Spendern Geldmittel aufzubringen. Ihre häufige Anwesenheit auf Cocktail-Paries, Empfängen und Wohltätigkeitsveranstaltungen, den sogenannten „social activities", dient nicht dem Vergnügen, sondern dem genannten Berufszweck.

11.2 Medizinische und psychiatrische Ausbildung der Studenten

Dem Medizinstudium in den USA gehen Highschool und ein 3—4jähriger College-Besuch voraus. Der erfolgreiche Abschluß eines College mit sogenannter „Premedical Education" in Biologie, Chemie, Psychologie ist Voraussetzung für die Bewerbung an einer „Medical School". Diesem College-Abschluß entspricht in Europa in etwa das Abitur (Matura) plus 2 Semester vorklinisches Studium. Die Entscheidung über die Zulassung zum Medizinstudium trifft die einzelne „Medical School" mittels eines Punktsystems aufgrund eines persönlichen Gesprächs, das auch die Lebenserfahrung berücksichtigt, der Zeugnisse aus Schulen und Colleges und vor allem aufgrund eines bundeseinheitlichen „Zulassungstestes" („Medical College Admission Test"), der gleichzeitig an vielen Orten der USA abgenommen wird. Dieser Test klassifiziert „alle Bewerber objektiv und vergleichbar nach Wortschatz, Allgemeinbildung, Fähigkeit, quantitative Zusammenhänge und Beziehungen zu durchdenken und zu verstehen und Aufgaben aus dem naturwissenschaftlichen Bereich zu lösen" (Ulbrecht 1969). An der Ausarbeitung dieses Zulassungstestes sowie an zahlreichen Studienreformen der letzten Jahre war die „Association of American Medical Colleges" (AAMC) maßgeblich beteiligt, eine Selbstkontrollinstanz, die gemeinsam von allen Medical Schools und der amerikanischen Ärzteorganisation („American Medical Association = AMA") getragen wird.

Dadurch beeinflussen in den USA die ärztlichen Standesorganisationen bereits die medizinische Ausbildung und nicht nur, wie in Europa, die ärztliche Weiterbildung. Die Plätze an den einzelnen Medical Schools sind zahlenmäßig beschränkt; da es keine Zentralstelle für die Vergabe von Studienplätzen gibt, sind Mehrfachbewerbungen der Studenten an verschiedenen Hochschulen möglich.

Das Studium an den Medical Schools dauert 4 Jahre, an die sich meist noch ein Jahr „Rotating Internship" anschließt. Für spätere Psychiater ist dies aber nicht mehr obligatorisch; statt dessen kann eine einjährige Tätigkeit in einem anerkannten klinischen Fach (einschließlich Psychiatrie, jedoch hierbei mindestens 4 Monate überwiegend „medizinische" Tätigkeit) stehen. Obwohl die einzelnen Medical Schools während des Studiums „hauseigene" Examina verlangen können, gibt es nur ein einziges legales Examen für die „Licensure" (Approbation), die von jedem einzelnen Bundesstaat der USA vergeben, aber meist unter den Staaten gegenseitig anerkannt wird (Ausnahmen: Florida und Kalifornien). Dieses Examen kann entweder vor dem „State Board", einer staatlichen Stelle, abgelegt werden oder — meistens — vor dem „National Board of Medical Examiners" (NBME), einer nicht-staatlichen Organisation, die sich auf Examina spezialisiert hat und so zuverlässig arbeitet, daß ihre Examina vom Staat anerkannt werden. Das Examen besteht aus drei Teilen: Teil I (vorklinische Fächer) kann frühestens nach zwei und nicht später als drei Studienjahren abgelegt werden; für Teil II (klinische Fächer) gilt dasselbe Zeitlimit; Teil III liegt nach dem Internship.

Das klassische Curriculum sah vor, daß zwei Jahre des Medizinstudiums den „Basic Medical Sciences" gewidmet waren, die — im Unterschied zu Europa — z.B. auch Pharmakologie, Mikrobiologie und andere theoretische Fächer des klinischen Studienabschnittes umfassen. Für den psychologisch-psychiatrischen Bereich der Medizin hieß dies, daß z.B. im ersten Jahr Unterricht über die Verhaltenswissenschaften, normale menschliche Entwicklung und Interviewtechniken vermittelt wurde, im zweiten Jahr über Psychopathologie und klinisch-psychiatrische Syndrome. Danach folgte eine zweijährige Rotation durch die klinischen Fächer mit Unterricht und praktisch klinischer Tätigkeit.

Die Reformen der AAMC in den letzten Jahren stellen diesen Typ des Studiums immer mehr in Frage. Es wird ein „integriertes" Studium angestrebt, das die einzelnen Fächer, vor allem das klinische Fach und seine zugrundeliegenden „Basic Medical Sciences", besser miteinander verbindet. Statt separater Fächer und getrennter vorklinischer und klinischer Studienabschnitte wird ein einheitlicheres Studium angeboten. Gleichzeitig wurden Zahl und Dauer der Pflichtveranstaltungen reduziert, und die Studenten erhielten mehr Auswahlmöglichkeiten für Kurse und Praktika. „Das enzyklopädische Lehrprinzip ist zugunsten einer lerngerechteren synoptisch-funktionellen Lehrweise verworfen worden" (Ulbrecht 1969). Dabei haben einzelne Universitäten große Freiheiten in der Gestaltung ihres Unterrichts (Stöffelmayr 1981, Hawkins 1978, Langsley et al. 1977, Fink u. Hicks 1971, Ulbrecht 1969, Lippard 1954).

So liegt z.B. „das wesentliche Charakteristikum" an der „Yale University" (New Haven) darin, „daß die Fakultät mehr daran interessiert ist, eine Gruppe intelligenter junger Männer und Frauen anzuleiten und anzuregen statt sie zu drillen und zu examinieren" (Lippard 1954). In diesem Studienplan fehlt ein festes Curriculum mit obligatorischen Kursen (außer einigen wenigen), der Student hat statt dessen größere Wahlfreiheit bei der Auswahl fakultativer Kurse, beim Studium nach Lehrbüchern und der

Teilnahme an Fallkonferenzen, Seminaren, klinischer Mitarbeit auf den Stationen, Labor- und anderen technischen Kursen, z.T. in sehr eng spezialisierten und seinen Interessen entsprechenden Gebieten. Zur Entwicklung seiner wissenschaftlichen Einstellung muß jeder Student eine wissenschaftliche Dissertation schreiben, die — wie eine wissenschaftliche Publikation — zu einer bestimmten Fragestellung eine Literaturübersicht, die Formulierung der Hypothesen, die Darstellung der Untersuchungsmethode, den Ergebnisteil, Schlußfolgerungen, die Zusammenfassung und die Bibliographie enthalten muß.

Die klinische und vorklinische Arbeit geschieht in kleinen Gruppen in engem Kontakt mit Fakultätsmitgliedern und einem Tutor. Wegen dieses engen Kontakts werden auch Examina für unnötig gehalten; die Beurteilung erfolgt durch die erfahrenen Universitätsmitglieder. Diese Beurteilung wird den Studenten schriftlich mitgeteilt, nicht um sie zu benoten, sondern um ihnen zu helfen, mit ihren Schwächen besser fertig zu werden.

Die einzigen Examina sind die außeruniversitäten des „National Board of Medical Examiners" (s. S. 110), die zu bestehen Voraussetzung zum Wechsel vom vorklinischen zum klinischen Studienabschnitt und zur endgültigen Graduierung ist.

Bezahlte „fellowships" (Stipendien) schon während des Studiums sorgen u.U. für eine finanzielle Absicherung begabter Studenten. Der ganze Plan betont eher eine Entfaltungsmöglichkeit für eine begabte Elite als die Heranbildung eines guten Durchschnittes. Es soll nur wenige Studenten geben, die die Freiheiten mißbrauchen und schlecht ausgebildet sind (Lippard 1954).

In ähnlicher Weise ist ein „Independent Study Program" (ISP) an der „University of Illinois College of Medicine" (Chicago) aufgebaut. Für eine kleine ausgewählte Gruppe wird die Selbstbestimmung des Studenten, seine größere Entfaltungsmöglichkeit in einem selbstgewählten Gebiet, seine individuelle Anleitung durch akademische Lehrer stärker akzentuiert als die Teilnahme an einer bestimmten Anzahl oder an zeitlich vorgeschriebenen Abschnitten bestimmter Lehrveranstaltungen des üblichen Curriculums. Die ISP-Studenten benutzen häufiger die audiovisuellen Hilfsmittel der Universität, haben mehr Kontakte mit akademischen Lehrern, ein größeres Geschick in der Durcharbeitung von Lehrbüchern, unterrichten öfters Studenten, beteiligen sich mehr an der akademischen Selbstverwaltung als die regulären Studenten und schneiden in den außeruniversitären Examina für den National Board nicht schlechter ab als diese.

„Für die meisten Fakultätsmitglieder war es wie eine Offenbarung, daß Medizinstudenten in einem nicht-strukturierten Programm, das mehr vom Studenten als vom akademischen Lehrer gestaltet wurde, bestehen und sich sogar entfalten können" (Johns u. Smith 1973).

In eine ähnliche Richtung weisen Reformversuche einzelner Universitäten mit ihrer Tendenz auf ein „integrated teaching". Statt jedes einzelne Fach separat zu unterrichten, was zu vielen Wiederholungen und Überschneidungen führt, wird ein Patient, ein Krankheitsbild oder ein diagnostisches oder therapeutisches Problem gleichzeitig aus der Sicht verschiedener Disziplinen dargestellt, eine gemeinsame Problemlösung gesucht und eine „Family Medicine" (Medizin des Hausarztes) betont. Meist ist damit Kleingruppenunterricht in Seminarcharakter mit Entfaltung eines aktiven statt passiven Lernens verbunden.

Eine „Comprehensive Medicine" (Ganzheits-Medizin) an Stelle einer Spezialisten-Medizin ist das Ziel. Diesem Ziel dient auch, daß neben die „Basic Medical Sciences"-

Fächer (wie z.B. Physiologie, Biochemie etc.) die „Social Sciences"-Fächer (z.B. Psychologie, Anthropologie etc.) in die Grundausbildung treten (Bridgeman 1973, Vandervoort u. Ransom 1973, Ways et al. 1973, Berry 1953).

Hierzu gehören z.B. auch „multidisziplinäre Laboratorien". Jeder Student hat dabei einen eigenen Arbeitsplatz, an dem er die Kurse in den nicht-klinischen Fächern (z.B. Biochemie, Physiologie, Pharmakologie, Mikrobiologie etc.) absolviert. Die Lehrveranstaltungen werden um den Studenten herum organisiert (Ulbrecht 1969).

Eine interessante Facette stellen Kurse über Sexualerziehung dar, die es inzwischen an praktisch allen „Medical Schools" gibt (Langsley et al. 1977). So bietet z.B. die „Medical University of South Carolina" (MUSC) (Charleston) 11 zweistündige Vorlesungen an, in denen nach Art einer systematischen Desensibilisierung angstbesetzte Themen des menschlichen Sexualverhaltens den Studenten z.T. mit Video-Aufnahmen vorgetragen und anschließend kontroverse Meinungen diskutiert werden. Je umstrittener ein Thema ist, um so später wird es in den Seminaren unterrichtet. Ziel ist nicht eine Einstellungsänderung der Studenten für das eigene Sexualverhalten, sondern eine tolerantere Haltung gegenüber Patienten. Folgende Themen werden unterrichtet: Einführung, Masturbation, Heterosexualität, Schwangerschaft, Geburt, Kontrazeption, Schwangerschaftsunterbrechung, Homosexualität, Paraphilien (z.B. Paedophilie etc.), Zensur und Pornographie, Erhebung einer Sexualanamnese, voreheliche Sexualberatung (Marcotte 1973).

Gleichzeitig mit den Reformvorstellungen wurden die Verhaltenswissenschaften (Psychologie, Soziologie, Anthropologie) vermehrt in die beiden ersten Jahre des Curriculums eingeführt und auch in Teil I des „Medical Board Examination" geprüft. Entweder wurden neue Departments im Rahmen der Basic Medical Sciences geschaffen oder diese Fächer dem Department of Psychiatry eingegliedert. Im Rahmen eines integrierten Studiums sollen Kurse in diesen Fächern langsam in die psychiatrische Tätigkeit überführen. Der Inhalt der Fächer variiert wie überall auf der Welt. Je nach Universität wurden die Akzente mehr auf Lerntheorie, Psychoanalyse oder Neurobiologie gelegt. Die Betonung der Arzt-Patienten-Beziehung und eine Verschiebung von theoretischen Kursen zur praktischen Tätigkeit mit Patienten setzt sich immer mehr durch, und die in den 40er und 50er Jahren dominierende Rolle der Psychoanalyse in diesen Fächern scheint abzunehmen (Langsley et al. 1977, Becker et al. 1973, Weiner 1972, Fink u. Hicks 1971, English u. Hoffman 1960).

Am „Albert Einstein College of Medicine" (New York) wurden die Verhaltenswissenschaften während der ersten beiden vorklinischen Jahre in Kleingruppenunterricht mit Vorlesungen und Diskussionen vermittelt. Die Studenten wurden in 130—160 Kursstunden zur aktiven Teilnahme mit Literaturreferaten, Diskussionen und Patientenexplorationen angeregt, die Wissensvermittlung (übliche Inhalte der Psychologie) wurde durch dazu passende Patientenvorstellungen bestärkt. Die Studenten schätzen vor allem den frühen Kontakt mit Patienten, die „ärztliche Haltung" des Kursleiters, und viele wählten unter Kurseinfluß die Psychiatrie für die spätere Spezialisierung.

Dieser Kurs fiel den Reformen, die zu einem integrierten Studium führten, zum Opfer. Im neuen Rahmen des integrierten Studiums werden die verhaltenswissenschaftlichen Bereiche zusammen mit den biologischen unterrichtet, auch um im Rahmen der dem Medizinstudenten bekannten biologischen Orientierung zu bleiben. Man

geht z.B. von den Hormonen über die zugrundeliegenden neuroanatomischen Strukturen zu den Situationen und Affekten über, bei denen Hormone vermehrt ausgeschüttet
werden, behandelt in diesem Zusammenhang Abwehr- und Kompensationsmechanis-
men etc. Das Bemühen um die Integration möglichst vieler Bereiche der Medizin mutet
manchmal etwas gewaltsam an, wie z.B. im folgenden Zitat: „Kontrolle, Regulation
und Neurobiologie des Eß- und Trinkverhaltens (als Beispiele eines motivierten Verhaltens) und seine Störungen bei Hirnläsionen, Erkrankungen und Stoffwechselstörun-
gen werden besprochen und Patienten mit Fettsucht und Anorexie vorgestellt. Aber
dieser Überblick dient auch einem anderen Zweck: Die Diskussion von Themen des
Sexual-, Eß- und Trinkverhaltens dient als passende Einleitung zu einer Diskussion des
Gebietes Motivationspsychologie, d.h. der Rolle der Motivation bei Entwicklung, Konflikt, Lernen und Kreativität. Die Formung von Motiven und ihrer Konsequenzen in
verschiedenen familiären und kulturellen Umwelten wird dann diskutiert" (Weiner
1972).

Der Ausbau des Psychiatrieunterrichtes während des Studiums fand praktisch erst
in der Zeit nach dem zweiten Weltkrieg statt. Eine kurze Übersicht über die Entwicklung dieses Unterrichtes findet sich bei Romano (1970). Der klassische Typ bestand in
Vorlesungen und in einem mehrwöchigen klinischen Praktikum im dritten oder vierten
Studienjahr. Die auf den vorhergehenden Seiten geschilderten Reformen des Medizinstudiums haben auch zu einer Änderung des Psychiatrieunterrichtes geführt. Gegenwärtig lassen sich drei Typologien unterscheiden, die sich nicht unbedingt gegenseitig völlig ausschließen müssen: Die erweiterten klinischen Praktika, eine „integrierte" Psychiatrie und eine frühe Fachspezialisierung.

Im Rahmen der Rotation durch die verschiedenen klinischen Fächer während des
dritten (und vierten) Jahres verbringen die Studenten auch 6–8 Wochen auf einer
psychiatrischen Station (Block-System). Diese Praktika (clerkships) sind verstärkt ausgebaut worden, vor allem bezüglich intensiver Supervision und Unterricht.

So absolvieren z.B. an der „Case Western Reserve University" in Cleveland die Studenten ein 2mo-
natiges Praktikum im dritten Jahr. Dabei üben sie auf den Stationen die Tätigkeit des „behandelnden
Arztes" aus; durch Übernahme eigener Verantwortung soll aktives statt passives Lernen begünstigt
werden. Die Studenten werden dabei wöchentlich 3–5 Stunden von erfahrenen Psychiatern überwacht und nehmen an den Fallvorstellungen und an Vorlesungen teil (Miller u. Lenkoski 1973).

Ein ähnliches Programm gibt es an der „University of Wisconsin Medical School" in Madison
mit einem 6wöchigen Praktikum auf einer Akutstation mit kurzer Aufenthaltsdauer der Patienten.
Dadurch sollen die Studenten vor allem lernen, daß auch psychiatrische Erkrankungen erfolgreich
therapierbar sind und nicht immer einen chronischen Verlauf nehmen. Pharmako- und Psychotherapie werden betont, dagegen wird von „Einsichtspsychotherapie" abgeraten (Kasuboski u. Marshall
1973).

Das psychiatrische Praktikum (keine Zeitangabe) an der „Colorado Medical School" (Denver)
akzentuiert die praktische, für den Patienten verantwortliche Tätigkeit entweder auf einer Station
oder in einer Poliklinik oder in der Kinderpsychiatrie mit nur wenigen didaktischen Kursen und
Seminaren, aber sehr viel persönlicher „one to one"-Supervision; der Student ist einem psychiatrischen „Resident" attachiert. In den verschiedenen Institutionen nehmen die Studenten an den
Patientenvorstellungen, Gruppentherapien, Personalbesprechungen etc. teil. Die Studenten sollen in
der Poliklinik erfolgreiche Psychotherapeuten für Kurztherapien sein und fühlen sich durch die selbständige und verantwortliche Rolle als „Arzt-Student" sehr für ihre Arbeit motiviert (Werkman et
al. 1973, Wakefield et al. 1972).

Diese Betonung der praktischen und verantwortlichen Tätigkeit unter enger Supervision, wie
sie die neuen Reformen anstreben, stehen im deutlichen Gegensatz zu früheren Programmen, wo
ein umfangreiches, aber vor allem in Vorlesungen und Seminaren bestehendes Lehrangebot vermit-

114

telt wurde (Thompson 1953). Der Nachteil des Blockunterrichts, in dem dies erfolgt, könnte darin bestehen, daß es eine „Spezialistenausbildung im Geschwindschritt" ist (English u. Hoffman 1960).

Die ausschließliche Betonung der naturwissenschaftlichen Grundlagen der Medizin und die Vernachlässigung ihrer sozialen Aspekte wird auch in den USA immer wieder beklagt. Von der Psychiatrie wird erwartet, daß sie dem Medizinstudenten mit einem wertorientierten Humanismus vertraut macht und ihn für die Bewältigung von Problemen wie Lebensverlängerung, Tod, Sexualität, Schwangerschaftsunterbrechung, Konkurrenzkampf, gesellschaftliche Veränderungen etc. besser schult als die bisherige, einseitig naturwissenschaftlich ausgerichtete Medizin. „Die Psychiatrie ist auf dem Wege, der eigentliche Wächter humanistischer Gesichtspunkte bei der Behandlung von Patienten in den Krankenhäusern zu werden; sie ist dafür verantwortlich, diese Prinzipien und ihre Praktiken den Medizinstudenten zu lehren" (Reiser 1973).

Der Glaube, daß die Psychiatrie — insbesondere eine dynamisch orientierte Psychiatrie — ein gesichertes Wissen über das Verhalten des Menschen vermitteln, ihm sein ganzes Leben durchsichtig machen, ihm sichere wertorientierte Normen anbieten und so zu seiner Reifung beitragen könne, zieht sich durch eine ganze Reihe von Stellungnahmen zu diesem Thema. Von der Psychiatrie wird auch erwartet, daß sie mit ihrem Wissen eine Brücke baut zwischen den Angehörigen biologisch-orientierter und denen nicht biologisch, sondern verhaltenswissenschaftlich orientierter Berufe. In der Vorstellung vieler Autoren wird so die dynamische Psychiatrie mit ihren letztlich psychoanalytischen Hypothesen zur weltanschaulichen und ethischen Grundlagenwissenschaft der Medizin.

Im Rahmen der weiter oben dargestellten Reformvorstellungen über ein integriertes Studium und eine Ganzheitsmedizin (Comprehensive Medicine) wird deswegen angestrebt, die *„Psychiatrie nicht als separates Fach, sondern integriert in die anderen Disziplinen* zu lehren". Die Psychiatrie „kann nützlicherweise in fast alle Kurse integriert werden ... Dies verschafft dem Studenten eine einzigartige Gelegenheit, ... die körperlichen und psychodynamischen Aspekte jeder Krankheit seiner Patienten zu verstehen" (Reiser 1973). Vor allem soll sie den Studenten die Rolle der Emotionen bei jeder Krankheit verständlich machen (Becker et al. 1973, Patterson 1973, Reiser 1973, English u. Hoffman 1960). Einige Beispiele sollen diese „integrierte Psychiatrie" beleuchten.

An der „University of Connecticut School of Medicine" (Hartford) werden in den ersten beiden Jahren die biologischen und verhaltenswissenschaftlichen Grundlagenfächer in Vorlesungen, praktischen Laborkursen und klinischen Demonstrationen „integriert" gelehrt. Der Unterricht ist nach Organsystem aufgebaut. So werden z.B. beim Zentralnervensystem im Anschluß an die Anatomie die Psychopathologie und deskriptive psychiatrische Diagnostik unterrichtet, beim gastrointestinalen System die psychiatrischen Aspekte der Ulcuskrankheit, die auch an Patienten der Klinik dargestellt werden, beim Thema Wachstum und Entwicklung die Theorien der Persönlichkeitsentwicklung etc.

Während der klinischen Tätigkeit im dritten und vierten Studienjahr werden die Patienten gleichzeitig von einem somatisch-medizinischen und psychiatrischen Gesichtspunkt aus betrachtet. Für den einzelnen Lehrfall wird neben dem Internisten der Psychiater und/oder der Kinderpsychiater konsultiert, und der Student lernt in diesem „Functional Curriculum" genannten Studiengang, „gleichzeitig die somatischen, psychologischen und sozialen Bedürfnisse seiner Patienten zu berücksichtigen" (Becker et al. 1973, Becker 1973).

An der „Boston University Medical School" wird jeder Student im dritten Jahr für einen Patienten und dessen Familie zuständig, die er zuhause aufsucht. Er wird dabei regelmäßig von einem Internisten und in größerern Abständen auch von einem Psychiater supervidiert. Die Supervision konzentriert sich vor allem auf die Arzt-Patienten-Beziehung, die Erfassung psychogener Faktoren bei einer Erkrankung und die emotionalen Reaktionen des Studenten auf seinen Patienten und dessen Familie. Im vierten Jahr arbeiten die Studenten für einen Monat ganztätig im „Home Medical Service". Die dabei auftretenden psychologischen Probleme werden jede Woche in einer 2stündigen Supervisionssitzung zwischen 6 Studenten und einem Psychiater besprochen, vor allem die Praxis der Interviewführung, die Erkennung der Konflikte und inneren Widerstände des Patienten sowie seiner Anpassungsmechanismen (Carter et al. 1953).

Eine Ergänzung zum Psychiatrieunterricht bildet ein freiwilliges Programm der „University of Pensylvania Medical School" (Philadelphia). In einem „Talking Point", der in einer Abendsprechstunde und durch einen 24-Stunden-Telefonservice allen Studenten anonym zugänglich ist, informieren und beraten Medizinstudenten ihre Kommilitonen und können sie — wenn nötig — auch zum Spezialisten überweisen. Probleme des medizinischen (z.B. Verhütungsmittel, Impotenz), sozialen (z.B. Einsamkeit, Partnerbeziehung) und Studien-Bereichs (z.B. Berufsaussichten, Lehrpläne) sind die Themen; sofortige oder spätere Supervision ist gewährleistet (Mechanik et al. 1971).

Die Integration der Psychiatrie dient auch dem Ziel, mit fortschreitendem medizinischen Wissen nicht immer wieder neuen Stoff einem ohnehin schon überfüllten Curriculum hinzuzufügen, sondern durch bessere Integration das Studium von Stoffülle und Überschneidungen zu entlasten. So können z.B. psychosomatische Themen beim jeweiligen Organsystem der Inneren Medizin mitbehandelt werden, Fragen der Abhängigkeit und Sucht oder der Placebowirkung (Suggestion) in der psychopharmakologischen Vorlesung. Diese Lehrveranstaltungen werden dann gemeinsam mit dem Psychiater durchgeführt (Lederer 1952).

Eine numerische Vorstellung über die „Infiltration" der Psychiatrie in andere Fächer gibt der Lehrplan der „Temple University" (Philadelphia). Während des Studiums werden vom Psychiatrie-Departement im Rahmen anderer Lehrveranstaltungen (klinische Praktika, Vorlesungen, Seminare etc.) folgende „Kontaktstunden" bestritten: bei der Inneren Medizin 350 Stunden, bei der Gynäkologie-Geburtshilfe 80 Stunden, bei der Pädiatrie 30 Stunden, bei den Grundlagenwissenschaften (Basic Medical Sciences) 32 Stunden. Dem stehen „nur" 135 Stunden eigener psychiatrischer Lehrveranstaltung gegenüber, an der aber auch Vertreter anderer klinischer Fächer teilnehmen. Als Wahlfach beteiligen sich etwa 1/4 aller Studenten noch an einer psychotherapeutischen Behandlung von Patienten unter Supervision (English u. Hoffman 1960).

Als Kritik an diesem Typus des Unterrichts wird geäußert, daß die Information über die eigentlichen schweren psychiatrischen Krankheiten unterbetont wird gegenüber der Betonung psychischer Faktoren bei anderen (somatischen) Erkrankungen. Dagegen betonen English u. Hoffman (1960): „An der Temple Universität wird relativ wenig Zeit der Demonstration grobgestörter psychotischer Zustandsbilder gewidmet. Die Studenten müssen keine klinischen Praktika auf geschlossenen Stationen absolvieren ... Wir glauben, daß Studenten beim Schwerkranken erkennen werden, ob er an einer Psychose oder einem bösartigen Neoplasma leidet ... Wichtiger als die Fakten sind die Einstellungen, die zum Lernen benötigt werden."

Seit den 80er Jahren gewinnt aber wieder langsam zunehmend eine mehr „medizinische" und biologische Richtung innerhalb der Psychiatrie an Boden (Stöffelmayr 1981) (s. später unter Facharztweiterbildung).

Statt die Psychiatrie in die anderen medizinischen Fächer zu integrieren, bietet ein anderer Reformtyp an, sich schon als Student psychiatrisch zu spezialisieren (Romano 1973). Das Studium am „Hahnemann Medical College" in Philadelphia sieht vor, daß die obligatorischen Kurse in den „Basic Medical Sciences" und die Rotation in den klinischen Fächern auf die ersten 2–2 1/2 Jahre zusammengedrängt werden (Cor-Program). Die restliche Zeit steht für die Spezialisierung in einem Wahlfach mit obligatorischem Programm (Track-Program) und die Beschäftigung mit dem Rest der Fächer in fakultativer Auswahl zur Verfügung.

Das „Psychiatric Track Program" das „Hahnemann Medical College" hat folgenden Ablauf: 12 Wochen Seminar-Unterricht in den psychiatrie-relevanten „Basic Medical Sciences"; 12 Wochen klinisch-psychiatrische Tätigkeit; 24 Wochen Wahlfächer, die Hälfte davon in Psychiatrie oder psychiatriebenachbarten Gebieten (auch Basic Medical Sciences), die andere Hälfte in einem anderen medizinischen Fach. Die Seminare in den „Basic Medical Sciences" umfassen Anthropologie, Soziologie, Psychologie, Psychopharmakologie, Neuropathologie, Neuroanatomie und Genetik, ergänzt durch Seminare über „Sexuelle Probleme in der ärztlichen Praxis" sowie „Psychiatrie für Fortgeschrittene". In den Seminaren wird ein aktives statt passives Lernen angestrebt durch Diskussionen, Literaturreferate, schriftliche Arbeiten über gegebene Themen etc. Der „Basic Science"-Stoff soll bereits zu der späteren psychiatrischen Tätigkeit überleiten.

Die klinische Tätigkeit ist in zwei je sechswöchige Praktika aufgeteilt, die der Student nach seiner Wahl in folgenden Kliniken, Polikliniken oder Abteilungen verbringen kann: Erwachsenen- oder Kinderpsychiatrie (ambulant oder stationär), geriatrische Psychiatrie, Jugendpsychiatrie, psychiatrische Nothilfe, Tätigkeit im „Community Mental Health Center" (psychiatrisches Gemeindezentrum), Lernbehinderung, psychosomatische Medizin, Familientherapie, Eheberatung, Gruppentherapie oder Forschung. Außerdem wurde eine spezielle Abendsprechstunde einmal pro Woche eingerichtet, an der während eines ganzen Jahres jeder Student je zwei Patienten unter der Kontrolle eines Supervisors zu betreuen hat (Fink u. Hicks 1971).

Ein ähnliches Programm bietet die „University of California" (San Diego) an. Zunehmende psychiatrische Tätigkeit während des Studiums leitet allmählich und kontinuierlich in die Facharztweiterbildung über; die Kontinuität wird vor allem durch enge Supervision durch ein (psychiatrisches) Fakultätsmitglied gewährleistet (Tenzel et al. 1972).

Neben der Betonung klinischer Praktika empfehlen die bisher genannten Autoren noch folgende Unterrichtstechniken: Vorlesungen und Seminare (mit und ohne Patientenvorstellung), Diskussionen in Kleingruppen, Filme und Dias, Lektüre von Lehrbüchern und Zeitschriften, Zeitschriftenreferate (siehe u.a. Romano 1973, Abroms u. Chiles 1972, Zolik u. Miller 1967 u.a.).

Eine Kombination zwischen dem klassischen Studientyp (2 Jahre Vorklinik und 2 Jahre Rotation durch die klinischen Fächer) für die Mehrzahl der Studenten und dem Track-Programm für eine Minderheit bietet die „State University of Michigan" (East Lansing) an. Die Studenten erarbeiten den Lehrstoff z.T. in selbstlernenden Gruppen, Dozenten bereiten den Stoff themenzentriert mit Leselisten u.a. vor und stehen für Rückfragen und Diskussionen zur Verfügung (Stöffelmayr 1981).

Die Ziele des Psychiatrieunterrichts werden von den zitierten Autoren ziemlich übereinstimmend definiert, wobei nur die Akzente wechseln, mit denen an einigen Medical Schools psychoanalytische Theorien, Psychodynamik, Psychotherapie und „eigene Reifung" unterschiedlich stark betont werden. Einig ist man sich über folgende Ziele:

Beherrschung der Interviewführung, Erfahrungen in der Arzt-Patienten-Beziehung mit Abbau eigener Ängste und Vorurteile gegenüber den psychisch Kranken, Erlernen der psychiatrischen Symptomatik und Nosologie, Prinzipien der Psychotherapie und Psychopharmakotherapie, Verständnis der Psychodynamik des Patienten und der des Studenten, Einsicht in die sozialen Zusammenhänge psychischen Krankseins. Romano betont, daß zu der objektiven Beobachtung, die der Student aus dem bisherigen Medizinunterricht kennt, durch den Psychiatrieunterricht Erfahrungen in subjektiver Beobachtung, teilnehmender Beobachtung und Selbstbeobachtung hinzukämen (siehe u.a. Romano 1973, Werkman et al. 1973, Shakow 1972, Zolik u. Miller 1967).

Der Erfolg des Psychiatrieunterrichts wird auf verschiedene Weisen bewertet. Neben der üblichen Bewertung durch die Examina werden auch Urteile von Studenten über den Unterricht, die mit Schätzskalen oder einfachen Fragebogen erhoben wurden, verwendet. In einer Untersuchung von Zolik u. Miller (1967) war zwar keine Zunahme der Studenten zu verzeichnen, die später Psychiatrie als Fach wählen wollten, aber eine Zunahme einer positiven Einstellung zu psychischen Erkrankungen und deren Behandlung sowie zur Bedeutung der Arzt-Patienten-Beziehung und psychologischer neben biologischer Gesichtspunkte in der Medizin.

Die Zunahme einer positiven Einstellung zur Psychiatrie und die Abnahme von Ängsten nach einem psychiatrischen Praktikum ergab auch eine Umfrage unter Studenten an der „Colorado Medical School" (Denver). Vor allem der direkte Kontakt mit Patienten und die Supervision wurden von den Studenten positiv beurteilt (Werkman et al. 1973, Wakefield et al. 1972). Ähnlich äußerten sich Studenten der „University of Wisconsin" (Madison) (Abroms u. Chiles 1972). Andere Methoden zur Beurteilung des Lernerfolges sind: Gefilmte Interviews, bei denen die Studenten die Symptomatik des gezeigten Patienten auf einer Schätzskala eintragen und die Diagnose stellen müssen (Meyerson et al. 1977), Beurteilungen der Studenten auf einer Schätzskala durch die verschiedenen Supervisoren u.a. Romano hält die qualitative Beurteilung, die ein Supervisor nach engem und häufigem Arbeitskontakt mit dem Studenten abgibt, nach wie vor für die zuverlässigste (Romano 1973).

11.3 Facharztweiterbildung

Es gibt zwar ein gesetzlich vorgeschriebenes Examen, um sich als Arzt betätigen zu können (Licensure), aber keines, um eine Facharzttätigkeit auszuüben. Rein rechtlich kann, wie in der BRD, jeder Arzt auf jedem Fachgebiet arbeiten. Bei Prozessen, Anstellungen, Berufungen etc. wird aber darauf geachtet, ob jemand das Examen vor dem „American Board of Psychiatry and Neurology" (ABPN), einer Selbstverwaltungsorganisation amerikanischer Psychiater und Neurologen, abgelegt hat. Diese nichtstaatliche Organisation setzt *de facto* den Standard für die Facharztweiterbildung fest. 4 Jahre Weiterbildung nach dem Studienabschluß (Graduation) sind vorgeschrieben, entweder als 1 Jahr Internship und 3 Jahre Psychiatrie, oder 4 Jahre Psychiatrie an einer vom ABPN anerkannten Weiterbildungsstätte.

Wird auf ein Internship mit Rotation durch die großen klinischen Fächer verzichtet (was für die Mehrzahl der psychiatrischen Weiterbildungskandidaten gilt), so muß während des ersten Jahres mindestens eine 4monatige allgemein-ärztliche klinische Tätigkeit in einer psychiatrischen Klinik von deren Leiter bestätigt werden, diese „internship like period" soll „Programme" in Innerer Medizin, Pädiatrie und „Familienmedizin" (entspricht auf deutsch etwa der Medizin des praktischen Arztes) einschließen. Neurologie und Psychiatrie waren in den USA immer getrennte Fächer. Eine neurologische Weiterbildung ist dementsprechend für die angehenden Psychiater nicht vorgeschrieben, kann aber für 1/2 Jahr im Rahmen der psychiatrischen Weiterbildungszeit gewählt werden.

Am Ende der Weiterbildung kann sich der Kandidat den beiden Examina des ABPN unterziehen. Das erste Examen ist schriftlich und nach dem „multiple choice"-Typ angelegt, das zweite mündlich und dient auch der Überprüfung praktischer Fertigkeiten. Diese Examina werden nach Ankündigung in der Fachpresse 3—4mal jährlich, in einer meist wechselnden Stadt der USA, abgehalten. Sie sind in den ganzen USA anerkannt und keine Angelegenheit der Einzelstaaten (Hawkins 1978, Daniels et al. 1977, Eaton et al. 1977).

Die Weiterbildung eines psychiatrischen „Resident" besteht in 3- bis 4jähriger praktischer klinischer Tätigkeit mit meist halbjähriger Rotation durch verschiedene Abteilungen, ausgefeilter Supervision, sowie einem theoretischen Kursprogramm. Im Vergleich mit Europa haben die Residents während dieser Zeit viel eher den Status eines Studierenden mit Akzent auf der Weiterbildung als den eines klinisch voll eingesetzten Arztes. Deshalb läuft ihr Arbeitsvertrag auch nach Ende der Weiterbildungszeit ab. Sie müssen sich dann um eine neue, auch besser bezahlte Anstellung als „staff psychiatrist" bemühen oder in die freie Praxis gehen.

Die einzelnen Weiterbildungsinstitutionen sind bei der Festlegung, welche Gebiete der Psychiatrie während der Rotation durchlaufen und welche theoretischen Aspekte im Kursprogramm vermittelt werden, völlig frei, ebenso in welcher Form sie eine institutionsinterne Überprüfung der erworbenen Kenntnisse und Fertigkeiten vornehmen. Einige Institutionen nehmen mündliche und schriftliche Examina (letztere in „multiple choice"- und/oder Essay-Form) nach dem ersten und evtl. letzten Jahr ab. Alle haben aber eine sehr subtile und wirkungsvolle Art der Erfolgskontrolle eingeführt: Der Resident wird laufend während seiner 3- bis 4jährigen Weiterbildung von allen Supervisoren, mit denen er zusammenarbeitet, beurteilt. Die Fülle der vorliegenden schriftlichen Beurteilungen ermöglicht eine recht objektive und vielseitige Einschätzung seiner Qualität. Bei ungenügender Leistung bespricht das „Training-Committee" oder der Weiterbildungsleiter Möglichkeiten zur Abhilfe mit dem Resident oder schlägt ihm eine Beendigung der Weiterbildung vor. In den „Training Committees", die das Weiterbildungsprogramm ausarbeiten, revidieren und administrieren, sind auch die Residents mit 1—2 „Abgeordneten" vertreten (Hawkins 1979, Univ. Calif. 1973, Cameron 1964).

Einige Institutionen haben mehr einen biologisch-organischen, andere mehr einen sozialpsychiatrischen oder psychotherapeutisch-psychoanalytischen Akzent, die meisten sind eklektisch. Träger und Organisatoren der Weiterbildungsprogramme sind (meist) die medizinischen Fakultäten der Universitäten (Medical Schools). Diese Programme, insbesondere die sehr zeitaufwendigen, z.T. individuell durchgeführten Supervisionen, sind nur möglich, weil die Universitäten über einen großen Stab von ganzzeit oder teilzeit beschäftigten Mitarbeitern verfügen, zu dem sich noch Gastdozenten hinzugesellen. So führt — um nur ein Zahlenbeispiel zu geben — die „Henry Phipps Psychiatric Clinic" (Baltimore) an akademischen Mitarbeitern (ohne Residents und ohne Emeritierte, aber einschließlich Psychologen, Soziologen etc.) in einem Verzeichnis von 1974 auf: 7 Professoren, 31 außerordentliche Professoren, 93 Assistenz-Professoren, 55 Dozenten (Instructors) und 4 Lehrbeauftragte (Lecturers). Dem stehen insgesamt 45—60 Residents gebenüber, ca. 10—15 pro Jahr. Selbstverständlich haben die akademischen Lehrer auch noch die Aufgabe des Studentenunterrichts, der Patientenbetreuung und die Forschung wahrzunehmen (Johns Hopkins 1980[1], 1974). Über die

---

1 Die Neuauflage des „Residency Program" von 1980 enthält leider kein Mitarbeiter-Verzeichnis mehr

Programme der einzelnen Universitäten informieren gedruckte oder hektographierte, ansprechend und übersichtlich gestaltete Broschüren, die auf Anforderung zugesandt werden. Die Großzügigkeit, mit der amerikanische Institutionen Informationsmaterial zur Verfügung stellen, und das dort ausgebaute Informationswesen fallen immer wieder angenehm auf, schon im Vergleich mit westeuropäischen, insbesondere aber mit Ost-block-Staaten. In einem Verzeichnis der American Psychiatric Association (APA) werden 310 Weiterbildungsprogramme in Allgemeinpsychiatrie und 158 in Kinderpsychiatire mit Kurzbeschreibungen aufgeführt (APA 1982, 1973).

Aus dieser Fülle sollen als Beispiele die Weiterbildungsprogramme der „Johns Hopkins University" in Baltimore, der „Harvard University" in Boston, der „New York University" in New York City und der „Boston University" in Boston ausgewählt werden.

An erster Stelle muß die „Henry Phipps Psychiatric Clinic" des „Johns Hopkins Hospital" genannt werden, die zur Medizinschule der „Johns Hopkins University" in Baltimore/Md. gehört. Hier betreten wir traditionsreichen Boden amerikanischer Psychiatriegeschichte, da der erste Direktor dieser psychiatrischen Klinik Adolf Meyer hieß (siehe Muncie 1974, Winters 1952). Der Schweizer Adolf Meyer hat für die amerikanische Psychiatriegeschichte etwa die gleiche überragende Bedeutung wie Kraepelin für die deutsche und Eugen Bleuler für die Schweizer Psychiatrie. Seine Auffassungen der psychischen Krankheiten als psychobiologische Reaktionsformen haben viele der späteren psychoanalytischen Lehren vorweggenommen und deren Siegeszug in den USA den Boden bereitet. Von 1912–1941 war Adolf Meyer der Direktor dieser Klinik und von 1905 an mit ihrer Planung betraut, wenige Tage, nachdem Henry Phipps, ein reicher und philanthropischer Spender, die Mittel zur Errichtung der Klinik zur Verfügung gestellt hatte. H. Phipps war durch die Lektüre eines Buches zu seiner Spende angeregt worden, „A Mind that Found Itself" von Clifford Beers, einem ehemaligen, geheilten Patienten und Gründer der „Mental Hygiene"-Bewegung, einer psychiatrischen Laienorganisation, die viel zum öffentlichen Interesse an der Psychiatrie in den USA (einschließlich großzügiger finanzieller Zuwendungen) beigetragen hat. Wie Adolf Meyer in seiner Eröffnungsansprache betonte, war es das erste Mal, daß in einem englischsprachigen Land eine psychiatrische Klinik als integraler Bestandteil eines Allgemeinkrankenhauses geschaffen wurde.

Die 4jährige Weiterbildungszeit beginnt im Juli, am Beginn und begleitend zur klinischen Arbeit stehen für zwei Monate einführende und informierende Konferenzen und Vorträge auf dem Programm. Im ersten Jahr arbeitet der Resident unter Supervision auf offenen und gemischten 12-Betten-Stationen, auf denen individuelle und Gruppenpsychotherapie, somatische Therapie und Soziotherapie durchgeführt und Rehabilitationsmaßnahmen eingeleitet werden. Für besonders gestörte Patienten besteht die Möglichkeit zur Isolierung. Angestrebt wird, daß der Resident seine Patienten auch während ihres Aufenthaltes in Tag-/Nachtklinik und der anschließenden ambulanten Weiterbehandlung behält. Er nimmt auch am Dienst in der psychiatrischen Nothilfe teil. Nach einigen Monaten übernimmt er zusätzlich die ambulante Einzelpsychotherapie von einigen Erwachsenen und Adoleszenten. Entsprechend den Bestimmungen über das „Internship" für Psychiater arbeitet der Resident während des ersten Jahres auch für fünf Monate auf einer inneren und für einen Monat auf einer neurologischen Abteilung.

Die ersten 6 Monate des zweiten Jahres führt der Resident die Station als Stationsarzt (Ward Administrator) und betreut seine eigenen Patienten weiter. Für 6 Wochen erfüllt er auch die Aufgabe des Aufnahmearztes der Klinik; während dieser Zeit übernimmt er keine eigenen neuen Patienten. Im zweiten Jahr verschiebt sich das Gewicht seiner Tätigkeit von stationärer mehr auf ambulante Versorgung, erhöht sich die Zahl seiner ambulanten Patienten (Erwachsene und Adoleszenten), und er nimmt mehr an Gruppentherapien teil. Während eines Nachmittags pro Woche betreut er poliklinisch Patienten in Kurztherapie (sog. Brief Therapy Clinic: das englische Wort „clinic" bedeutet meist Poliklinik, das deutsche Wort Klinik wird durch „inpatient service" übersetzt), und während 4 Stunden pro Woche kann er an der ambulanten Beratung und Behandlung von Studenten teilnehmen (Student Health Service).

Während der ersten 2 Jahre ist eine vierfache Supervision gewährleistet durch: a) den Facharzt, der für jede Station zuständig ist und der an den soziotherapeutischen und psychotherapeutischen

Gruppensitzungen teilnimmt; b) einen anderen Facharzt zur Supervision der ambulanten Therapien; c) einen Supervisor für spezielle Aufgabenbereiche (wie Kinder oder Adoleszenten, Konsiliararzttätigkeit etc.); d) einen Supervisor für Langzeitpsychotherapien.

Zusätzlich zur laufenden Supervision finden wöchentlich zwei Patientenvorstellungen statt: eine Konferenz für Neuaufnahmen unter Beisein des zuständigen Facharztes, der Residents, der Schwestern, Beschäftigungstherapeuten und Sozialarbeiter, und eine klinische Abteilungskonferenz für genauer untersuchte Patienten. Für beide Konferenzen müssen Krankengeschichte, Diagnose und (soweit möglich) Verlauf schriftlich vorgelegt werden. Im dritten Jahr arbeitet der Resident 1/2 Jahr im Konsiliardienst (einschließlich Nothilfe) und 1/2 Jahr in der psychiatrischen Poliklinik. Im vierten Jahr verbringt er je drei Monate in der Kinder- und Jugendpsychiatrie und im psychiatrischen Stationsdienst, und für ein halbes Jahr kann er den Ort seiner Tätigkeit frei wählen. Auf der Kinder- und Jugendlichenabteilung werden nicht nur der Patient, sondern auch seine Eltern untersucht und in die Behandlung – meist eine Form der Psychotherapie – einbezogen. Neben der Supervision der ambulanten und stationären Routinetätigkeit durch mindestens zwei Fachärzte finden wöchentliche Konferenzen zur Besprechung der laufenden Behandlungen und von Forschungsarbeiten statt; jeder neue Patient muß vom Resident in einer Diagnosekonferenz dem gesamten Team vorgestellt werden.

Im Konsiliardienst arbeitet der Resident im Rahmen eines Teams, das für den gesamten Konsiliardienst des Allgemeinkrankenhauses zuständig ist. Für einige Stationen ist er der zuständige Konsiliararzt, er nimmt an den entsprechenden Konferenzen und Fallbesprechungen teil. Bei dieser Tätigkeit lernt er vor allem die somatisch-medizinischen Aspekte der Psychiatrie kennen (organische Syndrome, psychosomatische Erkrankungen, sog. psychophysiologische Störungen sowie neurologische Erkrankungen). Kombiniert hiermit ist eine Tätigkeit in der psychiatrischen Nothilfe (im Rahmen der allgemeinmedizinischen Nothilfe), wo er als Supervisor für einen Resident im 1. Jahr wirkt, aber selber bei einem Facharzt rückfragen kann. Hier können Patienten auch im Rahmen psychiatrischer Krisenintervention kurz hospitalisiert werden.

In der Poliklinik (für Erwachsene und Adoleszenten) setzt er früher begonnene Kurz- und Langzeitpsychotherapien unter Supervision fort und übernimmt neue Patienten.

Als freiwillige Tätigkeit im vierten Jahr kann der Resident auch im Rahmen der Gemeindepsychiatrie in ländlichen Gebieten als Berater tätig sein, im Gesundheitsdienst für Studenten oder in einem neurologischen Krankenhaus arbeiten, oder andere, seiner Interessensrichtung entsprechende Weiterbildungsmöglichkeiten wahrnehmen.

In allen drei Jahren wirken die Residents am Psychiatrie-Unterricht für Medizinstudenten mit und werden angeregt, sich an laufenden Forschungsprojekten der Klinik zu beteiligen.

Im Rahmen der theoretischen Weiterbildung finden neben den bisher erwähnten Konferenzen noch folgende wöchentliche Veranstaltungen, an denen die Residents aktiv und passiv teilnehmen, statt: Darstellung eines Lehrfalls mit Literaturübersicht, Langzeittherapie-Seminar (2 Residents, 1 Facharzt), Forschungskonferenz über laufende Projekte, Seminare über Gruppenprozesse und Stationsführung sowie über Ich-Psychologie, ein systematischer Psychiatriekurs im ersten Jahr und ein Literaturseminar im zweiten Jahr.

Mit dem Maudsley-Hospital in London besteht außerdem ein Resident-Austausch-Programm auf Halbjahresbasis (Johns Hopkins 1980, 1974).

Die „Harvard Medical School" in Boston verfügt über 6 psychiatrische Lehrstühle, in Verbindung mit je einem Lehrkrankenhaus; es handelt sich dabei um vier Allgemeinkrankenhäuser mit einer psychiatrischen Abteilung und zwei psychiatrische Krankenhäuser. Unter letzteren ist das „Massachusetts Mental Health Center" (MMHC) an einer sektorisierten Versorgung (für die Unter- und Mittelschicht) mit großem Patientendurchgang beteiligt.

Im Rahmen seiner vierjährigen Weiterbildung kann der Resident hier in folgenden Abteilungen arbeiten: vier 50-Betten-Stationen für Erwachsene mit Tag- und Nachtklinik, Kinderstation, Ambulanz, Einrichtung für Gemeindepsychiatrie und Forschungslabors. Alle Stationen sind offen; für gefährdete Patienten gibt es die Einrichtung der „special nurse" (24-Stunden-Bewachung durch Schwester und Pfleger).

Im ersten Jahr arbeitet der Resident stationär, ab dem zweiten Jahr ambulant; im dritten und vierten Jahr bestimmen vor allem seine speziellen Interessen die Auswahl der Abteilung. Neben seinen erwachsenen Patienten muß jeder Resident eine bestimmte Anzahl von Adoleszenten betreuen.

Alle Patienten verbleiben auch bei späterer ambulanter Behandlung und klinischer Wiederaufnahme beim gleichen Resident während dessen vierjähriger Tätigkeit am MMHC. Jeder Resident hat, bei ca. 40 Neuaufnahmen pro Jahr, 8—10 Patienten gleichzeitig zu betreuen. Die Arbeitsgruppe einer 50-Betten-Station besteht aus dem Facharzt (Senior Consultant) als Team-Leiter, einem älteren Resident (Chief Resident, ab 3. Weiterbildungsjahr), 6—7 Residents im ersten Jahr, die vom „Chief Resident" (Sherman 1972) angeleitet werden, vier Sozialarbeitern, zwei Psychologen, einem Berufsberater (Rehabilitation Counselor) sowie Pflegepersonal und Studenten während ihrer Praktika-Zeit. Neben psychoanalytisch orientierter Psychotherapie als hauptsächlicher Therapie stehen Somato- und Soziotherapie mit Akzent auf Gemeindepsychiatrie.

Ab dem zweiten Jahr arbeitet der Resident in der Ambulanz in folgenden Aufgabenbereichen: a) 24stündiger psychiatrischer Notdienst, b) ambulante Behandlung von Patienten mit Kurzzeit- und Langzeit-Gruppenpsychotherapie, c) Nachbehandlung entlassener Klinikpatienten, d) Supervision von Medizinstudenten. Pro Jahr werden in der Ambulanz ca. 4—5000 Patienten gesehen. Bereits vom ersten Jahr an muß der Resident einen ambulanten Langzeitbehandlungsfall übernehmen. Ab dem zweiten Jahr kann er auch eine ambulante und/oder stationäre Tätigkeit in der Abteilung für Kinder- und Jugendpsychiatrie wählen.

In den beiden letzten Jahren arbeitet er je nach seinem Interessengebiet in der stationären oder ambulanten Erwachsenen- oder Kinderpsychiatrie, der Gemeindepsychiatrie oder wissenschaftlich.

Der Resident hat eine Arbeitswoche von 50 Stunden; diese verteilen sich im ersten Jahr auf 30 Stunden Arbeit mit Patienten und Supervision, 15 Stunden formellen Unterricht und 5 Stunden freigewählte Tätigkeit.

Die klinische Tätigkeit wird durch folgende Veranstaltungen supervidiert: tägliche Konferenzen zur Besprechung der laufenden Behandlung, Patientenvorstellungen (3—4 Stunden pro Woche), Übung in Interviewführung, Teilnahme an Therapieprogrammen für Elektrokrampfbehandlung, Psychopharmakotherapie, Milieutherapie, individuelle Psychotherapie, sowie Mitwirkung beim klinischen Unterricht für Studenten.

Zu den formellen Lehrveranstaltungen gehören: individuelle Fallbesprechung mit einem Tutor, Lehrkonferenzen und Seminare über Geschichte der Psychiatrie, systematische Nosologie, Gemeindepsychiatrie, neurologische Untersuchungstechnik, Literaturdiskussion und Vorträge von Gastrednern.

Im zweiten Jahr, während der Tätigkeit in der Poliklinik oder Gemeindepsychiatrie, sind 14 Stunden für den formellen Unterricht (im wesentlichen Psychotherapie) vorgesehen, 26 Stunden für Arbeit mit Patienten unter teilweiser Supervision und 10 Stunden für ein freigewähltes Interessengebiet. Zur ambulanten Tätigkeit gehört auch die Beratung anderer Berufsgruppen und Institutionen in psychiatrischen Fragen.

Im dritten und vierten Jahr arbeitet der Resident auf seinem freigewählten Interessengebiet; dazu gehören u.a. auch die Tätigkeit als Chief Resident und die Teilnahme an Weiterbildungsveranstaltungen anderer Kliniken.

Als Ziel erstrebt das Weiterbildungsprogramm die Vermittlung von Kenntnissen und Fertigkeiten in psychiatrischer Diagnostik, Therapie, Gemeindepsychiatrie sowie Forschung. Es betont biologische, intrapsychische und interpersonelle Faktoren gleichmäßig (MMHC 1972).

Ein ähnlich gestaltetes Weiterbildungsprogramm bietet das „New York University Medical Center" in New York City an. Zu dieser Institution gehört auch das Bellevue-Hospital mit einem sehr großen Patientendurchgang (12 000 stationäre, ca. 5000 ambulante Patienten pro Jahr), Aufnahmezwang, Teilnahme an einer sektorisierten Versorgung New Yorks und einer Klientel vor allem aus der Mittel- und Unterschicht einschließlich ethnischer Minoritäten.

Während drei Jahren arbeitet der Resident in halbjähriger Rotation zuerst klinisch, ab dem zweiten Jahr poliklinisch, im dritten Jahr kann er sich in Kinderpsychiatrie, Langzeitpsychotherapie, Forschung, Gemeindepsychiatrie oder Konsiliarpsychiatrie spezialisieren (sog. Track-Program). Eine umfassende Vermittlung aller psychiatrischen Teilbereiche wird angestrebt wie stationäre und ambulante Tätigkeit sowohl mit Erwachsenen wie Kindern und Jugendlichen; die klinische Tätigkeit einschließlich Teilnahme an Nacht- und Notdiensten vom ersten Jahr an wird durch ausgebaute Einzel- und Gruppensupervision kontrolliert [mehrere individuelle Supervisoren für laufende Einzeltherapien sowie spezielle Interessen oder Schwierigkeiten des Kandidaten; Supervision in der Gruppe während der Fallvorstellungen, Visiten, Seminare; Supervision durch den Chief Resident

und den für die Station zuständigen Facharzt (Staff Man) für die laufende „Routinetätigkeit"].
Ein systematischer Lehrkurs mit mindestens täglich einer Unterrichtsstunde begleitet die Weiterbildung ebenso wie ein wöchentlich stattfindendes Literaturseminar. Auch während des Track-Programms muß jeder Resident mindestens 10 Stunden wöchentlich weiter klinisch mit Patienten arbeiten. Für die Patienten in seinen Forschungsprojekten bleibt er der klinisch zuständige Arzt.

An Stelle des allgemeinen Resident-Programms mit Subspezialisierung in Forschung im dritten Jahr gibt es ein eigenes „Resident-Forschungs-Programm" von dreijähriger Dauer, das die allgemeine psychiatrische Weiterbildung mit spezieller Schulung in klinischer und Grundlagenforschung verbindet. Im ersten Jahr widmet der Resident 1/4 seiner Zeit der Forschungstätigkeit, im zweiten Jahr die Hälfte, im dritten Jahr 3/4; die verbleibende Zeit verbringt er wie im üblichen Resident-Weiterbildungsprogramm.

Auch für Kinder- und Jugendpsychiatrie gibt es wie bei der wissenschaftlichen Weiterbildung zwei Wege: Man kann sich im dritten Jahr in diesem Teilgebiet subspezialisieren und dann als Allgemeinpsychiater nach drei Jahren die Weiterbildung beenden oder man kann ab dem 3. Jahr einen zweijährigen Spezialweiterbildungskurs durchlaufen.

An 8 verschiedenen Institutionen kann der Resident während seiner Weiterbildung im Rahmen der „New York University" arbeiten:

a) An der Psychiatrischen Abteilung des Bellevue-Hospitals (Allgemeinkrankenhaus) mit Stationen für Erwachsenen-, Kinder- und Jugendpsychiatrie, sowie einer „psychiatrischen Einheit" im Rahmen der pädiatrischen Poliklinik und einer Schule für 7- bis 16jährige.
b) In der „Mental Hygiene Clinic", einer psychiatrischen Poliklinik für längerdauernde psychotherapeutische und pharmakologische Behandlungen.
c) Der „Walk-in Clinik", einer Poliklinik für ambulante Krisenintervention als Alternative zur Hospitalisation. Hier können auch Patienten bis zu 48 Stunden hospitalisiert werden.
d) Im psychiatrischen Not- und Aufnahmedienst; hier geht es vor allem um die Abklärung, ob ein Patient stationär aufgenommen oder an eine andere Institution weitergeleitet werden soll.
e) Auf der forensisch-psychiatrischen Station. Hier werden Patienten strafrechtlich begutachtet oder während der Gefängnishaft auftretende psychische Erkrankungen behandelt.
f) Auf der psychiatrischen Abteilung der „Universitätsklinik", in der nur Privatpatienten behandelt werden.
g) An den „Millhauser Laboratories for Research in Psychiatry and Behavioral Sciences" (Verhaltens- und biologische Forschung).
h) Im psychiatrischen Konsiliardienst auf einer medizinischen oder chirurgischen Abteilung (vormittags) und im Rahmen von Arbeitsgruppen der Gemeindepsychiatrie [nachmittags: z.B. Beratung von Schulen, Studenten, anderen sozialen Institutionen, Mitwirkung bei Alkoholiker- und Drogenprogrammen (Prävention, Nachbetreuung, Feldstudien etc.) u.a.m.] (N.Y. University 1973).

Neben der allgemeinen klinisch-psychiatrischen Weiterbildung existiert eine spezielle Weiterbildung für psychiatrische Forschung. Als Beispiel möge das „Biobehavioral Postdoctoral Research Training Program" der psychiatrischen Fakultät an der „Boston University" stehen, das die biologisch-organischen Aspekte der Psychiatrie betont. Während zwei Jahren entwickelt und realisiert der Kandidat ein eigenes Forschungsprojekt aus dem Bereich der biologischen Psychiatrie unter Anleitung und enger Supervision eines „sponsors" und nimmt gleichzeitg an schulmäßigen Kursen und Seminaren teil, wie z.B. über Psychopharmakologie, Neurochemie, Neuropsychologie, Forschungsmethoden und zahlreiche andere Themen der biologischen Psychiatrie (9 Monate Dauer, wöchentlich 1–1 1/2 Stunden). Seine eigene wissenschaftliche Arbeit muß er immer wieder in Seminaren der Kritik der Fakultätsmitglieder unterziehen. Die Weiterbewilligung seines Stipendiums hängt von der Qualität seiner Arbeit ab. Am Ende der Zweijahresperiode muß er sein gesamtes Projekt vor der Fakultät öffentlich darlegen. Hat er ein staatliches Stipendium erhalten, so muß er sich verpflichten, während zwei Jahren danach auf dem Gebiet der biologischen Psychiatrie in Forschung oder Lehre tätig zu sein; andernfalls muß er das Stipendium zurückzahlen. Enge Supervision, große Freizügigkeit der Themenwahl und ein umfangreiches Angebot an Möglichkeiten aus ca. 60 Projektbereichen kennzeichnen das Programm. Eine interessante Einzelheit stellt das „Visiting Professor Program" dar. Ein anerkannter auswärtiger Forscher hält einmal im Monat eine Gastvorlesung. Eine Woche vorher werden in einem Seminar das Arbeitsgebiet und die Veröffentlichungen dieses Gastprofessors vorgetragen und diskutiert. Im Anschluß an die Vorlesung haben die Weiterbildungskandidaten die Möglichkeit, mit dem Gastprofessor sein Arbeitsgebiet zu diskutieren, sowohl informell während eines Abend- und Mittagessens wie formell während eines Kolloquiums am folgenden Tage (Boston University 1977).

Das erklärte Ziel der meisten Weiterbildungsprogramme ist es, alle Aspekte der Psychiatrie gleichmäßig zu berücksichtigen und dem Kandidaten eine Vielfalt von Theorien und Behandlungsmethoden zu vermitteln. Wenn man jedoch in Nordamerika arbeitete, allgemeinpsychiatrische Kongresse besuchte, mit Kollegen in den Kliniken und der freien Praxis über ihre Arbeit diskutierte, gewinnt man deutlich den Eindruck einer höheren Wertschätzung von Psychotherapie und psychodynamischen Theorien gegenüber den anderen Teilbereichen der Psychiatrie. Dabei verdankt es der amerikanische Psychiater sicher im wesentlichen der Psychoanalyse, daß er während seiner Weiterbildung Psychotherapie erlernen und eine psychotherapeutische Grundhaltung erwerben kann. Trotz dieser grundsätzlich positiven Wertschätzung gibt es auch zahlreiche kritisierende Stimmen, die bei der weiteren Darstellung des Themas ebenfalls erwähnt werden sollen.

Das angestrebte, finanziell auch lohnende Ziel von Psychiatern in Privatpraxis und von Klinikärzten mit Privatpatienten besteht eindeutig in der Ausübung von Psychotherapie, die die Weiterbildungskandidaten auch schon sehr früh und interessiert in ihrer Resident-Zeit zu erlernen wünschen. In den theoretischen Kursen werden psychodynamische Konzepte als eine Art Grundlagenwissenschaft der Psychiatrie angeboten. Die Kritiklosigkeit, mit der diese Konzepte akzeptiert werden, und die geringe Belegbarkeit durch Untersuchungen an Patienten, kritisiert Shepherd (1961) in einem Erlebnisbericht über die Ausbildung von Psychiatern in den USA (siehe auch Freyham 1965). Zusätzlich zur psychiatrischen Weiterbildung absolvieren viele Kollegen eine psychoanalytische Ausbildung an privaten, von den offiziellen Weiterbildungsinstituten getrennten Ausbildungsinstituten, die in einer Lehranalyse mit bis 700 Stunden, Kontrollanalysen und einem theoretischen Kursprogramm besteht.

Der in den USA immer wieder auftauchende Begriff „psychodynamics" wird im Unterschied zur Psychoanalyse definiert als: „... Wissenschaft von den psychischen Kräften in Aktion. Im wesentlichen ist Psychodynamik eine Formulierung oder Beschreibung, wie die Psyche sich entwickelt und wie die hypothetischen Energien der Seele im Laufe ihrer verschiedenen Anpassungsleistungen verteilt sind" (Hinsie u. Campbell 1970). Demgegenüber umfaßt die von Freud entwickelte Psychoanalyse eine spezielle psychodynamische Theorie, eine Methode zur Erforschung des gesunden und kranken Seelenlebens sowie eine Technik zur Behandlung psychischer Störungen. Die Psychoanalyse hat sich in machtvollen psychoanalytischen Gesellschaften und Instituten mit präzisen Aufnahme- und Ausschlußkriterien organisiert; „psychodynamics" bezieht sich eher auf eine Einstellungs- und Betrachtungsweise ohne eigentliche Organisationsstruktur und ist im Rahmen der Weiterbildungsinstitutionen für jeden Arzt zugänglich. Wenn nach diesen Definitionen „psychodynamics" eher als umfassenderer Überbegriff erscheint, muß man jedoch einschränkend sagen, daß alles, was einem in Nordamerika unter dieser Bezeichnung begegnet, „per modum subtractionis" aus der Psychoanalyse entstanden ist. Es ist eine Art verwässerte, vereinfachte, dem „common sense" angepaßte, aber auch von vielem Ballast und rabulistischer Gedankenakrobatik befreite Psychoanalyse. Psychoanalytische Ausbildung im engeren Sinne wird aber von denen, die ihre Zukunft als Psychotherapeuten in freier Praxis planen, als das eigentliche, wertvollere, bessere Ziel anvisiert. Da die psychoanalytische Ausbildung teuer ist und aus den eigenen Einnahmen bezahlt werden muß, während die Resident-Weiterbildung über ein Stipendium oder ein geringes Gehalt finanziert wird, das keine großen Ersparnisse ermöglicht, können sich viele Kollegen erst nach ihrer Resident-Zeit in einer vollbezahlten Stelle eine analytische Ausbildung leisten. Unter diesen Gesichtspunkten ist dann aber psychodynamische Ausbildung nur etwas Vorläufiges, quasi zur Einführung, etwas für Kollegen, die eine Tätigkeit in der Gemeindepsychiatrie, in Institutionen mit großer Routineversorgung oder in der Forschung anstreben, oder für solche Kollegen, die „aus inneren Widerständen" der Psychoanalyse ablehnend gegenüber stehen.

In den USA (anders als in Europa mit Ausnahme der Schweiz) hat die Psychoanalyse bei ihre Verbreitung keinen energischen Widerstand erfahren und hat — verstärkt durch deutsche und österreichische Emigranten (in karikierenden amerikanischen Filmen spricht der Analytiker meist mit deutschem Akzent) — vor allem nach dem zweiten Weltkrieg einen Siegeszug durch die amerikanische Psychiatrie angetreten. Die zunehmende Zahl von Interessenten für eine psychoanalytische Ausbildung und der dadurch entfachte Streit, wer den Standard der Ausbildung setzt, führten 1960 zu einer kritischen Bestandsaufnahme durch Lewin und Ross, die im Auftrag der 1932 gegründeten „American Psychoanalytic Association" die damals existierenden 17 Ausbildungsinstitute in einem Rapport beschrieben. Es kam zur Gründung des „Committee on Psychoanalytic Education" (COPE), das als Organ der „American Psychoanalytic Association" (APsaA) die Ausbildungsrichtlinien zu koordinieren und Standards zu setzen versucht. Aber auch in den USA blieb die psychoanalytische „Bewegung" nicht von den für sie typischen Spaltungen und Fraktionskämpfen bewahrt. Trotzdem war der Einfluß von Psychoanalytikern in akademischen Institutionen und nationalen Psychiatrie- und Psychotherapiegesellschaften stark (Fleming 1972, Bellak 1970, Brocher 1970).

Nach vielen mündlichen Berichten amerikanischer Kollegen scheint jedoch der Einfluß der Psychoanalyse seit Ende der 60er Jahre rückläufig zu sein. Das heißt nicht, daß der „psychodynamische" Einfluß bei der Gestaltung der Weiterbildungsprogramme abgenommen hätte. Der Allgemeinpsychiater betrachtet seinen Standpunkt eher als eklektisch, hat neben seiner psychodynamischen Betrachtungsweise auch immer eine biologische oder soziale gefördert und realisiert vielfach gar nicht, wie stark die „Psychodynamik" eine vereinfachte Psychoanalyse ist. Neben diesen Allgemeinpsychiatern stehen die „richtigen" Psychoanalytiker, die auf die „psychodynamists" mit einer gewissen Überheblichkeit herabsehen. Sie waren einst nach dem zweiten Weltkrieg die große Hoffnung der amerikanischen Psychiatrie, dann richteten sich in den 60er Jahren die großen Erwartungen auf die Gemeindepsychiatrie, jetzt erwartet man von der biologisch-psychiatrischen Forschung eine Weiterentwicklung der Psychiatrie (Hawkins 1980).

Die Psychoanalytiker werden heute mehr und mehr kritisiert. Als Gründe für Kritik werden u.a. angeführt: Konkurrenz durch die Gemeindepsychiatrie, die die psychiatrisch-psychotherapeutische Behandlung allen Bevölkerungskreisen und nicht nur einer zahlenden Minderheit zukommen läßt, zunehmende Erfahrung, daß Psychoanalyse nur einen beschränkten Indikationsbereich besitzt und keineswegs anderen Psychotherapieformen überlegen ist, Enttäuschung über die Erfolge der psychoanalytischen Psychosentherapie, wachsendes Bewußtsein für wissenschaftliche Methoden in Psychiatrie und Psychotherapie gegenüber hermeneutischen (siehe z.B. Hawkins 1980, 1979, Pollock 1972, Luborski et al. 1971, May 1968, aber auch Möller 1978).

Sogar aus den eigenen Reihen kommt die Kritik der dritten Psychoanalytiker-Generation an der „Verkrustung" der zweiten Generation und der von ihr geprägten Institutionen mit „einseitigen Dominanzen, Vernachlässigung der Nachwuchspflege, mangelhafter Kooperation aus Star- und Prestigebedürfnissen, Ausnutzung von Institutionen für persönliche Erfolgsziele, narzißtischen Überempfindlichkeiten und destruktiven Tendenzen aus irrationalen Motivationen" (Brocher 1970).

Andere Psychotherapieformen — wie z.B. Verhaltenstherapie, Encounter-Gruppen, Primärtherapie (Urschrei), Gestalttherapie, Transaktionsanalyse und vieles andere mehr — haben sich trotz spektakulärer Propaganda, Institutseröffnungen und Gründung eigener Gesellschaften innerhalb der psychiatrischen Weiterbildung noch nicht durchsetzen können. Hier ist nach wie vor der psychoanalytische Einfluß dominierend. Bei Beschäftigung mit allen neuen, mit der Psychoanalyse konkurrierenden Psychotherapieformen hat man — mit Ausnahme der Verhaltenstherapie — auch wiederum den Eindruck, daß sie nur durch Weglassen und Umakzentuierung „per modum subtractionis" aus der Psychoanalyse entstanden sind und nicht prinzipiell Neues bieten.

Wie soll nun eine ideale, aber prinzipiell realisierbare psychiatrische Weiterbildung aussehen? Dies hat D.E. Cameron (1965) in einem klaren, knappen und durch kritisch-witzige Bemerkungen gewürzten Artikel beschrieben, mit dem wir dieses Kapitel schließen möchten. D.E. Cameron ist der Aufbau der psychiatrischen Weiterbildung an der McGill University in Montreal zu danken (Cameron 1964). Stellvertretend für viele und sicher im gleichen Sinne wie M. Bleuler und A. Lewis beantwortet er die 6 alten Fragen nach dem „Wer, Was, Wo, Wann, Wie und Warum" der Weiterbildung so:

1. *Wer:* „Gute Lehrer sind nicht nur jene, die ihre Studenten anregen und begeistern können, sondern auch die, die eine ziemlich ausgewogene Darstellung von dem geben können, was der Student wissen *muß.* Und hier müssen wir alle Extremisten verbannen. Wer sich vorher schon auf bestimmte Anschauungen festgelegt hat, sollte nicht die Verantwortung für ein Lehrprogramm übernehmen. Wenn jemand schon seinen Glauben offenbart hat, daß die letzte Lösung aller psychiatrischen Übel eine biochemische ist, dann soll man ihn auf jede erdenkliche Weise die Biochemie der Psychiatrie lehren lassen, ein interessantes und wertvolles Gebiet. Aber man soll ihn nicht das Ruder des ganzen Weiterbildungsprogrammes übernehmen lassen. Wenn er Analytiker ist, soll er Psychoanalyse unterrichten. Eine lange Erfahrung hat reichlich gezeigt, daß jene Männer, die früh in ihrer beruflichen Karriere psychoanalytisch geschult wurden und dann zurückkehrten, um in der Psychiatrie zu arbeiten, sich niemals wieder ganz von ihrer anfänglichen Indoktrination erholten. *Daher sollte das Weiterbildungsprogramm von einer breit ausgebildeten Persönlichkeit geleitet werden, die gegenüber den organischen oder psychoanalytischen Gesichtspunkten nicht ohne Sympathie ist, aber doch voll überzeugt ist, daß die Antwort auf psychiatrische Probleme in der Psychiatrie selber gefunden werden muß."*

2. *Was:* „Der weitergebildete Psychiater muß einen klaren und vollständigen Begriff von den verschiedenen Erscheinungsformen gestörten Verhaltens haben. Daher muß

die Phänomenologie im Sinne von Symptomatologie gut und sorgfältig gelehrt werden.
. . . Psychotherapie ist die grundlegende und die am meisten angewandte Form psychiatrischer Therapie. . . Die Einzeltherapie wird ergänzt durch verschiedene Formen von Gruppentherapie und durch die soziale Psychiatrie mit ihren zahlreichen Berührungsmöglichkeiten mit anderen Institutionen und Berufsgruppen. . . Ein solides Grundlagenwissen über die Natur des menschlichen Organismus ist wesentlich. Obwohl Verhalten einen hohen Grad von Autonomie besitzt, kann es nicht ohne physiologische, biochemische und endokrinologische Systeme existieren, die es aufrechterhalten und mit Sicherheit stark beeinflussen. . . Das Arbeitsmodell, dessen der junge Mann sich bedient, muß ihn dafür frei machen, jede Art von Faktoren, die auf den Patienten einwirken, zu berücksichtigen . . . und jede Art von Therapie anzuwenden. . . Es ist notwendig, im Gedächtnis zu behalten, daß die wirkungsvollsten Mittel, über die wir heutzutage verfügen, die somatischen Therapien sind, wenn sie bei indizierten Fällen angewandt werden . . . Die Besserungsrate für schwere gehemmte Depressionen, die mit Elektroschock behandelt wurden, ist wesentlich höher als die Besserungsrate für schwere psychoneurotische Erkrankungen bei Patienten, die mit Psychotherapie behandelt wurden . . .

Die komplexe Aufgabe, ein Curriculum zusammenzustellen, kann vereinfacht werden, wenn man zwei Entwürfe macht. Als erstes schlagen wir vor, Tatsachen, Einstellungen und Fähigkeiten zu lehren. Der zweite Entwurf macht deutlich, daß das Curriculum, und vor allem jenes, das auf Seminaren und Vorlesungen aufbaut, aus drei Anteilen besteht. Erstens aus kontinuierlichen Lehrinhalten, d.h. Gebiete, die laufend während des ganzen Curriculums gelehrt werden; zweitens Gebiete, die nur während eines oder zweier Jahre vorkommen; drittens Wahlfächer."

3. *Wo:* „Der Unterricht sollte in mehreren klinischen Lehreinheiten durchgeführt werden, die unter Leitung einer Universität zusammengefäßt sind. Sie sollen die Breite und den Reichtum psychiatrischer Erfahrung deutlich machen können. Psychiater sollten nicht ausschließlich in einer Anstalt weitergebildet werden; ebensowenig sollten sie ausschließlich in einer psychiatrischen Abteilung einer Universität weitergebildet werden. . . Keine einzige Anstalt kann eine ausreichende Weiterbildung gewährleisten. . . Weiterbildungskurse, die auf eine psychiatrische Universitäsabteilung oder eine psychiatrische Abteilung eines Allgemeinkrankenhauses beschränkt bleiben, erzeugen nur Individuen, die keine Ahnung von der Weite, dem Umfang und der Dringlichkeit (urgency) psychischer Störungen haben, die sich in der Bevölkerung verbreiten und zunehmen." Eine Weiterbildung, bei der die Kandidaten „im wesentlichen in einem einzigen universitären Lehrkrankenhaus unterrichtet werden mit gelegentlichen 2- oder 3wöchentlichen Besuchen in einer Anstalt, ist nutzlos. . . Die Kandidaten müssen voll in die Belegschaft einer Anstalt, einer psychiatrischen Abteilung eines Allgemeinkrankenhauses, eines kinderpsychiatrischen Zentrums, einer psychiatrischen Ambulanz oder in die Gemeindepsychiatrie integriert sein. Und sie müssen für eine genügend lange Zeit an dieser Stelle sein, damit sie — unter Anleitung — Verantwortung für die Patienten übernehmen können, die ihnen zugeteilt sind. . .

Die Fähigeren unter den jungen Weiterbildungskandidaten und die, die mehr Initiative haben — wahrscheinlich jene, die später in ihrer Karriere die Führungspositionen an den Universitäten, den Krankenhäusern oder in der Gemeindepsychiatrie erreichen, — sollten ermutigt werden, ein weiteres Jahr der Weiterbildung im Ausland zu machen."

4. *Wann:* „Die beste Zeit, die Weiterbildung in Psychiatrie zu beginnen, ist unmittelbar nach dem praktischen klinischen Jahr.

Wir machen unseren Weiterbildungskandidaten durch unser Vorgehen ziemlich deutlich, daß sie Mediziner sind und . . . sich nicht für eine para-medizinische Berufskarriere vorbereiten."

5. *Wie:* „Lehren und Lernen sind Brüder. Beide sind wesentlich. . . Es gibt einen erstaunlichen Mangel an Fortschritt bei der Entwicklung neuer Typen von Lehrveranstaltungen, obwohl viele der seit langem gebräuchlichen durch Ergänzungen sehr verbessert worden sind. . . Die traditionellen Lehrveranstaltungen sind ungefähr 10 an Zahl":

a) Vorlesungen, die durch moderne audiovisuelle Hilfsmittel und mehr Diskussionen lebendiger geworden sind.

b) Seminare, die für Cameron die anregendste Unterrichtsmethode sind.

c) Diskussionen in (Klein)Gruppen.

d) Das Tutorsystem. „Es ist kostenaufwendig bezüglich Zeit; aber es kann kein Zweifel bestehen, daß es unter den wirkungsvollen Methoden hoch rangiert. Wenn ein Student die Möglichkeit hat, während ein oder zwei Stunden in der Woche mit einem erfahreneren Mitglied der Fakultät seine diagnostischen und therapeutischen Schwierigkeiten zu besprechen, die Reichweite der Literatur zu durchforschen, die Anordnung eines Forschungsplanes zu erörtern, dann bedeutet dies für ihn einen Bereich eines sehr aktiven und schnellen Lernens. . . Es ist jedoch sehr wichtig, darauf zu achten, daß der Tutor nicht ein Therapeut oder ein Lebensberater wird, sondern ein Ausbilder bleibt."

e) Vorträge.

f) Patientenvorstellungen im Beisein des gesamten Teams.

g) Die verbleibende Zahl der Lehrveranstaltungen ist von geringerer Bedeutung wie Zeitschriften-Clubs, Soziodrama, Hausbesuche, informelle Treffen beim Kaffee, Mittagessen etc.

„Um den Unterricht zu beurteilen, muß man die Resultate kennen, und hier spielt das Examen immer noch eine Rolle. Am Ende des ersten Jahres ist ein Examen zu fordern, um jene auszuscheiden, die sicher ungeeignet sind, die zu korrigieren, die es hätten besser machen können, und die zu ermutigen, die aussichtsreich erscheinen. Ein zweites Examen ist am Ende des letzten Jahres zu fordern, um die zu bestimmen, die geeignet sind, das Siegel der Lehrinstitution als Anerkennung zu erhalten. . . Von noch größerer Bedeutung indessen ist die Beurteilung des Studenten (assessment), eine Beurteilung durch den ‚chief resident', durch seinen Tutor, durch den Stationsarzt, durch den Abteilungsleiter der klinischen Weiterbildungseinrichtung, in der er tätig war. Diese Beurteilung (obwohl es viel schwieriger ist, durch sie eine befriedigend aussehende abgerundete Note zu erhalten als durch Examina) ist nichtsdestoweniger erheblich vielsagender in ihrer Bewertung des Studenten."

6. *Warum:* Wir benötigen mehr Psychiater wegen der zukünftigen Wichtigkeit von Prävention und weil „wir gerade anfangen zu realisieren, *daß Psychiatrie nicht nur ein anderes Fach der Medizin ist, sondern die fehlende Hälfte der Medizin"* (Cameron 1965).

Nur kurz soll auf Möglichkeiten und Verpflichtungen des Psychiaters zur Fortbildung (= Continuing Medical Education = CME) nach dem Abschluß seiner Weiterbildung hingewiesen werden. Seit 1974 ist diese Fortbildung für alle Mitglieder der American Psychiatric Association (APA) zum Erhalt der Mitgliedschaft obligatorisch. Jeder Psychiater muß innerhalb eines Dreijahreszeitraumes 150 Stunden an Fortbildung nachweisen, von denen 60 Stunden besonders hohen Anforderungen genügen müssen (sog. category I-activities), während für die übrigen Stunden Teilnahme an Kongressen, Vorträgen oder Lekture von Fachbüchern genügen. Im Rahmen der „category I-activities" wurde z.B. das „Psychiatric Knowledge and Skills Self-Assessment Program" (PKSAP), jetzt bereits in der 5. Auflage, entwickelt. Es soll im Selbstunterricht den Psychiater über den neuesten Stand seines Faches informieren. Bei Teilnahme erhält er ein Buch (module) mit Abdruck neuerer Zeitschriftenartikel und mit Literaturhinweisen zu jeweils ausgewählten Teilgebieten des Gesamtfaches zum Selbstunterricht. Anschließend muß er einen „multiple-choice"-Fragebogen und einen „Patient Management Problems"-Fragebogen ausfüllen und bis zu einem bestimmten Zeitpunkt an die APA zurücksenden. Die APA schickt Korrekturen, Literaturhinweise für Wissenslücken und eine vergleichende Aufstellung über sein Abschneiden im Rahmen aller Teilnehmer an ihn zurück. Pro Buch werden 20 Stunden im Rahmen der „category I-activities" angerechnet, das Gesamtprogramm beläuft sich auf drei Bücher in drei Jahren, danach erfolgt eine Neubearbeitung (APA 1982). Ein ähnliches Fortbildungsprogramm zum Selbstunterricht mit Tonbandkassetten hat das American College of Psychiatrists entwickelt, das „ACP-Psychiatric Update"-Programm (American College of Psychiatrists 1983).

Zusammenfassung

Das Gesundheitswesen, die medizinische und die psychiatrische Versorgung in den USA zeigen im Unterschied zu Westeuropa und den sozialistischen Ländern einen wesentlich stärkeren privatwirtschaftlichen Charakter. Nur für die ärmere Bevölkerung und bestimmte Zielgruppen gibt es eine obligatorische Sozial- und Krankenversicherung.

Die medizinische und psychiatrische Regelversorgung für die Mittel- und Oberschicht geschieht durch niedergelassene Fachärzte in Privatpraxis und private Krankenhäuser, die jedoch z.T. Stiftungscharakter haben, für die Unterschicht sind entsprechende öffentliche Einrichtungen der Einzelstaaten und Gemeinden zuständig. Es besteht eine große Vielfalt psychiatrischer Einrichtungen mit z.T. zahlreichen Überschneidungen. Seit dem zweiten Weltkrieg hat der Bundesstaat vorsichtig, aber zunehmend seinen Einfluß ausgedehnt durch Finanzierung von neuen Einrichtungen, Projekten, Weiterbildungsstellen etc. In der Psychiatrie führte dies zu einem zunächst zügigen Ausbau der „Community Mental Health Centers" z.T. in Konkurrenzabsicht zu bestehenden Einrichtungen. Es handelt sich um psychiatrische Gemeindezentren, die u.a. für den Gesamtbereich der Psychiatrie zuständig sein (comprehensiveness), einen bestimmten Einzugsbereich versorgen, und den Akzent auf ambulante Betreuung, Prophylaxe, Wiedereingliederung, Gesundheitserziehung etc. legen sollen. Die wirtschaftliche Rezession in den 70er Jahren führte zu einem Stillstand dieser Entwicklung.

Das Medizinstudium dauert 4 Jahre, meist schließt sich 1 Jahr in praktisch-klinischer Tätigkeit und Rotation durch die großen Fächer an (rotating internship). Die

Approbation (licensure) wird von den Einzelstaaten verliehen, hierfür sind drei außeruniversitäre Examina vor einer staatlichen Prüfungskommission (dem „State Board") oder einer staatlich anerkannten, aber privaten Prüfungskommission (dem „National Board of Medical Examiners") nötig. Medizinische Psychologie und Psychiatrie sind Prüfungsgebiete.

Die einzelnen Universitäten haben bei der Gestaltung des Studiums und universitätseigener Prüfungen große Selbständigkeit. 3 unterschiedliche Studientypen lassen sich differenzieren, die sich aber z.T. überschneiden können:

a) bei dem traditionellen Typus wird zwischen einem 2jährigen vorklinischen und 2jährigen klinischen Unterricht unterschieden. In der Vorklinik besteht der Unterricht meist in Vorlesungen und Übungsseminaren über die Grundlagenfächer, (z.B. Anatomie, aber auch Pharmakologie, Psychologie etc.; die naturwissenschaftlichen Fächer wurden bereits auf dem College unterrichtet und geprüft). Die klinischen Fächer werden in Vorlesungen und jeweils mehrwöchigen Praktika in Krankenhäusern unterrichtet. Auch in der Psychiatrie ist neben der Vorlesung ein meist 4- bis 6wöchiges klinisches Praktikum Pflicht. Neuere Reformen laufen auf einen intensiven Ausbau dieser klinischen Praktika hinaus.

b) Im „integrierten Studium" wird versucht, die einzelnen Fächer nicht mehr getrennt zu unterrichten, sondern in sachgerechter Kombination, die auch das entsprechende Grundlagenfach einbezieht. Ein bestimmtes Krankheitsbild oder Syndrom steht im Vordergrund und wird von einem Team von Spezialisten gemeinsam in Vorlesungen und Seminaren, aber vor allem in Praktika, gelehrt. Psychologisch-psychiatrische Aspekte einer Krankheit spielen hierbei eine große Rolle und die Psychodynamik wird z.T. zu einer Art Grundlagenwissenschaft zum Verständnis des kranken Menschen. Die Ausbildung zum Allgemeinarzt (family medicine) wird besonders akzentuiert.

c) Im Gegensatz hierzu steht eine frühzeitige Spezialisierung. Grundlagen- und klinische Fächer sowie Praktika werden auf ein Minimum obligatorischer Lehrveranstaltungen in den beiden ersten Studienjahren zusammengedrängt, danach tritt das Wahlfach in einem obligatorischen „Track-Program" zeitlich immer mehr in den Vordergrund. Die Spezialisierung auf Studentenebene soll kontinuierlich in die Facharztweiterbildung übergehen. Bei der Spezialisierung im Fach Psychiatrie erhält der Student bereits eine ähnliche Schulung, wie sie weiter unten für die psychiatrische Weiterbildung beschrieben wird.

Bei allen Studientypen ist eine verantwortliche klinische Tätigkeit des Studenten unter intensiver Supervision Kern der Ausbildung.

Die psychiatrische Facharztweiterbildung dauert 4 Jahre und schließt mit einem Examen vor dem „American Board of Psychiatry and Neurology" (ABPN) ab; dieses Examen ist aber im Unterschied zur Approbation als Arzt ein berufsständisches und kein staatliches Examen. Das erste Jahr der Weiterbildung kann als eine „rotating internship" (Medizinalassistentzeit mit Rotation durch die großen klinischen Fächer) abgeleistet werden, sie ist aber z.T. für Psychiater nicht obligatorisch. Die Weiterbildungsprogramme stehen unter Kontrolle einer Universität, die die einzelnen Programme konzipiert, den Erfolg durch Examina überprüft und Diplome ausstellt, die für die spätere Berufskarriere wichtiger sind als das Examen vor dem ABPN.

Die Weiterbildung besteht in einem systematischen theoretischen Kursprogramm mit Seminaren und in klinisch-poliklinischer Tätigkeit mit 1/2jähriger Rotation. Angestrebt wird die Vermittlung von Kenntnissen und Erfahrungen auf fast allen Teilgebieten der Psychiatrie (comprehensiveness). Im ersten Jahr arbeitet der Weiterbildungskandidat („resident") stationär, ab dem zweiten Jahr übernimmt er zunehmend ambulante und psychotherapeutische Behandlungen, im dritten und vierten Jahr kann er sich auf Teilgebiete wie Kinderpsychiatrie, Sozialpsychiatrie, forensische Psychiatrie etc. spezialisieren oder den Akzent auf wissenschaftliche Tätigkeit legen. Die individuellen Wahl- und Entfaltungsmöglichkeiten sind groß.

Während seiner klinischen und poliklinischen Arbeit steht der „resident" unter ständiger und vielfältiger Supervision durch Fachärzte, z.T. in Gruppe, z.T. in Einzelsupervision, häufig hat er für verschiedene Arbeitsbereiche je einen Supervisor. Bei den theoretischen Kursen und der praktischen Arbeit mit Patienten wird aktives statt passives Lernen betont.

Unterricht und Schulung in Psychotherapie spielen eine große Rolle, die Psychotherapie (wie auch die meisten Anschauungen in der Psychiatrie) ist durch psychodynamische Auffassungen deutlich geprägt, viele Psychiater machen während ihrer Weiterbildung zum Facharzt oder daran anschließend eine zusätzliche psychoanalytische Ausbildung.

Mit der Zahl der Weiterbildungseinrichtungen und Weiterbildungsprogramme, der Lehrer pro Auszubildenden, der Stunden eines theoretischen Kursprogrammes, sowie der Rotationen zwischen verschiedenen Abteilungen und Institutionen überragt die amerikanische Psychiatrie schon rein quantitativ die anderen Länder. Die individuellen Entfaltungs- und Arbeitsmöglichkeiten eines „resident" und seine Förderung in einem engen Lehrer-Schüler-Kontakt sind größer als in anderen Ländern, die Leistungs- und Qualitätskontrollen jedoch ebenfalls.

Bemerkungen zu Kanada

Was in dem vorstehenden Kapitel über die Organisation des Gesundheitswesens, die Studentenausbildung und Facharztweiterbildung in den USA gesagt wurde, kann mit geringen Modifikationen, die sich auch innerhalb der USA von Staat zu Staat finden, auch auf den englischsprachigen Teil Kanadas übertragen werden.

Es herrscht ein reger Austausch an Lehrern, Lehrbüchern, Fachzeitschriften sowie Aus-, Weiterbildungs- und Forschungsprogrammen, und die kanadischen Psychiater sind meist auch Mitglied der entsprechenden US-Fachverbände. Wirtschaft, Kultur und Medizin im Lebensbereich der 14 Millionen Anglo-Kanadier werden so stark von den 200 Millionen USA-Amerikanern dominiert, daß man für diese Bereiche Englisch-Kanada ohne weiteres als einen weiteren US-Bundesstaat betrachten kann, obwohl die Kanadier, bedacht auf Eigenständigkeit, dies immer sehr ungern hören (persönliche Erfahrungen).

Das psychiatrische Weiterbildungsprogramm der „McGill-University" in Montreal wurde bereits auf den letzten Seiten des US-Kapitels umrissen (Cameron 1965, 1964, McGill-University ohne Jahresangabe).

12 Gemeinsamkeiten und Unterschiede der psychiatrischen Aus- und Weiterbildung in 10 Ländern: Gesamtzusammenfassung

Die psychiatrische Aus- und Weiterbildung in den besprochenen Ländern zeigt gemeinsame Tendenzen und Unterschiede, die in diesem Kapitel zusammengefaßt und diskutiert werden sollen.

Überall ist eine Entwicklung zur *Trennung zwischen Psychiatrie und Neurologie* im Bereich der Lehrstühle, der Einrichtungen für Kranke und der Facharzttitel sichtbar. In der Schweiz, Skandinavien, Großbritannien und den USA hat die enge Verbindung zwischen Neurologie und Psychiatrie überhaupt nie bestanden, die UdSSR hat im Ausbau ihres Bildungswesens von Anfang an eine enge Spezialisierung angestrebt, in Frankreich, wo es ähnlich wie in Deutschland eine enge Verbindung zwischen beiden Fächern mit deutlichem Überwiegen der Neurologie gab, wurden sie Ende der 60er Jahre vollständig getrennt, in den Niederlanden kann man, ähnlich wie in der BRD, neben den neueingeführten Einzelfacharzttiteln weiterhin den kombinierten Facharzt erwerben, und nur in Belgien, der DDR und Österreich besteht der Doppelfacharzt als einzige Möglichkeit weiter, der in Österreich aber im Titel (und in verschieden verteilten Weiterbildungszeiten) einen mehr neurologischen oder mehr psychiatrischen Akzent trägt. Die Lehrstühle sind aber auch in diesen Ländern meist getrennt.

Im Rahmen der Weiterbildungszeit für den psychiatrischen Facharzt verlangen die meisten Länder immerhin eine 1/2–1jährige neurologische Tätigkeit (UdSSR, Großbritannien, Frankreich, Niederlande, USA, wobei man den Eindruck hat, daß diese Verpflichtung in den englischsprachigen Ländern eher großzügig gehandhabt wird), andere Länder statt dessen eine Tätigkeit in Innerer Medizin (Skandinavien, Schweiz), die aber z.T. durch Neurologie ersetzbar ist.

Eine geringere Bedeutung der Neurologie und damit einhergehende Akzentuierung psychologischer und sozialer Gesichtspunkte in der Psychiatrie bedeuten jedoch nicht, daß im Rahmen der Aus- und Weiterbildung eine organisch-biologische Betrachtungsweise durch eine psychogenetische oder soziogenetische verdrängt würde. Im Unterschied zu den Zeiten oder Ländern, wo der neurologische Einfluß sehr groß war, muß sich jetzt der zukünftige Psychiater weniger mit Bandscheibenleiden, peripheren Nervenläsionen, Syndromen der langen Bahnen, Kleinhirntopographie etc. befassen, sondern mit Großhirnneurologie, körperlich begründbaren Psychosyndromen, dem vegetativen Nervensystem etc.

Ein Blick in Lehrbücher sowie in Aus- und Weiterbildungsprogramme derjenigen Länder, in denen psychologische und soziale Gesichtspunkte immer eine Rolle spielten (z.B. Schweiz, Niederlande, USA) zeigt, wie gerade auf die Vermittlung dieser Aspekte einer organisch-biologischen Psychiatrie großer Wert gelegt wird. Die Betonung einer Großhirnneurologie und Neuropsychologie gegenüber einer peripheren oder Rückenmarksneurologie verbindet sich mit Argumenten, die die Bedeutung der inneren Medizin für den künftigen Psychiater unterstreichen, weil Kenntnisse über Arteriosklerose, über andere Gefäß- und Herzerkrankungen sowie Differentialdiagnose psychosomatischer Störungen für ihn wichtiger sind als Kenntnisse in peripherer oder Rückenmarksneurologie.

In einigen Ländern, wie der Schweiz, den Niederlanden, Skandinavien, Großbritannien und den USA wurden *psychologisch-soziale Gesichtspunkte* innerhalb der Psychiatrie schon immer betont, im Studentenunterricht vermittelt und auch z.T. während der Facharztweiterbildung als *Psychotherapie* gelehrt. In anderen Ländern, wie Frankreich, Belgien, Österreich und der DDR, haben sich diese Gesichtspunkte erst in jüngerer Zeit und als Folge von Reformen stärker entwickeln können. Als Grund für den früheren Zustand können der dominierende Einfluß der Neurologie und ein einseitiges Betonen somatischer Konzepte in Medizin und Psychiatrie dieser Länder angesehen werden, was zu einer einseitigen Beschäftigung mit Psychosen, organischen Syndromen und Betonung einer stationären Psychiatrie führte, gleichzeitig aber auch zu einer Vernachlässigung der sogenannten „kleinen Psychiatrie", der Psychotherapie und psychologisch-sozialer Betrachtungsweisen. Die Reformen des letzten Jahrzehnts haben aber in den zuletzt genannten Ländern eine Entwicklung eingeleitet, die eine Angleichung an die zuerst genannten Länder erwarten läßt, in denen in der Psychiatrie schon immer neben biologisch-organischen Gesichtspunkten die psychologisch-sozialen standen.

Die Art der Psychotherapie, ihre Technik und die von ihr ausgehenden theoretischen Konzepte sind aber hierbei unterschiedlich. Die Psychoanalyse hat sich in den USA, der Schweiz, den Niederlanden und Norwegen durchsetzen und einen großen Einfluß entfalten können. In Großbritannien und den anderen skandinavischen Ländern besteht Psychotherapie mehr in einer rehabilitativ ausgerichteten Soziotherapie. In der Sowjetunion und den anderen sozialistischen Ländern spielen Suggestivtherapien, rationale Psychotherapie und pädagogisch-stützende Psychotherapien die führende Rolle, in der DDR noch die Gesprächstherapie; in den genannten Ländern wird die rehabilitative und präventive Rolle der Psychotherapie betont und die Psychoanalyse aus erkenntnis- und wissenschaftstheoretischen Gründen abgelehnt. Die Verhaltenstherapie hat in den USA und Großbritannien erheblich an Einfluß gewinnen können. Für Österreich und Belgien sind die Tendenzen uneinheitlich oder wenig entwickelt. Für Frankreich gilt das de facto wohl auch, in den theoretischen Diskussionen und Zielsetzungen wird aber eine Mischung aus psychoanalytischer und soziotherapeutischer, im Rahmen der Sektorpsychiatrie stark gesellschaftspolitisch orientierter Psychotherapie angestrebt.

Das Erlernen von Psychotherapie während der Aus- und Weiterbildung hat in den einzelnen Ländern einen unterschiedlichen Stand erreicht. Am weitesten entwickelt sind die Verhältnisse in den USA und der Schweiz. Nicht nur in theoretischen Vorlesungen und Seminaren, sondern in praktischer Übernahme von leichteren Therapie- und Beratungsfällen erlernen in den USA bereits Studenten Psychotherapie in Therapieseminaren, Balintgruppen, aber vor allem in supervidierten Kurz- und Langzeittherapien einiger Patienten, wobei sowohl Gruppen- und Einzeltherapie sowie Gruppen- und Einzelsupervision zur Anwendung kommen. Ähnliche, aber deutlicher ausgebaute Lehrveranstaltungen finden während der Weiterbildung in den USA und der Schweiz statt; vor allem wird die Supervision von laufenden Psychotherapien verstärkt. Diese Lehrveranstaltungen finden im Rahmen der Weiterbildungsinstitutionen statt. Es handelt sich meist um psychoanalytisch orientierte Psychotherapien, aber selten um große

Psychoanalysen. Der Ausbildung zum Psychoanalytiker unterzieht sich der Weiterbildungskandidat eventuell zusätzlich an privaten, von den Weiterbildungseinrichtungen getrennten Institutionen.

Im Prinzip streben Großbritannien, die Skandinavischen Länder und die Niederlande die gleiche Entwicklung an (mit weniger Akzent auf Psychoanalyse); offenbar werden aber weniger Zeit und weniger spezielle Lehrveranstaltungen für das praktische Erlernen von Psychotherapie bereitgestellt, und vor allem aus dem Vereinigten Königreich kommen viele Klagen von Weiterbildungskandidaten über ungenügende Weiterbildung in Psychotherapie.

In der Sowjetunion gibt es spezielle Weiterbildungseinrichtungen zum Erlernen von Psychotherapie, sowie spezielle Kurse, zu denen interessierte und ausgewählte Kandidaten geschickt werden, außerdem psychotherapeutische Spezialkliniken. Dies entspricht der allgemeinen Tendenz der sowjetischen Medizin zur starken Spezialisierung, die mit dem Bestreben zur universellen psychiatrischen Weiterbildung im Westen (Ausnahme: einige neuere Trends in den USA) kontrastiert. Der geplante Ausbau der Psychotherapie in der DDR und die Schaffung eines eigenen Facharzttitels für dieses Gebiet folgt offenbar dem sowjetischen Vorbild. In den anderen Ländern bleibt es weitgehend der Privatinitiative der Studenten und angehenden Fachärzte überlassen, ob und wo sie —meist außerhalb der offiziellen Aus- und Weiterbildungseinrichtungen — Psychotherapie praktisch erlernen.

Nach Meinung des Autors ist im Rahmen der offiziellen Aus- und Weiterbildung Psychotherapie in ausreichender Weise nur in Nordamerika und der Schweiz erlernbar, in allen anderen Ländern höchstens aufgrund einiger günstiger lokaler Gegebenheiten, meist aber nur aufgrund von Privatinitiative. Auch bei einer kritischen Einstellung zur Psychoanalyse läßt sich nicht übersehen, daß es die Psychoanalytiker waren, die in diesen Ländern die Möglichkeit schufen, Psychotherapie im Rahmen der offiziellen Aus- und Weiterbildung zu erlernen.

Etwa gleichzeitig mit dem verstärkten, in einigen Ländern nachholenden Ausbau von Psychotherapie sind aber in allen hier besprochenen Ländern die sog. *Verhaltenswissenschaften* (Medizinische Psychologie, Soziologie, Anthropologie) als vorklinischer Unterrichtsstoff eingeführt worden und verstärken teilweise auch in der Gesamtmedizin die psychologische und soziale Betrachtungsweise neben der somatischen.

Gerade hier zeigt sich aber in allen Ländern eine ziemliche Unsicherheit, wie Inhalt und Zielsetzung dieser Unterrichtsfächer auszugestalten seien. Da medizinische Psychologie und Anthropologie sowohl körperliche wie kulturelle Faktoren behandeln, scheint der für die Geschichte der Psychiatrie so typische Konflikt zwischen Somatikern und Psychikern neu entfacht zu sein, da die einen in diesen Fächern vor allem neuropsychologisches, neurophysiologisches und anderes biologisches Basiswissen vermitteln wollen, die anderen hier die Möglichkeit eines Grundkurses zur Vermittlung eines psychodynamisch-psychoanalytischen oder behavioristischen Menschenbildes sehen. Auch innerhalb eines einzelnen Landes können Inhalte und Zielsetzungen wechseln, pragmatische Kompromisse, bei denen der halbe Kurs biologisch, die andere Hälfte „psychologisch" gestaltet werden, finden sich zunehmend. Die endgültige Ausgestaltung dieser Unterrichtsfächer und ihre Bewertung für die Erzeugung einer menschlich-psychologischen Haltung des Arztes neben seiner naturwissenschaftlich geprägten Einstellung sind sicher noch nicht abgeschlossen.

Die neuen Fächer bieten sich als bevorzugte Einstiegsquelle für *Ideologie* an, für die die Psychiatrie auch schon immer empfänglich war. Die „Ideologieanfälligkeit" (Matussek 1976) von Fächern, die sich mit dem Menschen beschäftigen und ein bestimmtes Menschenbild entwickeln, ist bekannt. Ideologien unterscheiden sich von anderen psychiatrischen Theorien dadurch, daß sie ihre Auffassungen nicht nur zur Erklärung eines Teilbezeiches der Psychiatrie anbieten, sondern sie als Grundgesetze der gesamten Psychiatrie auffassen, sowie darüber hinaus als Grundlage eines Menschenbildes und einer Weltanschauung für die gesamte Kultur und eventuell alle Bereiche der menschlichen Zivilisation. Theorien gibt es viele im Bereich der Psychiatrie. Ideologien im eben definierten universellen Sinne, die Einfluß auf psychiatrische Aus- und Weiterbildung gewonnen haben oder anstreben, lassen sich gegenwärtig nur drei erkennen: Die Psychoanalyse, der dialektische und historische Materialismus und die behavioristische Lernpsychologie. Psychoanalyse und behavioristische Lernpsychologie sind aus der psychiatrischen bzw. psychologischen Beobachtung von Patienten und Gesunden hervorgegangen, während der dialektische und historische Materialismus eine ökonomisch interpretierte Gesellschaftslehre und Philosophie ist (ergänzt durch naturwissenschaftliche Erkenntnisse des 19. Jahrhunderts), der erst sekundär dazu verwendet wurde, auch psychiatrische und psychologische Phänomene in einem größeren philosophischen Bezugsrahmen zu erklären. Während die weltanschauliche Natur des dialektischen und historischen Materialismus weder von Anhängern noch Gegnern in Frage gestellt wird, verstehen sich viele Anhänger der Psychoanalyse und der behavioristischen Lernpsychologie häufig nur als Vertreter einer „voraussetzungsfreien Wissenschaft" und übersehen gerne, daß mit ihrem Namen dreierlei gemeint sein kann: eine psychologische Theorie des gesunden und kranken Seelenlebens, eine bestimmte psychotherapeutische Methode oder eine universelle und oft Ausschließlichkeit beanspruchende Weltanschauung. Von diesem letzten Aspekt ist in diesem Abschnitt die Rede.

Am weitesten haben die Psychoanalytiker ihren Einfluß auf Psychiatrie und die Verhaltenswissenschaften ausgebaut und systematisiert, vor allem in den USA, wo die psychoanalytischen Hypothesen in vielen Aus- und Weiterbildungsprogrammen, Lehrbüchern, Handbüchern, Monographien etc. als eine Art Basiswissenschaft für Psychiatrie, Verhaltenswissenschaften sowie kulturelle und politische Phänomene vermittelt und in Examina geprüft werden; deutlich, wenn auch weniger beherrschend als weitgehend akzeptierte Grundlagenwissenschaft, ist ihr Einfluß auch in der Schweiz, den Niederlanden, Norwegen und neuerdings in Frankreich.

In den sozialistischen Staaten ist der dialektische und historische Materialismus die — aus offizieller Sicht — unbezweifelte und unbezweifelbare Grundlage aller Wissenschaften, sowie umfangreiches Lehr- und Prüfungsfach in akademischer Aus- und Weiterbildung. In der Psychiatrie hatte er sich zeitweilig eng mit der Pawlowschen Psychobiologie verbunden. In Einführungen, Einleitungen, Grundsatzerklärungen findet man immer wieder Stellungnahmen wie „Die Psychotherapie . . . (oder irgendetwas anderes) in der Sowjetunion . . . (oder eines anderen sozialistischen Landes) steht auf der theoretischen Grundlage des Marxismus-Leninismus". Was dann jedoch häufig in den einzelnen Ausführungen und Abschnitten folgt, mutet erstaunlicherweise aber vielfach ideologiefrei an, auf jeden Fall weniger deutlich auf die Grundhypothesen bezogen als in entsprechenden psychoanalytischen Darstellungen westlicher Länder. Dies erstaunt, denn gerade bei der „Ideologieanfälligkeit" der Psychiatrie müßte es eigentlich ein Leichtes sein, eine psychiatrische Krankheitslehre auf der Basis des dialektischen und historischen Materialismus zu formulieren. Hierbei könnten die „allgemeinen Grundgesetze des dialektischen Materialismus" (Buhr u. Kosing 1974) genauso Grundlage für Systematik, Ätiologie, Erscheinungsbild und Verlauf psychischer Störungen sein wie es die „basic principles of psychoanalysis" für eine psychoanalytische Krankheitslehre darstellen.

Die behavioristische Lernpsychologie hat für die Neurosen, Persönlichkeitsstörungen, Abhängigkeiten, sexuellen Deviationen und psychosomatischen Störungen auf der Basis ihrer Theorien eine Krankheitslehre entwickelt (siehe z.B. Marks 1981, Zimbardo 1978, Meyer u. Chesser 1971, Eysenck u. Rachman 1965), die nicht nur im Bereich der klinischen Psychologie von vielen Psychologen, sondern auch im Bereich der Psychiatrie von einem Teil der Ärzte akzeptiert, gelehrt und praktiziert wird, am deutlichsten z.B. in Großbritannien. Darüber hinaus wird z.T. versucht, in der gleichen Weise die Entstehung von Psychosen (und z.T. die von organischen Syndromen) zu erklären und dementsprechend eine Verhaltenstherapie dieser Störungen zu empfehlen (z.B. O'Leary u. Wilson 1975, Davison u. Neale 1978, Lovaas u. Bucher 1974).

Trotz therapeutischer Brauchbarkeit, Plausibilität und wissenschaftlicher Begründbarkeit, die alle drei Ideologien in Teilbereichen aufweisen, ist es ihr Universalitätsanspruch und das intolerante Verketzern der konkurrierenden Theorien, was sie von anderen wissenschaftlichen Theorien in der Psychiatrie unterscheidet und sie in die Nähe von philosophischen und religiösen Weltanschauungen rückt (siehe Popper 1963).

Das wichtigste Ziel psychiatrischer Aus- und Weiterbildung in den westlichen Ländern stellt die *„comprehensiveness"* dar. Mit Absicht steht hier der englische Ausdruck, nicht nur weil es kein passendes deutsches Fachwort gibt, sondern weil dieses Ziel in den USA und Großbritannien am deutlichsten formuliert, angestrebt und, soweit möglich, auch verwirklicht wurde. Zu diesem Ziel bekennen sich, wenn auch in weniger deutlichen Formulierungen und ausgefeilten Lehrprogrammen, die Skandinavischen Länder, die Schweiz und die Niederlande, sowie neuerdings, nach den Reformen, Frankreich. Die „comprehensive medicine" und vor allem die „comprehensive psychiatry" ist das Gegenteil eines ausgefeilten, aber engen Spezialistentums, wie es in den sozialistischen Staaten angestrebt wird, hier zu entsprechend differenten Studiengängen, frühen und zahlreichen Facharztspezialisierungen mit erneut aufgesplitterten Subspezialitäten geführt hat und den einzelnen Arzt nur noch als Teil eines Teams arbeiten läßt, der ständig der Hilfe des nächsten Spezialisten bedarf, weil er nur für einen Teilbereich der Psychiatrie kompetent ist. Im Rahmen einer „comprehensive psychiatry" soll die Spezialisierung auf eine möglichst späte Zeit hinausgeschoben werden. Im Rahmen der Aus- und Weiterbildung werden hingegen alle Aspekte der Psychiatrie vermittelt, d.h. im Bereich der Krankheitslehre somatogene, endogene und psycho-/soziogene Bilder, im Bereich der Therapie Somato-, Sozio- und Psychotherapie und im Bereich der Versorgungseinrichtungen Erfahrungen an stationären, ambulanten, teilstationären sowie gemeindenahen Institutionen, bezüglich des Alters Kinder, Jugendliche und Erwachsene ohne Auswahl nach Einkommen, Rasse, Religion etc. Im Idealfall sollte eine einzige Institution über alle diese Bereiche verfügen können. Die Universalität der Dienste, der Ausbildung und des praktizierenden Psychiaters ist das erklärte Ziel und nur eine kleine Zahl von Psychiatern sollte sich, meist erst spät in ihrer Karriere, auf einem Teilgebiet noch spezialisieren. Die Ideen der Sektorisierung können sich mit dem Konzept der „comprehensiveness" verbinden, wie z.B. in Frankreich; andererseits läßt sich aber auch im Rahmen der Sektorisierung die Universalität der Einrichtungen durch eine Gruppe sich gegenseitig ergänzender Spezialisten erreichen, wie es in der Sowjetunion angestrebt wird.

Die Sektorisierung ihrerseits kann im Rahmen staatlicher Planung von oben her verordnet werden, wie in den sozialistischen Ländern und Frankreich, oder auf dem Wege freiwilliger Vereinbarungen erreicht werden wie in den Niederlanden.

Dem Trend zur „comprehensiveness" entgegen laufen neuere Entwicklungen an einigen US-Universitäten, die eine frühe Spezialisierung schon während der Studentenzeit propagieren. Der Student-Spezialist würde hiernach nur noch ein sehr allgemeines medizinisches Basiswissen erwerben, dann aber kontinuierlich in seine anschließende Facharztspezialität hinüberwachsen. Diese Entwicklung in den USA ähnelt in Praxis und Zielsetzung der der sozialistischen Länder, insbesondere der UdSSR, betont aber auch ganz stark die individuelle Entfaltung und die Wahlmöglichkeiten des Studenten.

In der *Lernmethodik* sowohl für die Aus- wie für die Weiterbildung hat sich der Akzent deutlich vom passiven zum aktiven Lernen verschoben. Früher dominierte die Vorlesung als wesentliche Lehrmethode; heute liegt der Akzent — neben Weiterbestehen der Vorlesung — auf Lernen in Kleingruppen mit Diskussionen, Vorbereitung des Stoffes durch eigene Lektüre und Referate, klinischen Praktika und supervidierter Patientenbetreuung. Das systematische Durcharbeiten des Stoffes kann vielfach dem Studenten und angehenden Facharzt in Eigenstudium überlassen werden, während die eigentlichen Lehrveranstaltungen den Diskussionen unklarer und kritischer Punkte, dem praktischen und aktiven Üben von Fertigkeiten, der Vermittlung alternativer Sichtweisen und Methoden vorbehalten bleiben soll. Immer wieder wird die frühzeitige Übernahme von Patienten in eigenverantwortlicher, aber laufend supervidierter Betreuung empfohlen, und diesem aktiven Lernen durch praktische Erfahrung der Vorzug vor theoretischem Lernen gegeben. Dies verlangt aber gleichzeitig eine große Vermehrung der Zahl der Lehrer und der Supervisionsstunden, vor allem, wenn im Idealfall eine 1:1 Supervision angestrebt wird. Diese Supervision erstreckt sich auf die laufende klinische Routineausbildung in Diagnostik und Therapie, auf die systematische Vermittlung des vorgeschriebenen Unterrichtspensums in Seminaren, auf spezialisierte psychotherapeutische und wissenschaftliche Aus- und Weiterbildung sowie auf eine Supervision, welche auf die speziellen Bedürfnisse, Interessen und Schwierigkeiten des Studenten und Weiterbildungskandidaten intensiv eingeht. Diese Lehrmethodik ist in den USA, den Niederlanden und Großbritannien (Tutor-System) am weitesten entwickelt; aber auch in der Schweiz strebt man diesen Unterrichtstyp für die Studenten an, nachdem er bereits für die Facharztweiterbildung seit langem die Regel war. Auch die Reformen in Frankreich haben sich diesem Lehrtypus, zumindest in der Absicht, verpflichtet.

Lernen durch Erfahrung hat es in allen Ländern immer gegeben, die entscheidende Frage ist aber, wie intensiv diese Lernerfahrung supervidiert und korrigiert wird. Der Quotient von Ausbildern zu Auszubildenden und die Stundenzahl der Supervisionsstunden sind die verläßlichsten Indikatoren, wie weit in einem Land dieser Lehrtyp verwirklicht ist.

In den USA, Großbritannien, den Niederlanden und der Schweiz gibt es im Rahmen der Rotation während der Facharztweiterbildung auch eine bestimmte Reihenfolge ent-

138

sprechend dem zunehmenden Schweregrad psychiatrischer Tätigkeit: zunächst klinisch-stationär zum Erlernen der großen psychiatrischen Krankheitsbilder und der Somatotherapie, dann zunehmend ab 2. und 3. Jahr poliklinische und psychotherapeutische, ab 3. Jahr extramurale (Übergangseinrichtungen, Beratungen etc.) und/oder wissenschaftliche Tätigkeit und Beginn einer Subspezialisierung (z.B. Kinderpsychiatrie, forensische Psychiatrie etc.). Die Neurologie liegt in den englischsprachigen Ländern meist spät, d.h. ab dem dritten Jahr, in der Schweiz und den Niederlanden häufig am Anfang.

Im Zusammenhang mit dem Ausbau von Programmen ist aber auch eine stärkere *Verschulung* der Aus- und Weiterbildung eingetreten. Häufigere und intensivere Examina versuchen einen gleichmäßigeren Mindeststandard sicherzustellen; um sie objektiver zu gestalten, haben sich neben mündlichen immer mehr schriftliche Prüfungen, meist in „multiple choice form", ergänzt durch „essay form", durchgesetzt, die den überprüfbaren Teil der Kenntnisse und Fertigkeiten kontrollieren. Wie der nicht durch Examina überprüfbare Teil der Aus- und Weiterbildung zum Arzt bzw. Facharzt erfaßt werden kann, ist strittig. Für die Facharztweiterbildung erscheint dem Autor die in den USA, aber z.T. auch in Großbritannien praktizierte Methode die beste zu sein, den Kandidaten im Laufe seiner 3—4jährigen Rotationen laufend durch die Vielzahl seiner Supervisoren qualitativ oder durch Noten in den verschiedenen Arbeitsbereichen beurteilen zu lassen und hieraus einen Durchschnitt zu gewinnen.

Für die Studenten ist das Lehrfach Psychiatrie in allen hier besprochenen Ländern im Laufe des Studiums Prüfungsfach, für den Facharzt kennen aber die Schweiz, Österreich, Belgien und die Niederlande kein Examen. Die zahlreichen Examina, theoretischen Kurse, Supervisionsstunden und die häufige Rotation machen aus dem angehenden Facharzt wieder eine Art von Studenten, der in seiner Stellung und Entscheidungsbefugnis unfertiger ist und als Arzt weniger Verantwortungsbewußtsein und Zuständigkeit für seine Patienten entwickeln kann als ein angehender Facharzt in einem weniger verschulten und auf Rotation ausgerichteten Weiterbildungssystem. Was gut für die Universalität und Qualität der Weiterbildung sein kann, kann es u.U. nicht für die Entwicklung einer selbständigen Arztpersönlichkeit sein, die so womöglich um Jahre verzögert wird.

Ein neuer Trend in der Lernmethodik während der Ausbildung zeigt sich an einigen Universitäten der USA und der Niederlande in Form des „integrierten Studiums". Statt eines auf die zahlreichen Einzelfächer zentrierten Lernens, das mit zunehmendem Wissen zur immer weiteren Aufblähung des Curriculums führt, wird von Anfang an ein Symptom-/Syndrom-zentriertes Lernen quer über alle hierfür zuständigen Fächer praktiziert, das auch die psychischen und sozialen Faktoren einbezieht. Wie weit sich dieser Lerntyp, der von Anfang an synthetisch statt analytisch arbeitet, durchsetzt, muß abgewartet werden.

Die Universitäten sind in allen Ländern die *Träger und Organisatoren der Ausbildung;* in den USA, Großbritannien, Schweden und den Niederlanden sind sie es ebenfalls für die gesamte *Weiterbildung,* wobei Fachgesellschaften und Staatsministerien in unterschiedlichem Maß mitwirken. In der Schweiz beginnt sich diese Regel in freiwilliger Kooperation auch durchzusetzen, während vorher — wie in Frankreich, Belgien, Österreich, der DDR, UdSSR — zwar Fachgesellschaften und/oder der Staat den allgemeinen Rahmen absteckten, die einzelnen, auch nicht-universitären Weiterbildungseinrichtungen aber relative Selbständigkeit besitzen, wie sie die Weiterbildung organisieren wollen. Dadurch kommt es u.U. zu einem unterschiedlichen Standard zwischen universitärer und nicht-universitärer Weiterbildung.

Trotz aller aufgezeigten Unterschiede scheint nach Meinung des Autors in den allgemeinen Tendenzen bezüglich Aus- und Weiterbildung bei den meisten der hier besprochenen Länder, mindestens aber bei den nicht-sozialistischen, eine gewisse Einheitlichkeit zu bestehen. Die Unterschiede zwischen diesen einzelnen Ländern beruhen weniger auf prinzipiellen Zielsetzungen als auf unterschiedlichen Etappen, die sie auf dem Weg zum gemeinsam angestrebten Ziel erreicht haben, sowie häufig auf rein theoretisch-ideologischen Disputen. Sieht man sich nach solchen Disputen die praktizierte Wirklichkeit psychiatrischer Tätigkeit einschließlich der Aus- und Weiterbildung genauer an, so verschwinden entweder die Unterschiede oder sie beruhen auf Rückständigkeiten und „Noch-Nicht-Erreichthaben" eines an sich angestrebten Zustandes. Der Teufel liegt jedoch häufig im Detail. Da auch die sozialistischen Länder die „comprehensiveness" zwar nicht für den einzelnen Psychiater, wohl aber für eine psychiatrische Institution und das dort arbeitende Ärztekollektiv anstreben, und sich in den USA neuere Tendenzen zu verstärkter und früher Spezialisierung anzeigen (die auch bisher immer möglich war), könnte die zukünftige Entwicklung auch hier eine Annäherung bringen.

Im Rahmen der Beschäftigung mit psychiatrischer Aus- und Weiterbildung ist der Autor des öfteren gefragt worden, in welchem Lande seiner Meinung nach die beste Aus- und Weiterbildung zu erwerben sei. Diese Frage kann nur subjektiv beantwortet werden und die Antwort keinen Anspruch auf Allgemeingültigkeit erheben, obwohl eine erste, halbwegs objektive Antwort schon von den meisten Nationen gegeben worden ist. Man bekennt sich, zumindest in angestrebten Programmen und offiziellen Erklärungen, zu Zielen, die weiter vorne unter den übereinstimmenden Tendenzen aufgezeigt wurden. Danach wäre die beste Aus- und Weiterbildung in den Ländern zu erwerben, die die erklärten Ziele am vollkommensten bereits verwirklicht und die Planungsstadien verlassen haben.

Im Hinblick auf die psychiatrische Ausbildung schneiden nach Meinung des Autors die USA am besten ab. Umfangreiche und viele Teilbereiche der Psychiatrie berücksichtigende Kursprogramme werden in Seminarform abgehalten, d.h. an Stelle der großen, anonymen Vorlesung sind Kleingruppen getreten, in denen die Studenten durch aktives statt passives Lernen einen theoretischen Stoff durcharbeiten. Explorationstechnik und Anfänge von Therapie werden unter Supervision vom Studenten geübt und klinische Erfahrungen in mehrwöchigen ganztägigen Praktika vertieft, wo der Student wie ein Mitarbeiter, aber unter Anleitung, an der Arbeit und den Veranstaltungen der psychiatrischen Institution teilnimmt. Ein fachbegleitendes Tutorsystem (Supervision) geht auf individuelle Lernbedürfnisse und Schwierigkeiten des Studenten ein; an einigen Universitäten bestehen Möglichkeiten zu früher Spezialisierung und wissenschaftlicher Mitarbeit an Projekten mit engem wissenschaftsbezogenen Unterricht und Supervision. Hinzu kommen die vielfältige Verwendung audiovisueller Hilfsmittel, eine entwickelte Technik am Arbeitsplatz und die Möglichkeit, durch programmiertes Lernen eine Rückmeldung über den eigenen Lernerfolg zu erhalten. All dies bietet dem Studenten Anregungs- und Entfaltungsmöglichkeiten, die es in diesem Umfang in keinem anderen Lande gibt. Sie verlangen aber gleichzeitig auch von dem Studenten ein großes Maß von Eigenaktivität und Initiative und von den Ausbildungsinstitutionen einen großen Stab von Mitarbeitern und technischen Einrichtungen. Ein solches Ausbildungssystem ist deswegen auch sehr teuer.

Das Gesagte gilt ebenfalls für Teilbereiche der Weiterbildung in den USA. Bezüglich der Gesamtheit der Weiterbildung gibt der Autor jedoch der Schweiz den Vorzug. Die Güte der Schweizer Weiterbildung liegt in einer soliden und umfangreichen klinischen Erfahrung, die durch theoretischen Unterricht und Supervision ergänzt und kontrolliert wird, den weiterzubildenden Kollegen aber Erfahrungen in ärztlicher Verantwortlichkeit und Zuständigkeit sammeln läßt, ohne ihn auf den Zustand eines Halb- oder Noch-Studenten herunterzudrücken wie in den USA oder Großbritannien. In diesen beiden Ländern sind die vollentwickelten theoretischen Kursprogramme, die zahlreichen Supervisionsstunden, die jedes halbe Jahr stattfindenden Rotationen zwar für ein vielseitiges Kennenlernen und umfangreiches Lernen positiv zu beurteilen. Die fehlende Kontinuität der Tätigkeit durch ständige Rotation, die Richtung des Hauptinteresses auf Kurse, Supervisionsstunden und Examina, die fehlende Langzeitverantwortlichkeit und Entscheidungsbefugnis sind jedoch dem Lernen durch klinische Erfahrung hinderlich. Man macht und weiß sehr viel, aber wenig intensiv; u.U. wäre hier weniger mehr. Die Idealvorstellung einer universellen Weiterbildung und der Vermittlung einer „umfassenden Psychiatrie" in 3–4 Jahren ist wahrscheinlich überhaupt eine Utopie. Die Schweizer haben sich offenbar im Vergleich mit den Angloamerikanern für ein etwas beschränkteres, aber realistisch machbares Konzept entschieden.

Dieselbe nüchterne Einstellung der Schweizer bezieht sich auch auf die ausgeglichene Vermittlung organischer, psychologischer und sozialer Aspekte in der Psychiatrie, dem Lehren von Somatotherapie, Soziotherapie und Psychotherapie, sowie der Betonung, daß ein Psychiater für Neurosen, Entwicklungen und Reaktionen genauso zuständig ist wie für körperlich begründbare und endogene Psychosen. Aus Großbritannien kommen dagegen viele Klagen über zu geringe psychotherapeutische Weiterbildung (die entwickelte Soziotherapie bezieht sich im wesentlichen auf Psychosen), während die psychotherapeutische Weiterbildung in den USA oft eine kritische, an klinischen Gegebenheiten nachprüfbare Fundierung vermissen läßt und dem Patienten spekulative Deutungen überstülpt. Eine an klinischen Fakten immer wieder überprüfbare Psychotherapie und die Ablehnung einer einseitig orientierten Psychiatrie stellt nach Meinung des Autors einen Vorzug der Schweizer Weiterbildung dar.

Es ergibt sich von selbst, daß Länder, die ein theoretisches Kursprogramm, eine organisierte Supervision sowie Psychotherapie während der Weiterbildung nicht oder nur sporadisch vermitteln, bei dieser subjektiv wertenden Diskussion schlechter abschneiden als die Schweiz, Großbritannien und die USA.

13 Schlußfolgerungen für die Bundesrepublik Deutschland

In diesem Kapitel soll versucht werden, aus den vorausgegangenen 12 Kapiteln der Darstellung der psychiatrischen Aus- und Weiterbildung im Ausland Schlußfolgerungen für die Bundesrepublik Deutschland zu ziehen. Der Autor will nicht verschweigen, daß er sich hierbei den Zielen, der Organisationsform und den Lehrmethoden der Aus- und Weiterbildung im westlichen Ausland — für die Weiterbildung insbesondere dem auf den letzten Seiten des USA-Kapitels beschriebenen Programm von E. Cameron — verpflichtet fühlt, da er sie für besser hält als die gegenwärtigen Verhältnisse in der BRD. Eine qualitative Verbesserung der Aus- und Weiterbildung in der BRD ist nur durch eine Anlehnung an westliche Vorbilder möglich. Die eigenen Vorstellungen entsprechen auch den Empfehlungen der WHO (1963, 1961), von Helmchen u. Lauter (1978), zum Teil der Enquête (Deutscher Bundestag 1975) und bezüglich der Integration von Psychiatrie und Psychotherapie sowie der Warnung vor „einer Vereinseitigung der Grundauffassungen" (einseitig biologisch oder einseitig psychodynamisch-sozial statt beidem) der Meinung der DGPN (Hippius 1975). Im folgenden sollen zunächst die Verhältnisse in der BRD kurz skizziert werden und dann für die einzelnen Punkte der Aus- und Weiterbildung (nicht jedoch für die Organisation des Versorgungswesens) Reformvorschläge gemacht werden.

13.1 Das medizinische und psychiatrische Versorgungswesen

Für die Mehrheit der Gesamtbevölkerung besteht eine obligatorische Kranken-, berufliche Unfall- und Altersversicherung. Selbständige und höhere Einkommensklassen sind meist freiwillig für die erwähnten Bereiche versichert. Die Grenze zwischen obligatorischer und freiwilliger Versicherung wird durch die sog. „Beitragsbemessungsgrenze" bestimmt, die für die einzelnen Versicherungsarten unterschiedlich ist und von Jahr zu Jahr nach oben verschoben wird.

Die ambulante Regelversorgung wird überwiegend durch niedergelassene Allgemein- und Fachärzte[1] gewährleistet, in geringerem Ausmaß auch durch den Krankenhäusern angeschlossene Polikliniken.

---

1 Abweichend von der früheren und der internationalen Sprachregelung tragen die Fachärzte in der BRD seit 1982 den Titel „Arzt für . . . (dann folgt die Fachbezeichnung)". Auch die Anstalten wurden umbenannt in: Nervenkrankenhäuser, Bezirkskrankenhäuser u.a.m. Wegen der besseren Verständlichkeit werden im laufenden Text die Bezeichnungen „Facharzt" und „Anstalt" weiter verwendet

Die in eigener Praxis niedergelassenen Psychiater sind meist „Ärzte für Neurologie und Psychiatrie"[2], konzentrieren sich in ihrer Arbeit aber meist auf eines dieser Gebiete oder/und — nach Erwerb eines Zusatztitels — auf Psychotherapie. Die psychiatrischen Polikliniken sind meist den Universitätskliniken angeschlossen, bei nicht ausreichender Versorgung durch niedergelassene Nervenärzte können aber auch Nervenkrankenhäuser (Anstalten[2]) Polikliniken eröffnen. Die Rolle der in einigen Städten neu entstandenen (meist kommunalen) sozialpsychiatrischen Dienste ist umstritten: Während sie von der offiziellen Konzeption her für Vorbeugung, Beratung, Weitervermittlung sowie nachsorgende Betreuung und Rehabilitation, „unbeschadet der Tätigkeit anderer Einrichtungen", zuständig sein sollen, sehen Kritiker in ihnen den Anfang eines staatlichen Gesundheitswesens im ambulanten psychiatrischen Bereich in Konkurrenz zu den niedergelassenen Nervenärzten.

Zwischen den ambulanten und stationären Diensten stehen — zunehmend im Aufbau begriffen — Übergangseinrichtungen, wie Tag- und Nachtkliniken, Wohnheime, geschützte Werkstätten etc., in zum Teil sehr unterschiedlicher Trägerschaft.

Im stationären Bereich gibt es eine große Vielfalt von Zuständigkeiten: Bund, Länder, Regierungsbezirke, Landkreise, Kommunen, Kirchen, Privatpersonen, Träger der psychiatrischen Krankenhäuser sind entweder die einzelnen Bundesländer [z.B. Universitätskliniken, zum Teil auch die Nervenkrankenhäuser (Anstalten)] oder die Regierungsbezirke [z.B. in Bayern: Bezirksnervenkrankenhäuser (Anstalten)], die Städte (z.Zt. erst wenige psychiatrische Abteilungen an Allgemeinkrankenhäusern), öffentlich-rechtliche Stiftungen (z.B. Max-Planck-Institut für Psychiatrie), die Bundeswehr und Privatpersonen (Privatkliniken).

Es besteht freie Arzt- und Krankenhauswahl, für die psychiatrisch-neurologischen Nervenkrankenhäuser (Anstalten) dagegen eine regionalisierte Zuständigkeit. Die Pläne zur Psychiatriereform sehen „regionale psychiatrische Versorgungsgebiete" mit Angebot und Koordination aller Dienste vor bei grundsätzlicher Aufrechterhaltung einer freien Arzt- und Krankenhauswahl (Wing 1982, Bayerisches Staatsministerium für Arbeit und Sozialordnung 1980, Häfner u. Picard 1980, Deutscher Bundestag 1975).

Das medizinische und psychiatrische Versorgungssystem der BRD mit vielfältiger Trägerschaft im stationären Bereich und Betonung einer Versorgung durch niedergelassene Ärzte im ambulanten Bereich ähnelt den Gesundheitssystemen in anderen Ländern mit marktwirtschaftlicher Organisationsform (USA, Kanada, Schweiz, Benelux-Länder, Österreich, Frankreich). Es unterscheidet sich darin deutlich von Ländern mit sozialistischer (UdSSR, DDR) oder in vielen Bereichen sozialisierter (Großbritannien, Skandinavien) Gesellschaftsform, die einen zentralen und weitgehend staatlichen Gesundheitsdienst geschaffen haben und die ambulante Regelversorgung durch Polikliniken anstreben. Auch der niedergelassene Allgemeinarzt in Großbritannien (es gibt dort praktisch keine niedergelassenen Fachärzte) ist kein selbständiger Arzt, sondern Angestellter des staatlichen Gesundheitsdienstes.

---

2 siehe Fußnote S. 141

13.2 Medizinische und psychiatrische Ausbildung der Studenten

Voraussetzung für das Medizinstudium ist die Hochschulreife (Abitur), die an einer „höheren Schule", von der es verschiedene Arten gibt (z.B. mit mehr naturwissenschaftlicher oder mehr geisteswissenschaftlicher Ausrichtung), erworben werden kann. Der sog. zweite Bildungsweg ermöglicht vorwiegend in Abendkursen den Erwerb der Hochschulreife für Bürger, die keine höhere Schule besucht haben und meist bereits im Berufsleben stehen (Anweiler et al. 1980).

Das Medizinstudium in der BRD dauert 6 Jahre. Formaler Ablauf und Inhalt des Medizinstudiums werden durch die Approbationsordnung für Ärzte bestimmt, die der Bundesminister für Jugend, Familie und Gesundheit 1979 erlassen hat (Bundesminister für Jugend, Familie und Gesundheit 1979). Sie enthält auch detaillierte Anweisungen über die vier Prüfungen (ärztliche Vorprüfung, früher Physikum, und drei Abschnitte der ärztlichen Prüfung, früher Staatsexamen genannt). Die beiden ersten Jahre dienen dem Unterricht in folgenden Fächergruppen: I: Physik und Physiologie, II: Chemie und physiologische Chemie, III: Biologie und Anatomie, IV: Medizinische Psychologie und Medizinische Soziologie. Sie schließen mit der zweitägigen schriftlichen „ärztlichen Vorprüfung" (in multiple choice-Form, siehe später) ab. Im dritten Jahr erfolgt der Unterricht in den Stoffgebieten: I: Pathologie, Neuropathologie, Humangenetik, Mikrobiologie und Geschichte der Medizin, II: Grundlagen der klinischen Untersuchung, der Erstversorgung akuter Notfälle und Radiologie, III: Pharmakologie und Toxikologie, Pathophysiologie und Pathobiochemie, klinische Chemie und Biomathematik. Im Anschluß daran findet der „erste Abschnitt der ärztlichen Prüfung" statt (schriftliche Prüfung an zwei Halbtagen). Im vierten und fünften Jahr erfolgt der Unterricht in den klinischen Fächern (im engeren Sinne), aufgeteilt auf: I: nicht operatives Stoffgebiet, II: operatives Stoffgebiet, III: nervenheilkundliches Stoffgebiet (hierzu gehören auch die Fächer Psychiatrie und Psychosomatik/Psychotherapie), IV: ökologisches Stoffgebiet und Allgemeinmedizin. Im Anschluß daran findet eine schriftliche Prüfung in multiple choice-Form an vier aufeinanderfolgenden Halbtagen (Unterbrechung von 1–3 Tagen in der Mitte) statt. Im letzten Studienjahr findet eine „praktische Ausbildung in einer Krankenanstalt" (sog. Praktisches Jahr, PJ-Zeit) statt, vier Monate hiervon in Chirurgie, vier Monate in Innerer Medizin und vier Monate in einem anderen klinisch-praktischen Wahlfach. Dieses Praktische Jahr muß an einer Universitätsklinik oder einem sog. Lehrkrankenhaus stattfinden. Der anschließende „dritte Abschnitt der ärztlichen Prüfung" besteht aus einer halbtägigen schriftlichen Prüfung in multiple choice-Form in Innerer Medizin und Chirurgie und einer mündlichen Prüfung über klinisch-praktische Fachgebiete, insbesondere auch über das Wahlfach aus dem Praktischen Jahr. Während des Studiums sind außerdem abzuleisten: eine Ausbildung in erster Hilfe, ein Krankenpflegedienst von zwei Monaten und eine Famulatur von vier Monaten.

Die Lektüre der in „bestem" Beamtendeutsch abgefaßten „Approbationsordnung für Ärzte" zeigt die ungeheuere Verschulung und „Bevorschriftung", die das westdeutsche Medizinstudium durch diese neueste Reform erfahren hat. Es handelt sich bei dieser Approbationsordnung für Ärzte vor allem um eine Studien- und Prüfungsordnung für Medizinstudenten mit sehr detaillierten Angaben nicht nur über den Inhalt,

144

sondern z.B. auch über die Anzahl der in einem einzelnen Stoffgebiet zu stellenden Fragen. Hier hat der Staat gegenüber früher sehr stark in die Lehrfreiheit der Universitäten eingegriffen, die sich in ihren Lehrveranstaltungen, ihren Lehrbüchern und Prüfungen an diesen Bestimmungen orientieren müssen.

Die revolutionärste Neuerung für das deutsche Medizinstudium war die Einführung der schriftlichen Prüfung nach dem multiple choice-System für alle vier Examina (nur im dritten Abschnitt der ärztlichen Prüfung gibt es zusätzlich auch noch ein mündliches Examen) und die Gründung des Mainzer „Institutes für medizinische und pharmazeutische Prüfungsfragen" (IMPP). Auf der Grundlage von Gegenstandskatalogen (IMPP 1977–1979), die von den einzelnen Fachgesellschaften für ihr jeweiliges Gebiet ausgearbeitet wurden, formuliert dieses Mainzer Institut bundeseinheitliche Prüfungsfragen. Das „Antwortwahlverfahren" (so lautet die umständliche und schwer verständliche Verdeutschung von multiple choice-Prüfung) hat heftigste Diskussionen und eine gegenwärtig noch zunehmende Flut von kritischen Stellungnahmen in der medizinischen Fachpresse ausgelöst. Durch diesen Examenstyp werde, so lautet die Hauptkritik, der Student nur noch dazu veranlaßt, fürs Examen zu „pauken"; Verständnis für Zusammenhänge und ärztliche Haltung könnten durch dieses Examen nicht geprüft werden und fänden deswegen zunehmend weniger Interesse beim Studenten, der nur noch bestrebt sei, ein rasch abrufbares, oberflächliches und unzusammenhängendes Faktenwissen sich anzueignen, mit dem allein er dieses Examen bestehen könne. Ziel müsse die Abschaffung der multiple choice-Methode und die Wiedereinführung der mündlichen, nicht bundeseinheitlich standardisierten Prüfung sein; nur so könne man sowohl Wissen als auch Verständnis für Zusammenhänge und ärztliche Einstellung prüfen.

Bei der Ausbildung und den Examina muß man zwischen der Vermittlung und Prüfung von Kenntnissen einerseits, von Verständnis und Einstellungen andererseits klar unterscheiden. Nach Meinung des Autors stellt die Einführung des multiple choice-Typs für die Überprüfung von Kenntnissen einen deutlichen Fortschritt gegenüber früher dar; die Examina sind in diesem Teilbereich der Ausbildung objektiver, gerechter und einheitlicher geworden. Verständnis und Einstellungen kann man jedoch mit diesem Examenstyp nicht überprüfen. Der Autor bezweifelt allerdings, daß dies früher bei den mündlichen Examina besser belang.

Zum „richtigen" Verständnis und zur „richtigen" Einstellung gibt es häufig sehr kontroverse Meinungen auch unter Fachleuten, und die Subjektivität der Urteilsbildung (hierzu z.B. Literatursammlung bei Lüth 1971) hat hier einen großen Spielraum. Deswegen ist es fraglich, ob man diesen Bereich in einem Einzelexamen überhaupt beurteilen kann. Für die Zukunft böte sich für die Beurteilung von Verständnis und Einstellung jedoch eine andere Regelung an. Beim Krankenpflegedienst, Seminarien, Famulaturen, dem weiter unten empfohlenen verstärkten Ausbau der klinischen Praktika („bedside teaching") und in der sog. PJ-Zeit arbeitet der Student mit einer großen Anzahl verschiedener Lehrer und Supervisoren zusammen. Würde jeder dieser Ausbilder eine qualitative oder numerische Beurteilung über Verständnis und ärztliche Einstellung des Studenten geben, so könnten diese über viele Jahre und von vielen Personen aufgrund direkter Beobachtung gewonnenen Urteile am Ende oder in Teilabschnitten des Studiums zusammengefaßt und mit dem Examen im engeren Sinne verrechnet werden.

Die Erstellung und Veröffentlichung von Gegenstandskatalogen stellt eine sehr positiv zu bewertende Leistung deutscher Ausbildungskommissionen dar. Der Wissensstoff, den der Student im Examen beherrschen soll, wurde so für das ganze Bundesgebiet standardisiert und lokale Besonderheiten eingeschränkt. Zur Vereinheitlichung des Wissens trägt auch bei, daß die Studentenlehrbücher sich zunehmend auf diesen Gegenstandskatalog einstellen. Die erste Auflage des Gegenstandskataloges für das nervenheilkundliche Stoffgebiet (die Teile für Psychiatrie und Psychotherapie/Psychosomatik) entspricht einem qualifizierten, empfehlenswerten Kompendium (IMPP 1974). Leider wurden in der zweiten Auflage viele inhaltliche Sachaussagen durch überschriftsähnliche Kompilationen ersetzt (IMPP 1979a).

Mit der Einführung des neuen Faches „Medizinische Psychologie und medizinische Soziologie" in den vorklinischen Studienabschnitt entsprach die westdeutsche Prüfungsordnung einem internationalen Standard. Wie überall in der Welt gingen die Meinungen darüber, was in diesem Fach gelehrt werden solle, weit auseinander. In den Vordiskussionen strebten die einen eine psychiatrische Propädeutik an, andere wollten vor allem Wahrnehmungspsychologie und Verhaltensphysiologie unterrichten, wieder andere die psychoanalytische oder behavioristische Entwicklungs- und Persönlichkeitslehre vermitteln, andere betonten vor allem die Arzt-Patienten-Beziehung, die Krankenrolle und die Interviewführung, u.a.m. Der für das Examen maßgebliche Gegenstandskatalog — das Fach wird mit 60 von insgesamt 320 multiple choice-Fragen in der ärztlichen Vorprüfung berücksichtigt — entschied sich für eine holistische Auffassung und empfiehlt als Lehrinhalt (IMPP 1977): (Es werden nur die Kapitelüberschriften zu den einzelnen Bereichen genannt) 1. Methoden (z.B. Experiment, Tests, Interview), 2. Ethologie (Instinktlehre), 3. psychophysische Beziehungen (z.B. Bewußtsein, Schlaf, Streß, Homöostase, symptomatische Psychosen, Oligophrenie), 4. Motivation und Konflikt (einschl. Aggressivität und Sexualität), 5. Lernen, 6. Intelligenz, 7. psychosoziales Verhalten (z.B. Interaktion, soziale Norm, soziale Rolle), 8. Persönlichkeitsentwicklung und -fehlentwicklung, 9. Bevölkerungsstruktur, 10. soziale Schichtung, 11. Arzt-Patienten-Beziehung.

Das Fach wird meist als fakultative Vorlesung und obligatorischer Kurs angeboten [z.B. an der Ludwig-Maximilians-Universität in München (1983) als dreistündige Vorlesung pro Semester und vierstündiger Kurs pro Semester]. In den letzten Jahren sind zahlreiche Lehrbücher für medizinische Psychologie erschienen (z.B. — ohne Anspruch auf Vollständigkeit oder Repräsentativität — Beckmann et al. 1982, Payk et al. 1980, Dahme et al. 1977, Deneke et al. 1977, Enke et al. 1977, Kerekjarto 1976).

Das Dilemma über Umfang und Inhalt dieses Faches ist auf der ganzen Welt erkennbar. Entscheidet man sich für eine holistische Konzeption, dann können Kenntnisse nur an der Oberfläche (etwa nach Art eines einbändigen Konversationslexikons) vermittelt werden. Entscheidet sich ein akademischer Lehrer aber für einen der drei möglichen Teilbereiche (biologisch-neurophysiologisch; psychologisch-psychotherapeutisch; Arzt-Patienten-Beziehung, Interviewführung, medizinische Soziologie), dann kann er zwar diesen Teilbereich vertieft unterrichten, die Vertreter der nicht berücksichtigten Teile werden ihn aber sofort der Einseitigkeit und der Auslassung des „Wesentlichen" bezichtigen und so den alten Streit zwischen „Psychikern" und „Somatikern" in den Psychowissenschaften neue entfachen. Wegen der Unlösbarkeit dieser Widersprüche sieht sich der Autor außerstande, eine Empfehlung zum Unterricht in diesem Fach zu äußern und akzeptiert den wohl meist geübten Kompromiß, daß bei grundsätzlicher Bejahung eines Gesamtüberblickes die einzelnen Lehrstuhlinhaber — je nach ihrer Ausrichtung — einen Teilbereich akzentuieren.

Die ursprünglich verbundenen Fächer Neurologie und Psychiatrie sind in der Bundesrepublik Deutschland im Bereich der Lehrstühle und der einzelnen Lehrveranstaltungen an den Universitäten schon seit längerer Zeit getrennt. Die Ausbildung im Fach Psychiatrie besteht in der systematischen Vorlesung, dem psychiatrischen Kurs und in zusätzlichen — je nach Universität unterschiedlichen — fakultativen anderen Vorlesungen und Kursen. Nach der neuesten Ausbildungsordnung ist die systematische Vorlesung, die dem Kurs vorausgehen soll, nicht mehr obligatorisch, wohl aber der Kurs, der Grundkenntnisse im Rahmen des Gegenstandskatalogs vermitteln soll. Die pro Woche zwei- bis dreistündige Vorlesung behandelt während zweier Semester die allgemeine und spezielle Psychopathologie, die syndromatischen und nosologischen Krankheitsbilder, die gängigen Behandlungsverfahren, Rehabilitation etc. Sie wird vom Lehrstuhlinhaber — meist zusammen mit anderen Dozenten — gelesen. Die Psychiatrie, die in diesen Vorlesungen gelehrt und in den von deutschen Ordinarien geschriebenen psychiatrischen Lehrbüchern (z.B. Huber 1981, Schulte u. Tölle 1977) vertreten wird, ist heute deutlich eklektisch ausgerichtet. Früher fiel im Vergleich mit Nordamerika und der Schweiz auf, daß die körperlich begründbaren Störungen, die endogenen Psychosen, die körperlichen Behandlungsverfahren und die somatischen Erklärungsmodelle stärker betont wurden als die Neurosenlehre, Psychotherapie und die psychodynamischen oder soziodynamischen Modelle. Diese besondere Tendenz der deutschen Psychiatrie ist in den Lehrveranstaltungen gegenüber früheren Jahrzehnten aber deutlich weniger ausgeprägt, insbesondere auch, da das neue Fach Psychotherapie/Psychosomatik (siehe unten) diesen Teil einer umfassenden Psychiatrie in einer eigenen Vorlesung und einem Praktikum vermittelt. Hierin zeigt sich eine Beeinflussung durch die für die Psychiatrie z.Zt. doch maßgebenden westlichen Länder.

Eine solche Beeinflussung zeigt sich auch in der Einführung des praktischen Kurses, der die einzige z.Zt. obligatorische Lehrveranstaltung in Psychiatrie darstellt. Das ursprüngliche Ziel war, den Unterricht im Sinne des „bedside teaching" praktischer und patientennäher zu gestalten. Die einzelnen Universitäten haben bei der Ausgestaltung dieses Kurses einen eigenen Ermessensspielraum. Das Kennenlernen psychiatrischer Krankheitsbilder durch direkte Patientenbefragung und die Interviewführung ist jedoch der gemeinsame Inhalt dieses Kurses.

Als Beispiel soll kurz geschildert werden, wie der Psychiatriekurs an der Ludwig-Maximilians-Universität in München gestaltet wird. Während eines Semesters treffen sich Studenten in kleineren Gruppen (die Zahl wechselt je nach Semester, z.Zt. 10–30) für drei bis vier Stunden mit dem Kursleiter und dem Kursassistenten an einem Nachmittag pro Woche. Sechs bis acht dieser Nachmittage dienen dem klinischen Unterricht. Hierbei sollen die Studenten unter Aufsicht des Leiters und des Assistenten psychiatrische Patienten explorieren und über einen von ihnen eine Krankengeschichte schreiben. Die Explorationstechnik sowie Symptomatik, Diagnose und Therapie des Patienten werden im Anschluß an die Exploration vom Kursleiter mit den Studenten diskutiert. Zur Abfassung und Gliederung der Krankengeschichte erhalten sie eine schriftliche Anweisung. Kursleiter bzw. Assistent korrigieren die schriftlichen Arbeiten und besprechen sie mit den Studenten. Im Kurs soll mindestens je ein Patient mit einem depressiven, einem schizophrenen, einem neurotischen, einem hirnorganischen Syndrom und mit Alkoholismus vorgestellt werden. Wegen der zu großen Teilnehmerzahl der Studenten läßt sich z.Zt. das Idealziel nicht erreichen, daß jeder Student mindestens einmal einen Patienten vollständig exploriert.

Vier bis sechs Nachmittage dienen (zum Teil in Auswahl) dem Unterricht in forensischer Psychiatrie, EEG und Radiologie, biochemischen und psychopharmakologischen Grundlagen, klinischer Psychologie, Psychotherapie und Psychosomatik und evtl. dem Besuch einer Anstalt oder Drogenklinik. Der letzte Kursnachmittag ist der Prüfung durch den Kursleiter (Abschlußkolloquium) vorbehalten.

Da die systematische Vorlesung nicht mehr Pflicht ist, sondern lediglich als „Unterrichtsveranstaltung, welche die Erreichung des Ausbildungszieles fördert" [Ludwig-Maximilians-Universität (LMU) 1983], deklariert ist, kommen die meisten Studenten unvorbereitet in den Kurs. Dadurch ergibt sich für den Kursleiter die Notwendigkeit, immer wieder vor oder nach der Patientenvorstellung kurz wenigstens einen Teil der psychiatrischen Systematik vorzutragen, um die Beobachtungen am Patienten in einen verständlichen Zusammenhang zu bringen.

Diese gegenwärtigen Verhältnisse sind unbefriedigend. Mindestens müßte man verlangen, daß die systematische Vorlesung wieder obligatorisch wird und die Studenten mit Kenntnissen über das Gesamtgebiet der Psychiatrie in den Kurs kommen. Bei dieser Regelung könnten auch die (meist theoretischen) Unterrichtsstunden des Kurses über EEG, Radiologie, Pharmakologie, Biochemie, klinische Psychologie oder die theoretischen Einführungen bei der Patientenexploration in die Vorlesung gelegt werden, und der Kurs könnte an allen seinen Nachmittagen Patientenexplorationen anbieten. Das Minimalziel, daß jeder Student selber wenigstens ein bis zwei Patienten vollständig exploriert, ließe sich so eher erreichen.

Im Vergleich mit dem Psychiatrieunterricht in den USA, Kanada, Großbritannien, Frankreich und zum Teil in der Schweiz schneidet aber auch eine solche Lösung schlechter ab. In den genannten Ländern arbeiten die Studenten für vier bis acht Wochen halb- oder ganztägig auf einer psychiatrischen Station in Universitätskliniken oder Lehrkrankenhäusern mit; sie haben unter Anleitung „ihre" Patienten zu explorieren und zu betreuen und nehmen an Fallvorstellungen, Visiten und anderen Veranstaltungen zur ärztlichen Versorgung teil. Gleichzeitig (Blockkurs) oder vorausgehend nehmen sie am theoretischen Unterricht in Vorlesungs- oder Seminarform teil; bei der Seminarform müssen sie einen Teil des Lehrstoffes selber vorbereiten und vortragen; die Aufgabe des Lehrers besteht in Korrektur, Ergänzung, Aufklären von Widersprüchen, Herausarbeiten von Zusammenhängen und Angaben der Literatur zur Vorbereitung. Je nach Größe des Krankenhauses und Zahl der Studenten findet der theoretische Unterricht entweder im gleichen Haus oder an einer zentralen Universitätsklinik statt. Nur eine solche Regelung kann als echtes „bedside teaching" angesehen werden, nicht aber ein Kurs an nur einem Nachmittag pro Woche. Die vier- bis achtwöchige Zugehörigkeit zu einer Station, die Übernahme von Verantwortung und Arbeit auf einer Station, der direkte Arbeitskontakt mit einem supervidierenden Arzt prägen sich als Lernerfahrung stärker ein als die Teilnahme an einem Kurs mit Explorationen; die selbständige Vorbereitung des theoretischen Unterrichtsstoffes in Seminarform und die anschließenden Diskussionen sind als aktives Lernen dem passiven Vorlesungslernen überlegen.

Als optimale Lösung des Psychiatrieunterrichts wäre auch für die BRD ein vier- bis achtwöchiges Praktikum auf einer psychiatrischen Station und ein obligatorischer theoretischer Unterricht, am besten in Seminarform, zu fordern. Ein solcher Vorschlag ist nur zu realisieren, wenn auch in diesem Abschnitt des Studiums (d.h. vor dem 2. Staatsexamen) die Lehrkrankenhäuser (neben den Universitätskliniken) bereit wären,

Studenten aufzunehmen und deren Supervision zu gewährleisten. Pro Station sollten nicht mehr als ein bis zwei Studenten tätig sein. Einerseits macht die Supervision Arbeit, andererseits können die Studenten aber auch Voruntersuchungen und Routineerhebungen durchführen und dadurch den Ärzten der Station Arbeit abnehmen, wodurch sich auch Vorteile für das Lehrkrankenhaus ergäben. Der theoretische Unterricht in Seminarform erspart einerseits dem Dozenten Vorbereitungs- und Vortragsarbeit, andererseits verlangt er von ihm eine andere Form des Lehrens statt der gewohnten ex cathedra-Form. Der Autor glaubt nicht, daß für diese Vorschläge eine wesentliche Erhöhung des Stellenplans an den Universitskliniken und Lehrkrankenhäusern nötig wäre, da es sich im wesentlichen um eine Umorganisation der vorhandenen Arbeitsleistungen handelt; die wesentliche Neuerung liegt in der Übernahme von Studenten durch die nichtuniversitären Lehrkrankenhäuser.

Die oben erwähnte Tendenz der deutschen Psychiatrie, die lange vernachlässigte Neurosenlehre und Psychotherapie stärker zu berücksichtigen, zeigt sich auch in der Einführung des neuen Faches Psychosomatische Medizin/Psychotherapie.

Die jahrzehntelange ablehnende Einstellung gegenüber der Psychoanalyse und die Vernachlässigung sozialer Faktoren bei den Konzepten zur Krankheitsentstehung und Behandlung hatte zu einer anderen, von den meisten westlichen Ländern abweichenden Ausrichtung der deutschen Psychiatrie geführt. Hieraus entstand, ähnlich wie in Frankreich, ein großer Nachholbedarf, der sich seit den späten 60er Jahren geradezu in einem „Psycho-Boom" äußerte. Hiervon profitierten am meisten die Psychoanalyse, die sich die Verhältnisse in Nordamerika, der Schweiz, den Niederlanden und Norwegen zum Vorbild nehmen konnte, und die Sozialpsychiatrie, die sich an der Psychiatrie in Großbritannien, den skandinavischen (und zum Teil den sozialistischen) Ländern ausrichtete. Während aber im Unterschied zu Großbritannien und den Niederlanden nur an einigen Universitäten der BRD eine Professur für Sozialpsychiatrie neu geschaffen wurde, konnte die Psychoanalyse mit dem neuen Fach Psychosomatische Medizin/ Psychotherapie Eingang an praktisch allen Universitäten der BRD finden. Unter den Ärzten der BRD gibt es z.Zt. keine andere gleich große und gleich gut organisierte Gruppe, die für den Bereich Psychotherapie und Neurosenlehre als echter Konkurrent zu den Psychoanalytikern bei der Besetzung der entsprechenden Positionen in der medizinischen Fakultät hätte auftreten können. Wenn sich in der Vergangenheit in der BRD Ärzte mit Psychotherapie befaßten, dann war dies überwiegend Psychoanalyse oder — seltener — autogenes Training (und Hypnose); die letztgenannte Psychotherapieform ist aber nicht mit einer ausgearbeiteten Neurosenlehre verbunden und hat nur einen beschränkten Indikationsbereich. Andere Psychotherapieformen, wie Verhaltenstherapie und Gesprächspsychotherapie, sind in der BRD vor allem unter Psychologen verbreitet und werden von deren Berufsverbänden öffentlich vertreten (siehe später unter Weiterbildung).

Das Wort psychosomatisch hat in den letzten Jahrzehnten einen deutlichen Bedeutungswandel durchgemacht. Früher verstand man darunter die psychosomatischen Erkrankungen im (heute) engeren Sinne, die mit Gewebsschäden einhergehen oder dazu führen, und an deren Entstehung psychische Teilfaktoren beteiligt sind (z.B. Ulcus duodeni, Asthma bronchiale, essentielle Hypertonie etc.). Dann wurde der Begriff ausgedehnt: 1. auf alle funktionell-vegetativen Störungen, 2. auf alle psychogenen Erkrankungen (einschl. der Neurosen), wenn nebenbei (was ja fast immer der Fall ist) auch körperliche Funktionsstörungen oder Mißempfindungen vorliegen (psychosomatisch als Deckbezeichnung für neurotisch, auch Privatkliniken zur Neurosenbehandlung nennen sich mit Vorliebe psychosomatisch), 3. zur Bezeichnung aller Krankheitsbilder, „wo psychologische und psychiatrische Daten zum Verstehen und Behandeln medizinischer Symptome beitragen ... Es gibt keine nosologischen Grenzen für eine psychosomatische Betrachtungsweise" (Zit. Bräutigam u. Christian 1975; zur Darstellung der „Begriffskonfusion" siehe auch Uexküll 1981). Damit wird „psychosomatisch" fast zu einem Tautologiebegriff für Krankheit, wenn sie in einer bestimmten Sichtweise betrachtet wird. Diese unterschiedlichen Definitionen beeinflussen u.U. den Inhalt der Lehrveranstaltungen, wodurch sich Unterschiede zwischen den Universitäten ergeben können, die hier einen großen Ermessensspielraum haben.

Der Unterricht in Psychosomatischer Medizin/Psychotherapie besteht in der fakultativen Vorlesung [z.B. vier Stunden wöchentlich für ein Semester an der LMU München (1981)] und dem obligatorischen Praktikum in Kleingruppen [z.B. wöchentlich zwei Stunden en bloc über ein Semester an der LMU München (1983)]. Verglichen mit den Lehrveranstaltungen im westlichen Ausland vermitteln Vorlesung und Praktikum in Psychosomatischer Medizin/Psychotherapie für die BRD sozusagen die andere Hälfte der Psychiatrie, die sog. „kleine Psychiatrie", für die es im Ausland kein eigenes Lehrfach gibt. Die Vorlesung — meist mit Patientenvorstellung — informiert über psychosomatische (im engeren Sinne) und/oder neurotische Krankheitsbilder, die psychoanalytischen Konzepte zur Krankheitsentstehung und Psychotherapie. Im Praktikum sollen die Studenten im direkten Patientenkontakt Krankheitsbilder unter psychodynamischen Gesichtspunkten und die tiefenpsychologische Explorationstechnik kennenlernen und anschließend diskutieren. Wegen der Schwierigkeit tiefenpsychologischer Exploration werden die Patientenbefragungen häufig vom Kursleiter und nicht von den Studenten vorgenommen. Studenten können aber z.B. in gegenseitiger Exploration und im Rollenspiel diese Techniken einüben. Das Praktikum schließt meist mit einem Examen ab.

Die Einführung dieses neuen Faches ist sehr positiv zu werten, wenn auch der Autor die getrennte Entwicklung von Psychiatrie und Psychoanalyse zu zwei getrennten Lehrfächern in der BRD bedauert. Zu bedauern ist auch, daß der Medizinstudent außer den psychoanalytischen kaum andere Konzepte zur Neurosenlehre und Psychotherapie kennenlernt. Was oben zur Reform des Psychiatrieunterrichts gesagt wurde, gilt sinngemäß auch hier: Durch eine mehrwöchige Tätigkeit auf einer Station für neurotische oder psychosomatische Patienten oder in einer entsprechenden Ambulanz könnte das praktische Ausbildungsziel besser erreicht werden als mit dem gegenwärtigen Praktikum; die theoretischen Kenntnisse sollten in Seminarform statt in Vorlesungsform vermittelt werden, um dadurch das aktive Lernen zu bestärken.

Beim zweiten Abschnitt der ärztlichen Prüfung wird das „Nervenheilkundliche Stoffgebiet" (dieses Gebiet umfaßt natürlich nicht nur Psychiatrie und Psychosomatik/Psychotherapie) mit 100 von insgesamt 580 multiple choice-Fragen schriftlich geprüft.

Im letzten, dem praktischen Jahr des Studiums sind je vier Monate ganztägige Krankenhaustätigkeit in Innerer Medizin, Chirurgie und einem Wahlfach vorgeschrieben. Wird Psychiatrie gewählt, so arbeitet der Student praktisch auf einer Station mit und nimmt an bestimmten hausinternen Lehrveranstaltungen (z.B. Fallvorstellungen, Kolloquien u.a.) teil. Da die Universitätskliniken allein nicht in der Lage waren, die große

Zahl der Studenten im praktischen Jahr auszubilden, wurden einige andere Krankenhäuser (im Bereich der Psychiatrie die Anstalten) von den Innenministerien der einzelnen Bundesländer als Lehrkrankenhäuser anerkannt, wenn sie bestimmte Voraussetzungen (Supervisoren zur Betreuung von Studenten, Lehrveranstaltungen) erfüllen. Das praktische Jahr am Ende des Medizinstudiums entspricht einer allgemeinen, auch in anderen Ländern üblichen Regelung. Seit seiner Einführung ist die frühere einjährige Medizinalassistentenzeit nach dem Studium weggefallen, wodurch die Ausbildungszeit insgesamt um ein Jahr verkürzt wurde.

Bei der Verwendung audiovisueller Hilfsmittel im Studentenunterricht sind die USA allen anderen Ländern voraus. Ausgebaute Videotheken an einigen Universitäten der USA können auch für den Unterricht in Europa empfohlen werden. Wie in einer Bibliothek die Bücher, so kann ein Student in einer Videothek Bänder mit Standard-Vorlesungen oder gefilmten Interviews (Untersuchungen) über einzelne Krankheitsbilder ausleihen und sich in einem sog. Lernlaboratorium mehrfach vorspielen. Auch bei dieser Lehrmethode wird aktives gegenüber dem passiven Lernen bestärkt, der Student erhält ein sehr anschauliches Lehrmittel an die Hand, er kann individuell das Tempo seines Lernens und die Häufigkeit von Wiederholungen bestimmen.

Bei der Beschäftigung mit psychiatrischer Aus- und Weiterbildung hat sich das Interesse des Autors immer mehr vom Inhalt des Lernens zur Methodik des Lehrens verschoben. Faßt man die verschiedenen, in diesem Abschnitt gemachten Reformvorschläge zusammen, so schwebt dem Autor eine Umorganisation des westdeutschen Medizinstudiums entsprechend den Lehrmethoden in Frankreich, USA, Kanada, Großbritannien und Skandinavien vor. Der theoretische Unterricht sollte in Vorlesungen und vermehrt auch durch Seminare vermittelt werden. Da die jetzigen Praktika und Kurse nur eine ungenügende Patientenerfahrung erlauben, sollten sie für jedes der klinischen Fächer (oder zumindest für die großen) durch eine mehrwöchige halb- bis ganztägige praktisch-klinische Tätigkeit unter Supervision auf einer Station (und/oder Ambulanz) ersetzt werden.

13.3 Facharztzweiterbildung[3]

Im Unterschied zu den meisten anderen westlichen Ländern (Großbritannien, Nordamerika, Skandinavien, Schweiz) waren in der Vergangenheit die deutsche und französische Psychiatrie eine enge Verbindung mit der Neurologie eingegangen. In beiden Ländern war die Psychiatrie bis in die 60er Jahre von neurologisch-organischen Anschauungen unter Vernachlässigung psychologisch-sozialer Konzepte dominiert. Die Entwicklung in den beiden letzten Jahrzehnten lief jedoch auf eine Trennung von Neurologie und Psychiatrie hinaus. In Frankreich ist diese Trennung vollständig vollzogen worden, in der BRD hat eine teilweise Trennung dazu geführt, daß ein Arzt entweder den kombinierten psychiatrisch-neurologischen oder den „einfachen" psychiatrischen (oder neurologischen) Facharzttitel erwerben kann. Damit besteht bei uns die gleiche

---

3 siehe Fußnote auf S. 141

Regelung wie in den Niederlanden; von den in dieser Monographie besprochenen Ländern, die in der Vergangenheit durch den Einfluß der deutschen bzw. französischen Psychiatrie geprägt waren, kennen heute nur noch die DDR, Österreich und Belgien den kombinierten psychiatrisch-neurologischen Facharzt als einzige Möglichkeit. Die Trennung zwischen den beiden Fächern ist in der BRD im Bereich der Lehrstühle, der Universitätskliniken und der anderen Krankenhäuser (außer den Anstalten) bereits weitgehend vollzogen. Der Bereich der Kinder- und Jugendpsychiatrie stellt eine eigenständige Gebietsbezeichnung dar.

Für den kombinierten Facharzt sind in der BRD fünf Jahre Weiterbildung vorgeschrieben, hiervon mindestens zwei Jahre neurologische und zwei Jahre psychiatrische Tätigkeit, innerhalb der psychiatrischen Tätigkeit ein halbes Jahr Anstalt. Ein weiteres Jahr kann der Kandidat in einem der beiden Fächer, in Kinderpsychiatrie oder in einem einschlägigen theoretischen Grundlagenfach arbeiten. Für den einfachen psychiatrischen Facharzt sind drei Jahre Psychiatrie, davon ein halbes Jahr in einer Anstalt, und ein Jahr Neurologie vorgeschrieben (Bayerische Landesärztekammer 1980b).

Die Trennung zwischen Neurologie und Psychiatrie entspricht einer internationalen Entwicklung und den Empfehlungen der WHO (1963). Die BRD folgt diesem Trend; er wird sich mit Wahrscheinlichkeit in den folgenden Jahrzehnten noch verstärken. Wenn viele Kollegen heute noch vor allem den kombinierten Facharzttitel anstreben, dann hängt dies weniger mit theoretischen Konzepten über das Fach Psychiatrie zusammen als mit Überlegungen für die künftige Berufskarriere, insbesondere den besseren Chancen bei der Besetzung von Chefarztpositionen. Die international weitgehend eingetretene Trennung zwischen Neurologie und Psychiatrie ist zu begrüßen, da die beiden Fächer heute so umfangreich geworden sind, daß ein einzelner Arzt gar nicht mehr beide Fächer gleichzeitig beherrschen und gleichwertig ausüben kann. Auch in der Vergangenheit waren in Deutschland die Träger des Doppelfacharztes entweder vor allem Neurologen oder Psychiater unter Vernachlässigung des anderen Faches.

Trotz der Trennung besteht aber in den meisten Ländern die übereinstimmende Überzeugung, daß der künftige Psychiater während seiner Weiterbildungszeit Erfahrungen in Neurologie erwerben sollte, da die Neurologie eine wesentliche Grundlage für die Diagnose und Therapie körperlich begründbarer Psychosyndrome sowie für die somatische Behandlung endogener Psychosen darstellt. Während der Doppelfacharzt selbstverständlich die gesamte Neurologie erlernen muß, erhebt sich die Frage, in welchem Bereich der Neurologie der künftige Psychiater während seiner einjährigen neurologischen Weiterbildungszeit geschult werden soll. Bisher ist es meist so, daß er wie beim Doppelfacharzt die gesamte Neurologie erlernt (oder erlernen soll), nur eben in einem statt in zwei Jahren. Es erscheint dem Autor sinnvoller, eine Empfehlung der britischen, nordamerikanischen und niederländischen Weiterbildungsprogramme aufzugreifen und auch für die Bundesrepublik zu raten, den künftigen Psychiater vor allem in zerebraler Neurologie unter Vernachlässigung der peripheren und Rückenmarks-Neurologie zu schulen. Für seine künftigen Aufgaben braucht er weniger eine subtile Kenntnis von Bandscheibenleiden, Querschnittslähmungen und peripheren Nervenstörungen als die Kenntnis zerebral lokalisierter Krankheitsbilder, die mit psychischen Störungen einhergehen, die Kenntnis pathophysiologischer Vorgänge bei der somatischen Behandlung von Psychosen und zum Verständnis von somatischen Theorien zur Psychosenentstehung sowie Kenntnisse über das vegetative Nervensystem (Psychosomatik, Nebenwirkungen von Psychopharmaka). Hier wäre auch die Möglichkeit, das noch junge Fach der Neuropsychologie anzusiedeln, das bei einer weiter fortschreitenden Trennung von Psychiatrie und Neurologie in eine Zugehörigkeitskrise geraten wird. Dieses Fach befaßt sich mit den (patho)anatomischen und (patho)physiologischen Grundlagen normaler psychischer und psychopathologischer Vorgänge (Guttmann 1982, Gazzaniga 1979, Heilman u. Valenstein 1979). Es wäre die Aufgabe neurologischer Fachkrankenhäuser und der neurologischen Abteilungen in den Anstalten, die entsprechenden Lehrprogramme auszuarbeiten (theoretischer Unterricht, Auswahl von Patienten bzw. Stationen, Supervision von Diagnostik und Therapie).

Die Einführung einer obligatorischen Weiterbildungszeit von einem halben Jahr in einer Anstalt ist sicher zu begrüßen. Vor dieser Regelung war es so, daß ein künftiger Psychiater seine gesamte Weiterbildungszeit in einer Universitätsklinik verbringen konnte und damit notwendiger Weise nur einen Teil der gesamten Psychiatrie kennenlernte; umgekehrt ist es bei der gegenwärtigen Regelung aber so, daß ein Psychiater seine ganze Weiterbildungszeit in einer Anstalt machen kann, was ebenso einseitig ist. Da in den Universitätskliniken (sowie den wenigen psychiatrischen Privatkliniken und psychiatrischen Abteilungen an Allgemeinkrankenhäusern) im allgemeinen mehr Patienten mit akuten, therapierbaren Psychosen und psychogenen Störungen aufgenommen werden, in den Anstalten vor allem Patienten mit chronischen Psychosen und Abhängigkeiten, mit dementivem Abbau und Oligophrenien, sollte eine Tätigkeit in beiden Institutionen während der Weiterbildung obligatorisch sein, am besten mindestens je ein Jahr.

Auch die Einführung eines Abschlußkolloquiums aufgrund der neuen Weiterbildungsordnung in der BRD entspricht der internationalen Entwicklung, da die meisten Länder am Ende (und zum Teil während) der Weiterbildung obligatorische Examina kennen. Keine Examina haben bisher Österreich, die Schweiz (hier aber geplant), die Niederlande und Belgien (hier uneinheitlich) eingeführt. Ob ein Abschlußkolloquium und ein Examen das Gleiche sind, ließe sich vielleicht manchmal bezweifeln, auf jeden Fall geht der Trend zu einer weiteren Verschulung auch der Facharztweiterbildung. Über Gerechtigkeit und Zuverlässigkeit von Examina und Noten wird viel diskutiert, insbesondere wird immer wieder die Aussagekraft einer einzigen Prüfung bezweifelt. Als gerecht und zuverlässig erscheint dem Autor ein Beurteilungsverfahren, das er bei der Weiterbildung in Nordamerika kennenlernte. Im Laufe seiner Rotation durch die verschiedenen Abteilungen und in den theoretischen Kursen wird der Kandidat laufend von seinen Supervisoren, Lehrern und klinischen Vorgesetzten qualitativ oder mit Noten beurteilt; diese vielfachen Beurteilungen werden zusammen mit den bei den Examina erhaltenen Noten in der abschließenden Beurteilung aufgeführt und nach Arbeitsgebieten (z.B. klinische Arbeit, Forschung, theoretisches Wissen etc.) in einem Durchschnittswert zusammengefaßt. Der Gefahr einer ungerechten Beurteilung durch ein einziges Examen oder einen einzelnen Prüfer wird damit vorgebeugt.

Die Lehrmethode während der psychiatrischen Weiterbildung bestand in der BRD in der Vergangenheit im wesentlichen darin, daß der Arzt praktisch-klinisch arbeitete, hierbei auf Chefvisiten und im Schriftverkehr locker kontrolliert wurde, gelegentlich sich wissenschaftliche oder Fortbildungs-Vorträge anhörte und an Kongressen teilnahm sowie nach eigenem Plan Fachliteratur las. Hatte er Glück, so fand er einen Oberarzt oder älteren Stationsarzt, der sich besonders um ihn kümmerte und ihn Psychiatrie lehrte. Diese unstrukturierte deutsche Lehrmethode steht in einem deutlichen Kontrast zu den strukturiert-schulmäßigen Lehrmethoden während der Weiterbildung in den USA, Kanada, Großbritannien und der Schweiz sowie zu ähnlichen Bestrebungen in Frankreich, den Niederlanden und den skandinavischen Ländern. Der wesentliche Gedanke dieser ausländischen Lehrprogramme ist die regelmäßige, intensive und obligatorische Supervision klinisch-psychiatrischer und psychotherapeutischer Tätigkeit des Weiterbildungskandidaten durch erfahrene Fachärzte und der Aufbau eines theoretischen Kursprogrammes. Den Ausbau der supervidierten klinischen Tätigkeit, die Einrichtung eines theoretischen Kurses und das praktische Erlernen von Psychotherapie (siehe unten) u.a.m. schlagen auch Helmchen und Lauter (1978) als wesentliche Reformen für die Weiterbildung in der BRD vor. Da ein solches Programm kostspielig ist und eine erhebliche Anzahl von Supervisoren und Lehrern benötigt, erheben sich Zweifel, ob die in dieser Monographie geschilderten aufwendigen Programme der USA, Kanadas, Großbritanniens und der Schweiz als nachahmenswerte Vorbilder für die BRD empfohlen werden können. Es erscheint dem Autor sinnvoll, diese Programme prinzipiell zum Vorbild zu nehmen, die Verwirklichung aber nur schrittweise, entsprechend den zur Verfügung stehenden Mitteln, anzugehen; hierbei bestehen Unterschiede in der Wichtigkeit der einzelnen Anteile dieser Programme, dementsprechend auch der Reihenfolge ihrer Verwirklichung.

An ersten Stelle steht die gemeinsame Patientenvorstellung unter Leitung eines Facharztes. Hieran nehmen nicht nur die Ärzte einer Station, sondern auch die anderen für die Betreuung des Patienten zuständigen Berufsgruppen [Pflegepersonal, Arbeits- und Beschäftigungstherapeuten, Sozialarbeiter(innen), Psychologen etc.] teil. Anamnese, Krankengeschichte und Befund des Patienten werden vom behandelnden Arzt vorgetragen, anschließend wird der Patient exploriert und gemeinsam Befund, Diagnose und Therapie diskutiert. Solche Patientenvorstellungen finden ein- bis zweimal wöchentlich für zwei bis vier Stunden statt; pro Patient werden im Optimum dreiviertel bis eine Stunde benötigt. Im Idealfall sollten alle Patienten einer Station dem zuständigen Facharzt (Oberarzt) vorgestellt werden, bei Zeitmangel vor allem die Patienten, die diagnostische und therapeutische Probleme bieten. Der Lerngewinn aus solchen Patientenvorstellungen ist wesentlich größer als aus den Chefvisiten, bei denen wegen der Anwesenheit des Patienten der Dialog meist nur verschlüsselt und leise geführt wird, meist keine systematische Darstellung gegeben wird und die Möglichkeit zur Diskussion meist fehlt. An zweiter Stelle ist die individuelle Supervision des Kandidaten durch einen Facharzt zu nennen. Jeder Kandidat sollte einen für ihn zuständigen Supervisor haben, mit dem er seine Problemfälle, seine Psychotherapiepatienten (siehe unten), seine konzeptionellen Schwierigkeiten in der Psychiatrie, wissenschaftliche Projekte etc. regelmäßig besprechen kann, wobei ein bis zwei Stunden pro Woche anzusetzen wären. Entsprechend der Rotation und dem Aufgabengebiet müßte der Supervisor in einem halb- oder einjährigen Rhythmus wechseln. bzw. für die wissenschaftliche Beratung und die Psychotherapie jeweils ein anderer Supervisor tätig sein. Für wieviele Kandidaten ein Supervisor zuständig ist und wieviel Zeit er für jeden verwendet, hängt sehr stark von der Zahl der Fachärzte in einer Institution ab und der Fähigkeit der Direktion, diese Fachärzte für Weiterbildungsaufgaben zu motivieren. Eventuell könnten die Ärztekammern (ähnlich wie im Ausland) hier Druck ausüben, indem sie die Anerkennung als Weiterbildungsstätte von einer bestimmten Anzahl von Supervisoren bzw. Supervisionsstunden abhängig machen.

Daneben können selbstverständlich auch die bestehenden Chefvisiten, andere Fallbesprechungen auf den Stationen zur Überwachung von Therapie, Rehabilitation etc., regelmäßige Besprechungen mit dem Pflege- (und anderem) Personal etc. Lernerfahrungen für den Kandidaten vermitteln.

Der Autor ist der Meinung, daß sich beim gegenwärtigen Stellenplan in allen psychiatrischen Krankenhäusern der BRD die Patientenvorstellungen und wenigstens ein Ansatz für eine individuelle Supervision verwirklichen ließen.

Wenn dies vielerorts nicht geschieht, dann ist dafür die in Deutschland übliche Überschätzung des theoretischen und die Unterschätzung des praktisch-klinischen Lernens unter Supervision schuld. Es war für den Autor interessant zu beobachten, daß in den letzten Jahrzehnten einige psychiatrische Krankenhäuser Initiativen zur Verbesserung ihrer hauseigenen psychiatrischen Weiterbildung ergriffen haben und glaubten, sie müßten dies in Form eines theoretischen Kurses tun. Alte Abteilungsärzte bekamen hierbei den Auftrag, ein bis zwei Stunden wöchentlich den Weiterbildungskandidaten Vorlesungen über psychiatrische Krankheitsbilder zu halten. Es wäre sinnvoller gewesen, dem Kandidaten eine Leseliste in die Hand zu geben und die erfahrenen Abteilungsärzte mit der Leitung von Patientenvorstellungen oder Supervisionen zu betrauen, weil sie hier ihre ganz spezifische und patientenbezogene Berufserfahrung hätten einbringen können.

Der theoretische Kurs wird in den angelsächsischen Ländern und der Schweiz meist von Universitätsdozenten abgehalten, die didaktisch erfahren sind, über ein breites, auch die neuesten Forschungsergebnisse umfassendes theoretisches und klinisches Wissen verfügen und in wissenschaftlicher Beweismethodik geschult sind. Die Universität organisiert und gestaltet diesen theoretischen Kurs für alle Weiterbildungskandidaten eines Bezirks und nimmt die Examina ab. Diese zentrale Regelung erscheint sinnvoller, als daß jede einzelne Weiterbildungseinrichtung ihren theoretischen Kurs selber aufbaut. Es wäre sicher eine Neuerung für die BRD, wenn die Universitäten einen vermehrten Einfluß auf die Gestaltung der Weiterbildung erhielten, aber für Qualität, wissenschaftliches Niveau und einheitlichen Standard des theoretischen Kurses wäre dies die beste Lösung. Eine zentrale Kursorganisation ist auch ökonomischer, die Zahl der Teilnehmer spielt hierbei eine geringere Rolle als bei den Patientenvorstellungen, wo sie begrenzt ist. Ein solches Kursprogramm kann in Vorlesungsform und/oder besser in Seminarform verwirklicht werden. Bei einer Seminarform wird das aktive Lernen der Kandidaten gegenüber dem passiven Vorlesungslernen verstärkt, da ein Teil des Lehrstoffes vom Kandidaten vorbereitet und vorgetragen wird; die Aufgabe des Lehrers ist mehr die Korrektur, Ergänzung, Klärung strittiger Fragen und die Darstellung von Alternativmodellen.

Das theoretische Kursprogramm sollte üblicherweise die folgenden Bereiche umfassen: 1. Systematik der psychiatrischen Krankheitsbilder, 2. Systematik der gebräuchlichen somatischen, psychotherapeutischen und soziotherapeutischen Behandlungsverfahren, 3. Übersicht über das Gesundheitswesen und die gesetzlichen Bestimmungen, 4. Unterricht in den theoretischen Grundlagenfächern der Psychiatrie; hierzu gehören im allgemeinen: Neuroanatomie und -physiologie (bzw. -pathologie), Genetik, Statistik, medizinische Psychologie und Soziologie, Entwicklungslehre, die verschiedenen psychotherapeutischen Modellvorstellungen zum Persönlichkeitsaufbau und zur Krankheitsentwicklung, auch praktische Anwendungen von Tests, Schätzskalen, Interviewtechniken etc.

Ein solcher Kurs sollte nach Semestern eingeteilt werden, im Minimum zwei bis drei Stunden pro Woche umfassen und über vier Jahre laufen; eine Koordination mit dem weiter unten besprochenen psychotherapeutischen Unterricht müßte erfolgen.

Dieser theoretische Kurs ist jedoch nicht der wichtigste Teil einer guten Weiterbildung, er dient vielmehr der Ergänzung und Vertiefung des supervidierten praktisch-klinischen Lernens. Bei Reformen zur Verbesserung der Weiterbildung sollte man mit intensivierter Supervision anfangen; dies wäre die Aufgabe der einzelnen Institutionen. Wie bereits in Kapitel 12 ausgeführt, stellt die Zahl der pro Kandidat aufgewendeten Supervisionsstunden (sowie die Zeit für Patientenvorstellungen) das beste Kriterium für die qualitative Beurteilung einer Weiterbildungseinrichtung dar. Anstelle eines voll ausgebauten theoretischen Kurses könnte man vorerst auch den Weiterbildungskandidaten eine Leseliste an die Hand geben und ein Selbststudium erwarten, wenn Zeit, Personal und finanzielle Mittel zum vollen Ausbau der Weiterbildung fehlen. Auch der Aufbau erst eines Teils des Kurses wäre möglich. Ein voll ausgebauter theoretischer Kurs und eine intensive Supervision (ein bis zwei Stunden pro Kandidat und Woche) lassen sich ohne eine Ausweitung des gegenwärtigen Stellenplans nicht verwirklichen. Für diese Aufgaben könnte man aber auch wie in den USA auf externe Lehrkräfte zurückgreifen, die nur für Teilaufgaben und für eine beschränkte Stundenzahl pro Semester beschäftigt sind; sie sind bei gleicher Arbeitszeit erheblich billiger als voll angestellte Kräfte.

In Ergänzung zum Gesagten können noch die folgenden, relativ einfach zu verwirklichenden Lehrveranstaltungen empfohlen werden: Aufstellung einer verbindlichen Leseliste (die auch bei den Examina Berücksichtigung finden sollte), sog. Zeitschriftenclubs (ein- bis zweimal wöchentlich Treffen der Kandidaten, bei denen über neuere Artikel aus wissenschaftlichen Zeitschriften referiert wird), Vorlesungen von Gastprofessoren (-rednern) u.a.m.

Die psychiatrische Weiterbildung in einer bestimmten Region sollte koordiniert werden. Hierzu eignet sich am besten ein Verbundsystem, das mehrere anerkannte Weiterbildungseinrichtungen als Lehrkrankenhäuser (Universitätskliniken, Anstalten, Privatkliniken, andere Institute etc.) zusammenfaßt. Als federführender Organisator eines solchen Verbundsystems käme aufgrund der deutschen Traditionen am ehesten die Ärztekammer infrage, obwohl das Argument aus den angelsächsischen Ländern besticht, daß eine Universitätsklinik hierfür die besten Voraussetzungen hat, da sie die größte Lehrerfahrung hat und am besten geeignet ist, einen wissenschaftlichen Standard der Weiterbildung zu gewährleisten. Diese zentrale Stelle sollte auch die Rotation innerhalb und zwischen den einzelnen Institutionen organisieren und den Aufbau des theoretischen Kurses und der Supervision überwachen. Fühlt man sich dem Weiterbildungsziel einer umfassenden Psychiatrie verpflichtet (siehe Kapitel 12), dann läßt sich eine gewisse Rotation des Weiterbildungskandidaten nicht vermeiden. Er sollte Patienten auf geschlossenen und offenen Stationen sowie einer Poliklinik und einer sozialpsychiatrischen Einrichtung (z.B. Arbeits-/Beschäftigungstherapie, Übergangsheime etc.) kennenlernen, er sollte Somatotherapie, Soziotherapie (mit Rehabilitation) und eine Methode der Psychotherapie (siehe unten) erlernen und mindestens in drei Institutionen mit unterschiedlichen Patienten (Universitäts- oder Privatklinik, Anstalt, Neurologische Abteilung) tätig werden.

Der stärkste Unterschied im Vergleich mit den Ländern westeuropäischer Kultur (USA, CDN, GB, CH, NL, S und im Plan F) ergibt sich für die BRD jedoch bei der psychotherapeutischen Weiterbildung. Psychotherapie wird hier zunächst als Überbegriff verwendet. Es gibt verschiedene psychotherapeutische Verfahren, die sich nach Theorie und Behandlungsmethodik zum Teil deutlich voneinander unterscheiden.

Die in der BRD am meisten verbreiteten Verfahren sind die Psychoanalyse, die Verhaltenstherapie, die Gesprächspsychotherapie nach Rogers, die Suggestionsverfahren (z.B. Hypnose, autogenes Training) und die stützenden Formen der Psychotherapie (vgl. Helmchen et al. 1982, Strotzka 1978). Zählt man alle Psychotherapien auf der Welt zusammen, die Eigenständigkeit beanspruchen, selbst wenn sie nur lokal verbreitet sind, so kommt man auf über 100 (Corsini 1981) oder sogar auf über 250 (Herink 1980).

In der BRD findet diese psychotherapeutische Weiterbildung (von wenigen Ausnahmen abgesehen) im wesentlichen außerhalb der offiziellen Weiterbildungseinrichtungen, offiziell außerhalb der Dienstzeit und unter Aufwendung erheblicher privater finanzieller Mittel statt. Private psychotherapeutische Institute (meist sind es psychoanalytische Einrichtungen), Kongresse und Wochenendveranstaltungen vermitteln den Weiterbildungskandidaten theoretische Kenntnissse zur Neurosenentstehung und Psychotherapie, Selbsterfahrung (einzeln und/oder in Gruppe) und Patienten-Erfahrung in supervidierter Psychotherapie. Die einzelnen privaten Institute und andere Lehrgänge haben unterschiedliche, zum Teil sehr verschulte Weiterbildungsrichtlinien mit genau vorgeschriebenen Stundenzahlen und Examina ausgearbeitet. Diese privaten Lehrveranstaltungen sind gegenwärtig in der BRD die einzige Möglichkeit, die für die beiden Zusatztitel „Psychotherapie" und „Psychoanalyse" von den Ärztekammern geforderten Voraussetzungen zu erfüllen. Hierbei kann höchstens für die Bereiche Theorie und Patientenerfahrung ein Teil der Lehrveranstaltungen in den offiziellen Einrichtungen angerechnet werden (insbesondere die Patientenvorstellungen und Vorlesungen), es fehlen dort aber die supervidierten Psychotherapien und die Selbsterfahrung.

Die einzelnen Landesärztekammern haben Richtlinien über den formalen Ablauf und den Inhalt der Weiterbildung aufgestellt, die untereinander ähnlich sind, aber keineswegs identisch sein müssen. So verlangt z.B. die Bayerische Landesärztekammer (1981a, 1978) für den Zusatztitel „Psychotherapie" folgende Voraussetzungen:

1 1/2 Jahre klinische Tätigkeit in Psychotherapie und/oder Psychosomatik sowie 1 Jahr klinische Tätigkeit in Psychiatrie, worauf 1/2 Jahr Kinderpsychiatrie angerechnet werden kann. Inhaltlich müssen Kenntnisse und/oder Erfahrungen in den folgenden fünf Bereichen nachgewiesen werden:

1. Theoretische Kenntnisse in den klinischen und Grundlagenfächern (die einzeln aufgeführt werden).
2. Eingehende Kenntnisse und Erfahrungen in der Abgrenzung von Psychosen, Neurosen und körperlich begründbaren psychischen Störungen.
3. Eingehende Kenntnisse und Erfahrungen in tiefenpsychologisch fundierter Psychotherapie, dem autogenen Training sowie einem anderen psychotherapeutischen Verfahren (z.B. Hypnose, Verhaltenstherapie, Gesprächstherapie nach Rogers etc.).
4. Selbsterfahrung. Es werden 70 Doppelstunden in einer Selbsterfahrungsgruppe verlangt oder 35 Doppelstunden, wenn gleichzeitig eine Lehranalyse von mindestens 100 Stunden vorliegt, außerdem die Teilnahme an einer Balint-Gruppe (patientenzentrierte Selbsterfahrung) mit 35 Doppelstunden.
5. Mindestens eine tiefenpsychologische Einzelbehandlung von mindestens 40 Stunden mit Supervision nach jeder vierten Stunde.

Für den Zusatztitel „Psychoanalyse" verlangt die gleiche Landesärztekammer (1981b, 1978) 2 1/2 Jahre klinische Tätigkeit in Psychotherapie und 1 Jahr in klinischer Psychiatrie. Inhaltlich werden erheblich größere Anforderungen als beim Zusatztitel „Psychotherapie" gestellt:

1. Theoretische Weiterbildung von mindestens 400 Stunden in den klinischen und Grundlagenfächern, insbesondere der psychoanalytischen Entwicklungs-, Persönlichkeits- und Krankheitslehre, den psychoanalytischen und anderen tiefenpsychologischen sowie den davon abgeleiteten Behandlungsverfahren und Gesprächsführung.
2. Kenntnisse und Erfahrung in der Abgrenzung von Psychosen, Neurosen und körperlich begründbaren psychischen Störungen.
3. Eingehende Kenntnisse und Erfahrungen mit dem autogenen Training und einem weiteren psychotherapeutischen Verfahren.
4. Selbsterfahrung. Es wird eine Lehranalyse von mindestens 250 Stunden in Einzelsitzungen mehrmals wöchentlich verlangt, sie soll die Weiterbildung mindestens 2 1/2 Jahre begleiten. Zusätzlich wird die Teilnahme an einer Balintgruppe (patientenzentrierter Selbsterfahrung) verlangt.
5. Psychoanalytische Behandlungen:

   a) Mindestens 400 psychoanalytische Behandlungsstunden mit Supervision nach jeder vierten Sitzung,
   b) eine abgeschlossene psychoanalytische Behandlung von mindestens 160 Stunden, die sich mindestens über ein Jahr erstrecken muß oder zwei psychoanalytische Behandlungen von mindestens je 160 Stunden,
   c) Tätigkeit als Mitbehandler in einer analytischen Gruppenpsychotherapie von mindestens 60 Doppelstunden. Die Mindestdauer verringert sich auf 30 Doppelstunden, sofern 30 Doppelstunden in einer analytischen Selbsterfahrungsgruppe nachgewiesen werden.

Theoretisch können Ärzte aller Fachrichtungen diese beiden Zusatztitel erwerben, meistens sind es jedoch Psychiater, die sich hierum bemühen.

Der psychoanalytische Einfluß ist für beide Zusatztitel deutlich bestimmend, insbesondere beim theoretischen Unterricht. Im Umgangston wird unter Ärzten vom „großen" und „kleinen" Psychotherapie-Zusatztitel gesprochen, wobei der „kleine" weniger psychoanalytische Weiterbildungszeiten und -inhalte hat als der „große". Psychoanalyse muß aber bei beiden Zusatztiteln immer gelernt werden, von den anderen Verfahren aber jeweils nur eines in freier Auswahl. Die Ausnahme macht nur das autogene Training, das ebenfalls immer − offenbar aus nationaler Reverenz − gelernt werden muß. Da es aber mit keiner umfassenden Theorie oder einer bestimmten Technik der Selbsterfahrung verbunden ist, bleibt es beim dominierenden psychoanalytischen Einfluß.

Dadurch ähneln die Bestimmungen zur psychotherapeutischen Weiterbildung in der BRD denen in den USA, Kanada, der Schweiz, Norwegen (und den Niederlanden) mit der Ausnahme, daß sie dort in die offiziellen Weiterbildungslehrgänge integriert sind, in deren Rahmen eine Selbsterfahrung meist nicht obligatorisch ist (die die meisten Kandidaten aber an privaten Instituten machen). Als Kritik an den westdeutschen Bestimmungen wird immer wieder angeführt, daß die anderen psychotherapeutischen Verfahren gegenüber der Psychoanalyse unterbewertet werden und daß es für sie keinen eigenen Zusatztitel gibt (vgl. hierzu auch die Diskussionen von Ploog und anderen 1980, 1979).

Der Mangel an psychotherapeutischer Weiterbildung in den offiziellen Weiterbildungseinrichtungen wird von den augenblicklich in Weiterbildung zum Psychiater stehenden Ärzten als äußerst unbefriedigend empfunden. Die Mehrheit von ihnen gibt durch eine „Abstimmung mit den Füßen" zu erkennen, daß sie Psychotherapie für ihre spätere Tätigkeit in eigener Praxis, in Kliniken oder im öffentlichen Gesundheitswesen für notwendig hält, und ist bereit, hierfür einen erheblichen Aufwand an Energie, Zeit und Geld zu erbringen.

Es ist gegenwärtig in der BRD noch nicht abzusehen, ob der auf dem 81. Deutschen Ärztetag 1978 gescheiterte Versuch, eine eigene Gebietsbezeichnung „psychoanalytische Medizin" (Ehebald 1978, Bräutigam et al. 1978) einzuführen, in Zukunft wiederholt und erfolgreich sein wird. Dies würde heißen, daß die Psychotherapie — in diesem Falle eine psychoanalytische Psychotherapie — sich endgültig von der Psychiatrie trennen und eine für alle Ärzte erreichbare eigenständige Weiterbildung darstellen würde, eine Entwicklung wie in der DDR (nur ist dort die Psychotherapie keine psychoanalytische). Der Zusatztitel „Psychoanalyse" würde dann notwendigerweise wegfallen. Der „kleine" Zusatztitel „Psychotherapie", erreichbar für Ärzte aller Facharztrichtungen, würde dann im wesentlichen nur noch die psychoanalytisch orientierten stützenden und die Suggestivverfahren beinhalten. Dieser Psychotherapietitel würde von jedermann im Vergleich mit dem psychoanalytischen Facharzt als zweit- oder drittranging angesehen werden.

Nach Ansicht des Autors wäre eine solche Entwicklung für die deutsche Psychiatrie verhängnisvoll. Nach der sich immer mehr durchsetzenden Trennung von Neurologie und Psychiatrie, nach einer in gesetzlicher Vorbereitung stehenden psychotherapeutischen Behandlungserlaubnis für Psychologen fragt man sich, was nach erfolgreicher Einführung eines psychoanalytischen Facharztes vom „Nervenarzt" noch übrigbliebe.

Diese Entwicklung der westdeutschen Psychiatrie würde auch einen entscheidenden Trennungsstrich zur Psychiatrie in Westeuropa, in Nordamerika und zu den Empfehlungen der Weltgesundheitsorganisation (WHO 1963) bedeuten.

Der Autor stimmt mit der in den westlichen Ländern vertretenen Meinung voll überein, daß der Psychiater für weite Bereiche seiner Tätigkeit Psychotherapie benötigt und daß er deswegen auch im Rahmen seiner regulären Weiterbildung zum Facharzt in dieser Behandlungsmethode unterrichtet werden sollte. Er braucht Psychotherapie bei der Behandlung der Neurosen und der anderen psychogenen oder psychogen beeinflußten Störungen, er braucht Psychotherapie aber auch bei den endogenen Psychosen zur Motivation der Patienten für die somatische Behandlung, bei der Soziotherapie, den Rehabilitationsbemühungen und der längerfristigen Führung chronischer Patienten. Für das Erkennen der vom Patienten abgeleugneten Tendenzen (z.B. kachierte Suizidalität, verschwiegene oder nur angedeutete Wahnerlebnisse etc.) ist der psychotherapeutisch geschulte Psychiater besser vorbereitet, da er sich laufend auch mit der inneren seelischen Dynamik und den teilweise skurrilen Motivationszusammenhängen psychisch Kranker zu befassen hat. Aus diesem Grund ist zu fordern, daß auch in der BRD wie in den anderen westlichen Ländern das Erlernen von Psychotherapie und die Beschäftigung mit Neurosenpsychologie im Rahmen der offiziellen Weiterbildung vermittelt werden und für jeden Psychiater obligatorisch sind.

Hierbei erhebt sich die Frage, ob die psychotherapeutische Weiterbildung immer eine psychoanalytische sein muß. Einige Länder (USA, CDN, CH, NL, N) haben dies bejaht, andere (GB, S, sozialistische Länder) haben alternativen Psychotherapieformen den Vorzug gegeben.

Vergleichende Therapiestudien und eine vergleichende Literaturauswertung psychotherapeutischer Behandlungsberichte haben immer wieder das erstaunliche Ergebnis erbracht, daß der Psychotherapieerfolg offenbar weniger mit der angewandten Therapiemethode und der hinter ihr stehenden Theorie zusammenhängt als vielmehr mit erfaßbaren Patienten- und Therapeutenvariablen (vgl. Rounsaville et al. 1981, Sloane et al. 1981, Smith et al. 1980, Luborsky et al. 1971, Bergin 1971); auch C.G. Jung (1958) und viele Psychiater zu Beginn dieses Jahrhunderts (siehe Ellenberger 1970, Kapitel 10) wußten dies aus der vergleichenden klinischen Erfahrung. Bei der Lektüre von Lehrbüchern, bei Darstellungen im Studenten- und Facharztunterricht und bei Fallvorstellungen ist es für jeden Erfahrenen immer wieder frappant, wie sich die gleichen Phänomene der Neurosenentstehung, ihrer Symptomatik, ihres Verlaufes und der Therapiewirkung sowohl mit psychoanalytischen Theorien als auch mit lerntheoretischen oder anderen Modellen plausibel darstellen lassen. Man muß nur die entsprechenden Modellvorstellungen gut beherrschen, um dieses Experiment überzeugend vorführen zu können. Da die meisten Psychiater aber fast immer nur in einer Modellvorstellung geschult wurden und die mit ihr konkurrierenden Theorien nicht oder nur in einer verzerrten Entstellung kennenlernten, hat für sie subjektiv immer nur die selbst erlernte Psychotherapieform überzeugende Evidenz. Es gibt beim gegenwärtigen Wissens- und Erfahrungsstand keine Beweise dafür, daß eine der großen existierenden Psychotherapieformen den anderen wirklich eindeutig überlegen wäre. Aus diesen Gründen kann man allen existierenden Psychotherapien gegenüber eine neutrale Haltung einnehmen und von einer therapeutischen Gleichwertigkeit zumindest der untersuchten großen Psychotherapieformen ausgehen. Die Frage, welche Psychotherapieform der angehende Psychiater erlernen soll, wird daher mehr von Überlegungen praktischer Verwirklichung bestimmt werden als von grundsätzlichen Entscheidungen.

Psychotherapie wird de facto in der BRD von verschiedenen Berufsgruppen und mit unterschiedlicher Technik ausgeübt (siehe Wittchen u. Fichter 1980, Fichter u. Wittchen 1980). Dabei hat sich eine deutliche Dichotomisierung ergeben zwischen Ärzten, die eine psychoanalytisch orientierte Psychotherapie (oder — in geringerem Ausmaß — autogenes Training und Hypnose) praktizieren, und Psychologen, die Verhaltenstherapie (oder — in geringerem Ausmaß — Gesprächspsychotherapie nach Rogers) anwenden. Diese Fehlentwicklung ist sachlich kaum berechtigt, sondern historisch und berufspolitisch bedingt. Bei einer entsprechenden psychotherapeutischen Weiterbildung nach dem Studium können sehr verschiedene Berufsgruppen (Ärzte, Psychologen, Geistliche, Lehrer und andere) eine erfolgreiche psychotherapeutische Tätigkeit ausüben. Für die nichtärztlichen Therapeuten muß aber durch eine ärztliche Untersuchung gewährleistet sein, daß organische Syndrome und endogene Psychosen nicht als Neurosen fehldiagnostiziert und rein psychotherapeutisch behandelt werden.

Im Zusammenhang mit Überlegungen zur psychotherapeutischen Weiterbildung des künftigen Psychiaters wäre es natürlich eine völlige Überforderung, von einer einzelnen psychiatrischen Universitätsklinik zu verlangen, sie solle zentral für alle Kandidaten eines Weiterbildungsraumes eine psychotherapeutische Weiterbildung aufbauen und hierbei womöglich noch eine Auswahl zwischen verschiedenen Psychotherapieverfahren anbieten. Zur Einführung einer obligatorischen psychotherapeutischen Weiterbildung für den künftigen Psychiater bieten sich dagegen zwei andere Modelle als realisierbar an:

Modell 1: Jede anerkannte Weiterbildungseinrichtung (z.B. psychiatrische Universitätsklinik, Anstalt, psychiatrische Privatklinik, Max-Planck-Institut für Psychiatrie etc.) bietet kostenlos in ihrem Bereich die Schulung in einer bestimmten von ihr ausgewählten Psychotherapieform an. Sie vermittelt hierfür den theoretischen Unterricht (am besten in Seminarform), die klinische Erfahrung und die nötige Supervision. Wegen der dienstlichen Abhängigkeit sollte die Selbsterfahrung außerhalb der jeweiligen Einrichtung erworben werden. Das Wesentliche ist die Zahl der psychotherapeutischen Supervisoren und der Supervisionsstunden pro Kandidat und Patient. Da in den meisten psychiatrischen Krankenhäusern auch Patienten mit Neurosen Aufnahme finden, wäre mit diesem Programm gleichzeitig auch eine bessere Therapie dieser Patienten gewährleistet und ihre Diagnostik und Therapie würden der gleichen intensiven Supervision unterliegen, die — wie vorne ausgeführt — für alle Patienten von Weiterbildungskandidaten zu fordern ist.

Modell 2: Entsprechend den Weiterbildungsgängen an amerikanischen und niederländischen Hochschulen organisiert eine psychiatrische Universitätsklinik (oder ein zentrales Weiterbildungskomitee der Ärztekammer) ein breitgefächertes Verbundsystem mit Rotationsmöglichkeit, an dem zahlreiche unabhängige Institutionen (Kliniken, Institute), u.a. auch bereits existierende psychotherapeutische Institute, beteiligt sind. Diese psychotherapeutischen Institute bleiben selbständige und von der Universität unabhängige Einrichtungen mit vielfältigen Aufgaben (z.B. die Ausbildung anderer Berufsgruppen, die Weiterbildung zum „vollständigen"Analytiker etc.); hier soll nur der Teilbereich ihrer Mitwirkung bei der Weiterbildung der künftigen Psychiater behandelt werden. Sie übernehmen den theoretischen Unterricht in Psychotherapie und einen Teil oder die gesamte Supervision, die Kliniken stellen die Patienten und evtl. einen Teil der Supervision. Ein solches Verbundsystem könnte für eine bestimmte Region einen einheitlichen Standard der Weiterbildung vermitteln. Für die Krankenhäuser böte sich der Vorteil einer besseren psychotherapeutischen Versorgung ihrer Patienten, für die psychotherapeutischen Institute der Vorteil einer größeren Praxisnähe, einer realitätsgerechteren Beurteilung therapeutischer Erwartungen und ein besseres Vertrautwerden mit den Methoden wissenschaftlichen Denkens und Argumentierens. Die Bezahlung der Lehrkräfte dieser psychotherapeutischen Institute könnte ähnlich wie die Bezahlung von Lehrkräften einer Universität oder von Supervisoren einer Klinik oder anderer öffentlicher Einrichtungen organisiert werden, wenn man auf einer kostenlosen Weiterbildung besteht. Da keine dienstliche Abhängigkeit besteht, könnte die Selbsterfahrung auch an diesen psychotherapeutischen Instituten erfolgen. Die Bezahlung der Lehranalyse oder der Teilnahme an einer Selbsterfahrungsgruppe durch den Kandidaten erscheint zumutbar. Das Wesentliche an diesem Modell ist die freiwillige Koordination verschiedener Institutionen mit bereits existierenden Weiterbildungsprogrammen, so daß Entwicklungs- und Ausbaukosten gespart werden. Zum Ausbau eines solchen Verbundsystems gehört viel organisatorisches Geschick und tolerantes Taktgefühl von seiten des zentralen Komitees (bzw. der Universitätsklinik); es bieten sich für alle Seiten jedoch auch deutliche Vorteile an, die zur Zusammenarbeit motivieren können. Die Ärztekammern könnten für Programme und Institutionen (Institute) Mindestanforderungen aufstellen und damit den qualitativen Standard festsetzen.

Bisher waren es vor allem die Psychoanalytiker, die in der BRD auf privater Basis psychotherapeutische Weiterbildungsprogramme aufgebaut haben, während die anderen psychotherapeutischen Richtungen ähnlich schulmäßig ausgebaute Lehrveranstaltungen nicht (oder höchstens lokal) anzubieten haben. Es bleibt abzuwarten, ob sie fähig sein werden, diesen Rückstand aufzuholen. Die eindeutige Begünstigung psychoanalytischer Weiterbildung durch die Bestimmungen der Landesärztekammern wirkt sich hierbei lähmend aus und sollte geändert werden. Das Argument, erst müßten solche Programme aufgebaut werden, bevor die Landesärztekammern sie als gleichwertig anerkennen könnten, ist nicht ganz überzeugend, weil sich ja gerade diese Bestimmungen hemmend auf den Aufbau solcher Programme auswirken.

Die Richtlinien zur psychotherapeutischen Weiterbildung, die von den privaten (meist psychoanalytischen) Instituten und von den deutschen Landesärztekammern für die Zusatztitel aufgestellt wurden, unterscheiden sich von den entsprechenden Programmen der ausländischen Facharztweiterbildung, z.B. in den USA, Kanada und der Schweiz, in einem ganz entscheidenden Punkt: Alle Einrichtungen verlangen zwar theoretischen Unterricht, Selbsterfahrung, klinisch-psychotherapeutische Tätigkeit und ihre direkte Supervision; bei den privaten Instituten und den Landesärztekammern liegt der Akzent hierbei jedoch eindeutig auf Theorievermittlung und Selbsterfahrung, bei den ausländischen Facharztweiterbildungsprogrammen aber auf klinischer Erfahrung und Supervision.

Der Autor bezweifelt die Richtigkeit der Akzentsetzung an den privaten Instituten und bei den Landesärztekammern und zieht die nordamerikanische und schweizerische Pragmatik vor. Die (oben ausgeführte) Relativität der Theorien und die therapeutische Gleichwertigkeit verschiedener Psychotherapieformen sowie die klinische Erfahrung, daß keineswegs derjenige der beste Psychotherapeut ist, der das umfangreichste theoretische Wissen und die größte Belesenheit mitbringt, lassen es fraglich erscheinen, ob man die künftigen Psychotherapeuten wirklich mit hunderten von Stunden höchst komplizierter Theorien sowie einer oft nur noch nach Metern zu messenden Lektüre belasten soll. Hier könnte viel Zeit gespart werden.

Über die Notwendigkeit psychotherapeutischer Selbsterfahrung sind sich alle Programme und Institutionen einig. Es erhebt sich jedoch auch hier die Frage, ob die Selbsterfahrung wirklich das „Kernstück" der psychotherapeutischen Weiterbildung darstellt. Was nach mehreren Jahren supervidierter psychiatrischer und psychotherapeutischer Weiterbildung Ergebnis der Selbsterfahrung oder der Berufs- und Lebenserfahrung ist, läßt sich meist nicht klar voneinander trennen.

Zum Schluß soll noch kurz auf die für die BRD neue Frage eingegangen werden, ob und wie ein späterer Wissenschaftler weitergebildet werden soll. Einige Universitäten der USA haben spezielle Weiterbildungsprogramme für zukünftige Wissenschaftler aufgebaut, für die sich ein Kandidat bewerben kann. Im Rahmen des allgemeinen, aber flexibel gehaltenen Weiterbildungsprogrammes wird der Forschungsaspekt mehr betont und der Kandidat besonders in wissenschaftlicher Methodik geschult; er arbeitet ziemlich früh unter enger Supervision an wissenschaftlichen Projekten mit und muß im Laufe seiner Weiterbildung eigene Projekte unter Kontrolle durchführen. In der Sowjetunion gibt es etwas Ähnliches für wenige, besonders ausgewählte, privilegierte Weiterbildungskandidaten (Ordinatur, Aspirantur, siehe Kapitel 2). Es ist dem Autor nicht bekannt, daß es in der BRD einen speziellen und systematischen Weiterbildungskurs für psychiatrische Forschung gäbe. Wenn in der BRD Weiterbildungskandidaten wissenschaftlich arbeiten, dann tun sie dies aufgrund individueller Vereinbarung mit älteren Forschern oder autodidaktisch. Ob wenigstens an einigen Institutionen der BRD solch ein systematischer Weiterbildungskurs zur Schulung künftiger Forscher in der Psychiatrie aufgebaut werden soll, hängt sehr stark von ihren künftigen Berufsaussichten ab. Gegenwärtig sind diese im Bereich der Universitäten gering, und in der Industrie werden für Forschungspositionen meist Ärzte mit Schulung in den medizinischen Grundlagenfächern gesucht. Es bliebe also nur die Forschung als Sprungbrett für eine spätere Chefarztposition an Krankenhäusern, Abteilungen, Behörden etc., in welcher der Betreffende dann überwiegend klinisch und administrativ und nicht mehr wissenschaftlich tätig ist. Der Bedarf für den Aufbau eines solchen Kurses für einen größeren Personenkreis ist also zur Zeit gering.

Für alle weiterzubildenden Psychiater und Psychotherapeuten wäre aber eine stärkere Schulung in wissenschaftlichen Denkmethoden wünschenswert, um die auch heute noch weit verbreitete hermeneutische und anekdotische Beweisführung abzulösen, bei der man vom Einzelfall unzutreffende Verallgemeinerungen ableitet und ideologisch-theoretische Konzepte ohne Nachprüfung der Wirklichkeit überstülpt. Eine solche Verwissenschaftlichung der Weiterbildung ist nur über die Personen der Supervisoren und Lehrer der theoretischen Kurse erreichbar. Dadurch gewinnt wieder (auch für die BRD) das Argument aus den angelsächsischen Ländern vermehrt Bedeutung, daß nur eine Universität als zentraler Organisator die Wissenschaftlichkeit der Weiterbildung beeinflussen könne. Würde ein solches universitätsgeleitetes Verbundsystem der Weiterbildung existieren, dann wäre es auch aussichtsreich, die künftigen Supervisoren und Lehrer in dem oben erwähnten Wissenschaftler-Weiterbildungsprogramm zu schulen und damit — neben einer wissenschaftlicheren Weiterbildung — auch die Voraussetzungen für Forschung außerhalb der Universitätskliniken zu schaffen. Angesichts der gegenwärtigen Kräfteverteilung erscheint es allerdings fraglich, ob sich die beiden letzten Vorschläge (spezielles Weiterbildungsprogramm für psychiatrische Forschung und universitätsgeleitetes Verbundsystem der Weiterbildung) in den nächsten Jahrzehnten in der BRD verwirklichen lassen. Die gegenwärtige finanzielle Situation in der BRD erlaubt zudem nicht den hierfür nötigen großzügigen Ausbau von Stellen für klinische Supervisoren und für Lehrer der theoretischen Kurse an den Lehrkrankenhäusern und Universitäten.

14 Tabellen

In den Tabellen wird eine *Synopsis* wichtiger Merkmale des *Gesundheitswesens, der Ausbildung der Medizinstudenten* (insbesondere in Psychiatrie) und der *Weiterbildung der Fachärzte* gegeben. Die Details müssen in den entsprechenden Kapiteln nachgelesen werden. Da viele Universitäten und Weiterbildungseinrichtungen eine große Freiheit bei der Gestaltung ihrer Lehrveranstaltungen haben, können viele Angaben nur ungefähr geschätzt werden. Die Zählung nach Semester, Jahr oder Zyklus folgt den Angaben in den zugrundeliegenden Publikationen.

Die Zeichen bedeuten:

+   vorhanden bzw. Regeltypus
−   nicht vorhanden bzw. kein Regeltypus
fak.   ins Ermessen der Aus- und Weiterbildungseinrichtung gestellt, ob diese Lehrveranstaltung angeboten wird bzw. bei Angebot keine obligatorische Lehrveranstaltung.

Tabelle 1. Gesundheitswesen

Land	Organisation des Gesundheitswesens		Obligatorische Sozial-versicherung f. d. größten Teil der Gesamtbevölkerung	Ambulante psychiatrische Regelversorgung durch		Zentrales psychiatrisches Fallregister
	zentralistisch	dezentral		niedergelassene Psychiater	öffentliche Polikliniken	
UdSSR	+		+		+	+
DDR	+		+	(nur noch wenige)	+	−
Großbritannien	+		+		+	(nur f. einzelne Gebiete)
Schweden	+		+	(nur wenige, die aber in Großstädten einen großen Teil d. ambulanten Versorgung leisten)	+	+
Frankreich	+		+	+		−
Niederlande		+	+	+		+
Belgien		+	+	+		−
Luxemburg		+	+	+		−
Österreich		+	+	+		−
Schweiz	(im Kanton Waadt Sektorisation)	+	+	+		−
USA		+	−	+		(nur f. einzelne Gebiete)

Tabelle 2a. Ausbildung der Medizinstudenten – Allgemeine Organisation

Land	Dauer des Medizinstudiums in Jahren	numerus clausus	Wer stellt Lehrpläne auf	Zentrale Lehrpläne f. alle Universitäten
UdSSR	6	+	Gesundheitsministerium	+
DDR	6	+	Ministerium f. d. Hoch- u. Fachschulwesen	+
Großbritannien	6 (evtl. 5)	−	Universität	−
Schweden	5 1/2	+	(gesamte) Regierung	+ (Rahmen)
Frankreich	7	+ (nach dem 1. Jahr Ausleseprüfung)	Universität (paritätischer Rat aus Studenten u. Lehrenden)	−
Niederlande	6	−	Universität	−
Belgien	7	−	Universität	−
Luxemburg	hat keine Universität, Studium im Ausland, meist Frankreich			
Österreich	5	−	Universität	−
Schweiz	6 1/2	−	Universität + Interfakultätskommission + Verbindung d. Schweizer Ärzte + Innenministerium	+ (Rahmen)
USA	4 (vorher College)	−	Universität	−

Tabelle 2b. Ausbildung der Medizinstudenten — Allgemeine Organisation

Land	Praktisches Jahr als Medizinstudent	Internat oder ähnliches nach Studienende	Prüfungen	Doktortitel ohne Doktorarbeit und -examen	Doktorarbeit u. -examen für Titel
UdSSR	letztes Jahr („Subordinatur")	1 Jahr „Internatur"	jährlich	–	bei wissensch. Karriere
DDR	letztes Jahr	–	jährlich	–	+ (vorher Diplomarbeit zum Studienende)
Großbritannien	–	1 Jahr „intern" („house officer")	nach dem 1., 3. und 6. Jahr	MB oder ChB	bei wissensch. Karriere
Schweden	–	21 Monate Allgemeinmedizin mit Rotation, davon 3 Mon. Psychiatrie	im Anschluß an Lehrveranstaltung	MD	bei wissensch. Karriere
Frankreich	letztes Jahr (bereits ab 3. Jahr tägl. halbtags „Spitalstudent")	–	jährlich	–	+
Niederlande	beide letzten Jahre	1 Jahr („Allgemeinarzt") vor Niederlassung. Weiterbildungszeit zählt hierfür.	jährlich	–	+
Belgien	beide letzten Jahre (davon 1 Monat Psychiatrie)	–	jährlich	Doktortitel	–
Luxemburg	keine Universitäten				
Österreich	–	3 Jahre klinische Tätigkeit vor Niederlassung. Weiterbildungszeit zählt hierfür.	1. Rigorosum (n. 2. Sem.) 2. Rigorosum (n. 8. Sem.) 3. Rigorosum (n. 10. Sem.)	Doktortitel	–
Schweiz	8 Monate (meist im 10. Sem.)	–	1.Prop.Ex.(n.2.Sem) 2.Prop.Ex.(n.5.Sem) 3.Prop.Ex.(n.7.Sem) Staatsex.(n.13.Sem)	–	+
USA	mindestens 3.u.4. Jahr Praktika in Rotation durch meiste klin. Fächer. Evtl. ganzes Studium. Große Variabilität und Wahlfreiheit des Studiums (siehe Text)	1 Jahr „rotating internship", für spätere Psychiater nicht mehr obligatorisch.	außeruniv. „Board-Examination" für Approbation, Teil I u. II: nach 2–3 Jahren Studium, Teil III: nach „internship". Zusätzlich evtl. Universitätsexamina	MD	bei wissensch. Karriere, z.B. PhD. u.a.

Tabelle 2c. Ausbildung der Medizinstudenten – Obligatorische Lehrveranstaltungen in den Psycho-Wissenschaften

Land	med. Psychologie	Psychiatrie-Vorlesung	Psychiatriepraktikum, -übungen, -kurs	Prüfung in Psychiatrie	ausgebaute Supervision (Tutor-system)
UdSSR	bei Psychiatrie-unterricht mitbe-handelt	5.,9.u.10.Semester: insgesamt ca. 53 Std.	5.,9.u.10. Semester: insgesamt ca. 55 Std.	10.Semester	–
DDR	3. Jahr 50 Std.	7.,8.u.9. Semester: 69 Stunden (zs. mit Neurologie)	7.,8.u.9. Semester: 36 Std. Psychiatrie 17 Std. Neurologie	5. Jahr	–
Großbritannien	Jahr und Stunden-zahl variabel nach Universität	Jahr und Stundenzahl variabel nach Univ. Empfohlen: 60 Std.	Jahr und Stundenzahl variabel n. Universität Empfohlen: 1 Monat Praktikum + 20 Std. Seminare. Psychiatrie auch im Rahmen anderer Praktika	6. Jahr	+
Schweden	4.u.6. Sem. Stun-denzahl variabel nach Universität, z.T. Blockunterricht	9. Sem.: ca. 85 Std. Blockunterricht	9. Sem. 1 Monat ganztägig	9. Semester	–
Frankreich	Jahr u. Stundenzahl variabel n. Univ.	2. Zyklus (3.–6. Jahr): 25–30 Stunden	fak.: 4 Monate als Spitalstudent	2. Zyklus	–
Niederlande	in Vorklinik: Stun-denzahl variabel nach Universität	Jahr u. Stundenzahl variabel n. Universität	mehrmals halbtägige Praktika + mehrwö-chiges ganztägiges Praktikum	nach dem Unterricht	z.T.
Belgien	2.od.3. Jahr sowie 4. oder 5. Jahr: je 15–20 Stunden	im 6. Jahr: 30–60 Std. (oder früher)	meist 1 Monat	6. Jahr (oder früher)	–
Österreich	fak. n. Universität	vor dem 2. Rigorosum ca. 6 Wochenstunden während eines Semesters	fak.	im 2. Rigo-rosum	–
Schweiz	1. oder 2. Semester Stundenzahl vari-abel nach Universität	Sem. u. Stundenzahl variabel nach Universität	im klin. Abschnitt: 4 Wochen, ganztägig. Blockunterricht	im Staats-examen (nach 13. Semester)	–
USA	im 1. oder 2. Jahr. Stundenzahl vari-abel nach Universität	im 3. oder 4. Jahr, Stun-denzahl variabel nach Universität oder inte-griertes Studium oder frühe Spezialisierung (siehe Text)	im 3. oder 4. Jahr 6–8wöchige Praktika oder integriert mit Praktika in anderen Fächern oder frühe Spezialisierung (siehe Text)	bei „Board Examina-tion", sonst variabel nach Universität	+

Tabelle 3a. Psychiatrische Facharztweiterbildung

Land	Weiterbildungszeit in Jahren	Wer stellt Reglement auf	Prüfung	Wer spricht Facharztanerkennung aus
UdSSR	4 im allgemeinen	Gesundheitsministerium	nach einzelnen Weiterbildungskursen. Für Ordinatur und Aspirantur zu Beginn und am Ende (einschl. Dissertation)	Kein generelles Diplom, aber Nachweis einzelner Zeiten. Für Führungskräfte u. Wissenschaftler besondere Regelung (s. Text)
DDR	4 (komb. neurolog.-psychiatr. F.A.)	Gesundheitsministerium	Beurteilung im 3. u. 4. Jahr durch Chef. Abschlußkolloquium vor Fachvertretern	Diplom durch Bezirksarzt
Großbritannien	3 (Allgemeinpsych.) +2 (weitere Subspezialisierung z.B. Kinderspychiatrie)	Central committee for postgraduate medical education + regionaler Weiterbildungsausschuß; f. weitere Spezialisierung: Komitee aus Hochschullehrern (J.C.H.P.T.)	nach dem 1. und 3. (4.) Jahr	Royal College of Psychiatrists
Schweden	5 (incl. 1 Jahr Innere Med.)	Nationales Komitee für medizin. postgraduierte Weiterbildung	mehrfach, jeweils im Anschluß an die einwöchigen Kurse	Nationales Komitee für medizin.postgraduierte Weiterbildung
Frankreich	4	regionale Weiterbildungskommission (paritätisch zw. Ausbildern u. Auszubildenden besetzt) + Nationales Komitee f. Psychiatrie	jährlich	regionale Weiterbildungskommission + Ärztekammer
Niederlande	5 (komb. neurolog.-psychiatr. F.A.) 4 (psychiatr. F.A.)	psychiatr. Fachkommission + Gesundheitsministerium + kgl. niederl. Ges. Förderung d. Heilkunde		kgl. niederl. Ges. Förderung d. Heilkunde
Belgien	5 (komb.neurolog.-psychiatr. F.A.)	Gesundheitsministerium	–, aber im Ermessen der einzelnen Universität	Gesundheitsministerium
Luxemburg	meist ausl. Diplome wie dort	Luxemburgisches Ärztekollegium	–, meist Diplome im Ausland erworben, wie dort	Luxemburgisches Ärztekollegium
Österreich	6 (incl. 1 Jahr Innere Medizin)	Gesundheitsministerium + Ärztekammer	–	Ärztekammer
Schweiz	5 (incl. 1 Jahr Innere Med. oder Neurologie) „Spezialarzt f. Psychiatrie u. Psychotherapie"	Verbindung der Schweizer Ärzte	–	Verbindung der Schweizer Ärzte
USA	4 (evtl. incl. 1 Jahr internship, z.Zt. nicht obl.)	Training committee einer Universität oder von mehreren Weiterbildungseinrichtungen unter Leitung einer Universität	Prüfung vor American Board of Psychiatry and Neurology sowie evtl. Univ. Prüfungen (beides nicht obl., aber die Regel)	Nachweis der Prüfungen und Weiterbildungszeiten

Tabelle 3b. Psychiatrische Facharztweiterbildung

Land	Ort der Weiterbildung	Systematisiertes theoretisches Kursprogramm	Voll ausgebaute Supervision (Tutorsystem)
UdSSR	Spezielle Weiterbildungskurse in Fortbildungsinstituten (auch als Fernkurse), sonst in allen staatlichen Dispensaires, Kliniken, Anstalten etc. Für Führungskräfte u. Wissenschaftler an medizinischen-, Fortbildungs- und wissenschaftlichen Instituten	Nur in Fortbildungsinstituten	−, evtl. in Fortbildungsinstituten
DDR	Univ.-Kliniken, Anstalten u. andere psychiatr.-neurol. Einrichtungen, soweit ministeriell empfohlen	fak.	−
Großbritannien	Spez. Weiterbildungskrankenhäuser, Univ.-Kliniken, Anstalten, psychiatr. Abtlg. an Allgemeinkrankenhäusern (in 1/2jähriger Rotation)	+	+
Schweden	Psychiatr. Abtlg. an Allgemeinkrankenhäusern, Anstalten (beide sind mit univ. Lehrstuhl verbunden)	6 je einwöchige Kurse mit Examen an einer Universität	−
Frankreich	Univ.-Kliniken, Anstalten (psychiatr. Abtlg. an Allgemeinkrankenhäusern) (in 1/2jähriger Rotation)	+	fak.
Niederlande	Univ.-Kliniken, Anstalten (Voll-), andere psychiatr. Einrichtungen (einschl. sozialpsychiatrische) (Teilweiterbildungsstätte)	+, Ausbau je nach Einrichtung	+
Belgien	Univ.-Kliniken, Anstalten u. and. psychiatr.-neurolog. Einrichtungen, soweit sie gewissen Mindestanforderungen entsprechen	fak. Universitäten meist +	−
Luxemburg	Nur 1 Jahr an luxemburg. Klinik oder Anstalt anerkannt. Rest im Ausland	−	−
Österreich	Univ.-Kliniken, Anstalten u. andere psychiatr.-neurol. Einrichtungen (je nach Anerkennung Voll- oder Teilweiterbildungsstätten)	fak.	−
Schweiz	Univ.-Kliniken u. kantonale Anstalten (Vollweiterbildungsstätten, hier 1 Jahr Minimum); and. psychiatr. Institutionen (Teilweiterbildungsstätten). 1 Jahr Poliklinik obligatorisch	+, 1/2 Wochentag obl. Weiterbildung (mind. über 4 Sem. je 2 Wochenstunden)	+
USA	Univ.-Kliniken, Anstalten, Privatkliniken u.a. (unter organ. Leitung einer Univ.)	+	+

Tabelle 3c. Psychiatrische Facharztweiterbildung. Innerhalb der Gesamtweiterbildung sind obligatorisch

Land	Neurologie	Kinderpsychiatrie	Anstalt	Psychotherapie
UdSSR	1 Jahr	fak.	fak.	fak. in spez. Fortbildungseinrichtungen
DDR	Mindestens 1 Jahr	1 Jahr empfohlen	fak.	1 Jahr empfohlen
Großbritannien	Empfohlen mindestens 1/2 Jahr und meist bei Rotation angeboten, sonst im Rahmen allgemein-psychiatrischer Weiterbildung	Empfohlen mindestens 1/2 Jahr für Allgemeinpsychiater. 2 Jahre bei weiterer Spezialisierung in Kinderpsychiatrie	fak.	fak.
Schweden	fak. 1/2 Jahr an Stelle eines halben Jahres Innere Medizin (1 Jahr Innere Med. obl.)	1 Jahr empfohlen	Meist ja, Anstalten mit Univ.-Lehrstuhl verbunden	fak.
Frankreich	1 Jahr	fak.	fak., aber 3/4 aller Psychiater machen hier gesamte Weiterbildung	fak.
Niederlande	1 1/2 Jahr f. komb. F.A. 1 Jahr f. psychiatr. F.A.	1/2 Jahr eigener F.A. geplant	1/2 Jahr	fak.
Belgien	2 Jahre	fak.	fak.	fak.
Luxemburg	1 Jahr	fak.	fak.	fak.
Österreich	1 Jahr	fak.	fak.	fak.
Schweiz	1 Jahr Neurologie oder Innere Medizin	fak. (bis 1 Jahr angerechnet)	+, die Univ.-Kliniken sind gleichzeitig Anstalten. 1 Jahr an Vollweiterbildungsstätte (Univ.-Klinik oder Anstalt) obligatorisch	+, mindestens 4 Sem. je 2 Wochenstunden Theorie; 2 Langzeitpsychotherapie; 100 Kontrollstunden
USA	fak. 1/2 Jahr	fak., meist wahrgenommen 1/2 Jahr	fak.	+, deutlich akzentuiert während gesamter Weiterbildung mit Supervision

Literatur

Abroms GM, Chiles JA (1972) A basic psychiatry course for medical students. J Med Educ 47: 971–973

American College of Psychiatrists (1983) ACP-Psychiatric Update. c/o Medical Information Systems Inc. Great Neck, New York

American Psychiatric Association (APA) (1973) A descriptive directory of psychiatric training programs in the United States. APA, Washington (Neuauflage 1982)

American Psychiatric Association (APA) (1982) Psychiatric knowledge and skills self-assessment program. APA, Washington

Anttinen E (1973) The organisation and future prospects of psychiatric care and rehabilitation in Finland. Acta Psychiat Scand (Suppl) 243:24–25

Anweiler O, Kuebart F, Liegle L, Schäfer HP, Süssmuth R (1980) Bildungssysteme in Europa, 3. Aufl. Beltz, Weinheim Basel

Aronson J, Field MG (1964) Mental health programming in the Soviet Union. Amer J Orthopsychiat 34:913–924

Autorenkollektiv (1959) Politische Ökonomie. Dietz (VEB), Berlin (Zit. nach Wetter 1962)

Autorenkollektiv (1971) Grundlagen der marxistisch-leninistischen Philosophie. Dietz (VEB), Berlin

Ayme J, Durand B, Green A, Sutter J (1970) Rapports. Journée d'études de l'évolution psychiatrique sur la formation du psychiatre et l'enseignement de la psychiatrie. Evolut Psychiat 35: 641–658

Balint M, Ball DH, Hare M (1970) Formation des étudiants en médecine à la médecine centrée sur le malade. Rev Méd Psychosom 12:131–133

Bastiaans J (1967) La formation des psychiatres aux pays bas. Evolut Psychiat 32:367–372

Bastiaans J, Groen JJ (1970) The present development of psychiatry and its consequences for the training of future psychiatrists. Psychiat Neurol Neurochir (Amst) 73:405–411

Bausch J (1973a) Ärztliche Versorgung in der Sowjetunion. Münch Ärztl Anz 61/6: 7–8; 61/7: 7–12; 61/8:8–10; 61/9:12–14; 61/11:6–10; 61/13:6–10

Bausch J (1973b) Aus-, Weiter-, Fortbildung in der Sowjetunion. Dtsch Ärztebl 13:851–856

Bayerische Landesärztekammer (1978) Ergänzung zur Weiterbildungsordnung der Ärzte Bayerns. Bayer Ärztebl 12:1429

Bayerische Landesärztekammer (1980a) Berufsordnung für die Ärzte Bayerns. Bayer Ärztebl 35: 26–32

Bayerische Landesärztekammer (1980b) Weiterbildungsordnung für die Ärzte Bayerns (einschl. der Änderungen bis 1980). Bayer Landesärztekammer, München

Bayerische Landesärztekammer (1980c) Richtlinien über den Inhalt der Weiterbildung. Bayer Ärztebl 35:581–612

Bayerische Landesärztekammer (1981a) Zusatzbezeichnung Psychotherapie: Richtlinien über den Inhalt der Weiterbildung und Ausführungsbestimmungen. Bayer Landesärztekammer, München

Bayerische Landesärztekammer (1981b) Zusatzbezeichnung Psychoanalyse: Richtlinien über den Inhalt der Weiterbildung und Ausführungsbestimmungen. Bayer Landesärztekammer, München

Bayerisches Staatsministerium für Arbeit und Sozialordnung (1980) Erster Bayerischer Landesplan zur Versorgung psychisch Kranker und psychisch Behinderter. Bayer Staatsministerium f Arbeit u Sozialordnung, München

Becker RE (1973) Psychiatry in undergraduate medical education. Amer J Psychiat 130:586–587

172

Becker RE, Wintrob RM, Cancro R, Stabenau JR (1973) Psychiatry in the functionally organized undergraduate curriculum. Amer J Psychiat 130:571–574

Beckmann D, Davies-Osterkamp S, Scheer JW (Hrsg) (1982) Medizinische Psychologie, Springer, Berlin Heidelberg New York

Bellak L (1970) The role of psychoanalysis in contemporary psychiatry. Amer J Psychother 24: 470–476

Bergin AE (1971) The evaluation of therapeutic outcomes. In: Bergin AE, Garfield SL (eds) Handbook of psychotherapy and behavior change: An empirical analysis. Wiley, New York

Berner P (1977, 1980) Persönliche Mitteilungen

Berry GP (1953) Medical education in transition. J Med Educ 28:17–42

Biéder J (1972) A propos de la notion d'aptitude à la psychiatrie I: Position du problème. Ann Méd-Psychol 130:271–277

Biörk G (1978) Schweden. Umkehr aus der Sozialisierung schwer. Deutsch Ärztebl 35:1921–1923, 1947–1951

Bleuler M (1966) Professor Sir Aubrey Lewis: sein Werk betrachtet vom Standpunkt eines Schweizer Psychiaters. Schweiz Arch Neurol Psychiat 98:386–389

Blijham H (1978) Training in psychiatry. Ned T Psychiat 20:40–48

Bobon DP (1977, 1980) Persönliche Mitteilungen

Borberg S (1973) The need of psychiatry/the need for psychiatry-structure or chaos. Acta Psychiat Scand (Suppl) 243:25–26

Boston University Medical Center, Division of Psychiatry (1977) Biobehavioral postdoctoral research training program (hektographierter Abzug). Boston University Medical Center

Bourne H (1959) Normal psychology in the preclinical curriculum and the students reaction to it. Lancet II:195–199

Bräutigam W, Christian P (1975) Psychosomatische Medizin, 2. Aufl. Thieme, Stuttgart

Bräutigam W, Meyer AE, Richter HE, Moeller ML (1978) Stellungnahme der HPPS zur Gebietsbezeichnung „Psychoanalytische Medizin". Spektrum der Psychiatrie und Nervenheilkunde 1: 16–18

Bridgeman JF (1973) Family practice residencies in the community hospital: Changing attitudes amid different structures. J Med Educ 48:368–370

Brocher T (1970) Aktuelle Probleme der psychoanalytischen Ausbildung in den USA. Psyche 24: 611–637

Brook P (1970) Clinical tutors in psychiatry. Brit J Med Educ 4:274–278

Brook P (1973) Psychiatrists in training. Brit J Psychiat (Spec Publ 7)

Brook P (1974) The postgraduate education and training of consultant psychiatrists. Brit J Psychiat 124:109–124

Brook P (1975) Academic psychiatrists. Brit J Psychiat 127:499–505

Brook P (1978) Psychiatrische Weiterbildung – die Verhältnisse in Großbritannien. Nervenarzt 49:9–16

Brown BS, Isbister JD (1974) US Governmental organization for human services -- implications for mental health planning. In: Arieti S (ed) American Handbook of Psychiatry, vol 2 (2nd edn). Basic Books, New York, S 571–578

Bürke HU, Celio MR, Fröhlich F, Gilg A, Müller P, Stokker HP, Strässle J (1977) Gruppenunterricht in medizinischer Psychologie: Studentenbeitrag aus Zürich. Schweiz Ärzteztg 10:369–371

Buhr M, Kosing A (1974) Kleines Wörterbuch der marxistisch-leninistischen Philosophie. Dietz, Berlin

Bundesminister für Jugend, Familie und Gesundheit (1979) Approbationsordnung für Ärzte. Bundesgesetzblatt, Teil I, 11. April, 19:425–450

Burckhardt J (1960) Die Kultur der Renaissance in Italien. Reclam, Stuttgart

Burenkow S (1976) Die Gesundheit des einzelnen ist auch Sache der Gesellschaft. Sowjetunion Heute 21/21:28–29. Presseabteilung der Botschaft der UdSSR, Köln

Butrov VN, Alekseev VA (1968) Postgraduate medical education in the USSR. Med Educ Bul 1 u. 2:1–8

Cameron DE (1964) The psychiatric training network of McGill University. Amer J Psychiat 120: 1039–1044

Cameron DE (1965) Training of psychiatrists. Comprehens Psychiat 6:227–235

Carter GH, Bandler B, Bakst HJ (1953) Integration of psychiatry. J Med Educ 28:21–25

Clade H (1980) Ringen um die europäische Harmonisierung. Dtsch Ärztebl 15:965–972

Clauss G, Kulka H, Lompscher J, Rösler HD, Timpe KP, Vorweg G (Hrsg) (1976) Wörterbuch der Psychologie. Pahl-Rugenstein (VEB), Leipzig

Corsini RJ (1981) Handbook of innovative psychotherapies. Wiley, New York Chichester Brisbane Toronto

Corson SA, Corson EOL (1976) Philosophical and historical roots of Pavlovian psychobiology. In: Corson SA, Corson EOL (eds) Psychiatry and psychology in the USSR. Plenum, New York London, pp 19–58

Craford C (1973) Family therapy oriented community mental health program in Lulea, Sweden. Acta Psychiat Scand (Suppl) 243:26

Dahme B, Ehler W, Enke-Ferchland E, Rosemeier HP, Scheer JW, Schmidt LR, Wildgrube K (1977) Lernziele der medizinischen Psychologie. Urban & Schwarzenberg, München Wien Baltimore

Damon P, Demangeat M (1970) Formation des psychiatres, institutions soignantes, sectorisation: Diachronie. Evolut Psychiat (Paris) 35:65–77

Daniels RS, Abraham AS, Garcia R, Wilkinson C (1977) Characteristics of psychiatric residency programs and quality of education. Amer J Psychiat (Suppl) 134:7–10

Davies DL, Shepherd M (eds) (1964) Psychiatric education. Pitman, London

Davis DR (1970) Behavioural science in the preclinical curriculum. Brit J Med Educ 4:194–197

Davison GC, Neale JM (1978) Abnormal psychology (2nd edn). Wiley & Sons, New York London Sydney Toronto

Delay J, Pichot P (1971) Medizinische Psychologie, 3. Aufl. Thieme, Stuttgart

Demone HW (1974) Human services at state and local levels. In: Arieti S (ed) American handbook of psychiatry, vol II (2nd edn). Basic Books, New York, pp 579–592

Deneke FW, Dahme B, Koch U, Meyer AE, Nordmeyer J, Stuhr U (1977) Medizinische Psychologie. Böhlau, Köln Wien

Department of Health and Social Security (DHSS) (1971) Hospital services for the mentally ill. Department of Health and Social Security, London

Deutscher Bundestag (1975) Bericht über die Lage der Psychiatrie in der Bundesrepublik Deutschland – Zur psychiatrischen und psychotherapeutisch/psychosomatischen Versorgung der Bevölkerung. 7. Wahlperiode, Drucksache 7/4200. Heger, Bonn

Dijk van WK (1980) Persönliche Mitteilungen (Brief)

Dilling H (1970) Gemeindepsychiatrie und Rehabilitation in England. Nervenarzt 41:277–286

Dilling H (1975) Die psychiatrische Versorgung in Norwegen. Bericht über eine Informationsreise (Juli 1973). Anhang zum Bericht über die Lage der Psychiatrie in der Bundesrepublik Deutschland. 7. Wahlperiode, Drucksache 7/4201. Heger, Bonn, S 992–1001

Dilling H, Jørstadt I (1976) Grundzüge der psychiatrischen Versorgung in Norwegen. Nervenarzt 47:411–416

Dührssen A (1981) Tätigkeitsbericht 1979/80 der Referentin der DGPN für Psychotherapie. Spektrum 10:24–25

Dufour H Organisation des medizinischen Studiums und der psychiatrischen Ausbildung in Frankreich. (Unveröffentl. Manuskript), Enquête

Dufour H (1977, 1980a) Persönliche Mitteilungen

Dufour H (1980b) Postgraduate training in psychiatry. Vortrag WPA-Symposium „Training and education in psychiatry", Madrid 9.–11. Oktober

Dupont A, Videbech T, Weeke A (1974) A cumulative national psychiatric register: its structure and application. Acta Psychiat Scand 50:161–173

Eaton JS, Daniels RS, Pardes H (1977) Psychiatric education: State of the art 1976. Amer J Psychiat (Suppl) 134:2–6

Ehebald U (1978) Die Einführung der Gebietsbezeichnung „Psychoanalytische Medizin" – Ein konsequenter Schritt nach vorne. Spektrum der Psychiatrie und Nervenheilkunde 1:8–16

Eitinger L (1973) Persönliche Mitteilungen (Brief), Enquête

Ellenberger HF (1970) The discovery of the unconscious. Penguin Press, London

Ellis JR (1963) Teaching of psychiatry. Brit Med J II:585–588

English OS, Hoffman FH (1960) The goals of undergraduate psychiatric education at the Temple University School of Medicine. J Med Educ 35:1030–1034

174

Enke H, Enke-Ferchland E, Malzahn B, Pohlmeier H, Speierer CW, v Troschke J (1977) Lehrbuch der medizinischen Psychologie, 4. Aufl. Urban & Schwarzenberg, München Berlin Wien

Ey H, Bernard P, Brisset Ch (1967) Manuel de Psychiatrie. Masson & Cie, Paris

Eysenck HJ (1974/75) Psychoanalyse — Wissenschaft oder Ideologie. Mannheimer Forum, ein Panorama der Wissenschaften. Boehringer, Mannheim

Eysenck HJ, Rachman S (1965) The causes and cures of neurosis. Routledge and Kegan Paul, London

Fichter MM, Wittchen HU (1980) „Nicht-ärztliche" Psychotherapie im In- und Ausland. Beltz, Weinheim Basel

Field MG (1964) Soviet and American approach to mental illness; A comparative perspective. Rev Soviet Med Sciences (Munich) I 1:1—36

Field MG (1966) Health personnel in the Soviet Union: Achievements and problems. Amer J Publ Hlth 56:1904—1920

Field MG, Aronson J (1964) The institutional framework of Soviet psychiatry. J Nerv Ment Dis 138:305—322

Fink PJ, Hicks RE (1971) A psychiatric track program: design and experience. Amer J Psychiat 128:119—124

Flamment J (1973) Persönliche Mitteilungen (Brief), Enquête

Flavigny H (1970) Rapport sur la formation des psychiatres à la faculté de médecine „Broussais". Evolut Psychiat 35:818—828

Fleming J (1972) The birth of COPE as viewed in 1971. J Amer Psychoanal Ass 20:546—555

Fondation Julie Renson (1973) Santé et maladie mentales en Belgique. Fondation Julie Renson, Bruxelles

Forssman H (1975) Die psychiatrische Versorgung in Schweden. Anhang zum Bericht über die Lage der Psychiatrie in der Bundesrepublik Deutschland. 7. Wahlperiode, Drucksache 7/4201. Heger, Bonn, S 696—714

Fournier E, Kaliswaart R (1978) A look into the well of psychotherapy. Ned T Psychother 4:3—18

Freyhan FA (1965) On the psychopathology of psychiatric education. Comprehens Psychiat 6: 221—226

Gazzaniga M (ed) (1979) Handbook of behavioral neuropsychology, vol 2, Neuropsychology. Plenum, New York London

Geismann T (1970) Die Ausbildung der Psychiater. Vortragsmanuskript, deutsch-französisches Psychiatertreffen. Brauweiler (11.—26.6.)

Gendrot JA (1970) Die psychiatrische Ausbildung der Studenten der Medizin. Vortragsmanuskript, deutsch-französisches Psychiatertreffen. Brauweiler (11.—26.6.)

Gesellschaft für Psychiatrie und Neurologie der DDR (1980) Bildungsprogramm: Facharzt für Neurologie und Psychiatrie. Psychiat Neurol Med Psychol (Leipzig) 32:170—176

Gesetzblatt der DDR: Weiterbildung der Ärzte: Facharztordnung. Gesetzblatt der DDR I, 30:289—295 (1974); I, 25:287—290 (1978)

Giel R (1975) Psychiatrische Gesundheitsdienste in den Niederlanden. In: Anhang zum Bericht über die Lage der Psychiatrie in der Bundesrepublik Deutschland. 7. Wahlperiode, Drucksache 7/4201. Heger, Bonn, S 654—664

Giljarowsky WA (1964) Die Lehre von den bedingten Reflexen und ihre Entwicklung in der russischen Psychiatrie. In: Gruhle HW, Jung R, Mayer-Gross W, Müller M (Hrsg) Psychiatrie der Gegenwart Bd. I/1 B. Springer, Berlin Göttingen Heidelberg, S 444—477

Gnirs F (1976) Die Ausbildung in der Psychiatrie. Schweiz Arch Neurol, Neurochir Psychiat 119: 199—208

Gsell O (1964) Der nordische und der schweizerische Plan für das Medizinstudium. Schweiz Med Wschr 94:1605—1610

Guttmann G (1982) Lehrbuch der Neuropsychologie, 3. Aufl. Huber, Bern Stuttgart Wien

Guyotat J (1967) Unterricht der Psychiatrie in Frankreich. Nervenarzt 38:387—390

Guyotat J (1969) Psychiatrie et psychologie médicale. Ann Med-Psychol 127:257—260 (mit Diskus. auch anderer Redner — 266)

Guyotat J u Mitarbeiter (1970) Psychiatrische Ausbildung der Medizinstudenten in Frankreich. Vortragsmanuskript, deutsch-französisches Psychiater-Treffen. Brauweiler (11.—26.6.)

Häfner H, Picard W (Hrsg) (1980) Psychiatrie in der Bundesrepublik Deutschland fünf Jahre nach der Enquête. Rheinland, Köln

Hasler N (1978) Das Zürcher Modell – aus Schweizer Sicht. Münch Ärztl Anz 5:14–15

Hassal C, Trethowan WH (1976) A further analysis of membership examination. Brit J Psychiat, News and notes July 1–10

Hawkins DR (1978, 1980) Persönliche Mitteilungen

Hawkins DR (1979) Impressions of psychiatric education in Western European speciality training. Arch Gen Psychiat 36:713–717

Hawkins DR, Hawkins EW (1979) The role of psychiatry in Western European medical education. J Med Educ 54:408–415

Hearnshaw LS (1964) Undergraduate preclinical education. In: Davies DL, Shepherd M (eds) Psychiatric education. Pitman, London, pp 26–38

Heeb K (1980) Gemeindenahe Psychiatrie (Reisebericht aus Frankreich). Psycho 6:660 663

Heilman K, Valenstein E (1979) Clinical neuropsychology. Oxford University, New York Oxford

Heinrich DW, Carpenter WT (1981) The efficacy of individual psychotherapy: A perspective and review emphasizing controlled outcome studies. In: Arieti S (ed) American handbook of psychiatry, vol VII (2nd edn). Basic Books, New York

Helgason T (1973) Planning and organisation of psychiatric services in Iceland. Acta Psychiat Scand (Suppl) 243:23

Helgason L (1977) Psychiatric services and mental illness in Iceland. Acta Psychiat Scand (Suppl) 268

Helmchen H, Lauter H (1978) Zur psychiatrischen Weiterbildung in der Bundesrepublik Deutschland. Nervenarzt 49:2–8

Helmchen H, Linden M, Rüger U (Hrsg) (1982) Psychotherapie in der Psychiatrie. Springer, Berlin Heidelberg New York

Herink R (1980) The psychotherapy handbook: The A–Z guide to more than 250 different psychotherapies in use today. Merian, New York

Hermann J (1981) Frankreichs Gesundheitspolitik. Hartmannbund 1:6–8

Herner T (1972) The frequency of patients with disorders associated with alcoholism in mental hospitals and psychiatric departments in general hospitals in Sweden during the period 1954–1964. Acta Psychiat Scand (Suppl) 234

Hetherington RR (1968) Psychology in the pre-clinical curriculum at Liverpool. Brit J Med Educ 2:41–44

Hinsie LE, Campbell RJ (1970) Psychiatric dictionary. Oxford University, London Toronto

Hippius H (1975) Sondervotum von Prof. Dr. H. Hippius, Vizepräsident der Deutschen Gesellschaft für Psychiatrie und Nervenheilkunde, zum Enquête-Schlußbericht. In: Deutscher Bundestag: Bericht über die Lage der Psychiatrie in der Bundesrepublik Deutschland – Zur psychiatrischen und psychotherapeutisch/psychosomatischen Versorgung der Bevölkerung. 7. Wahlperiode, Drucksache 7/4200. Heger, Bonn

Höck K (1973) Das abgestufte System der Diagnostik und Therapie neurotischer Störungen. Vortragsmanuskript. 1. Internat. Symposium der Psychotherapie der sozialistischen Länder. Prag

Höck K Psychotherapie in der DDR. Manuskript, ohne Jahresangabe (nach 1973). Schriftliches Material der Enquête

Höck K, König W (1976) Neurosenlehre und Psychotherapie. Fischer (VEB), Jena

Holland J (1976) A comparative look at Soviet psychiatry. In: Corson S, Corson EOL (eds) Psychiatry and psychology in the USSR. Plenum, New York London

Huber G (1981) Psychiatrie, 3. Aufl. Schattauer, Stuttgart New York

Institut für medizinische und pharmazeutische Prüfungsfragen (IMPP) (1977) Gegenstandskatalog für die ärztliche Vorprüfung (GK 1), 2. Aufl. Schmidt & Bödige, Mainz

Institut für medizinische und pharmazeutische Prüfungsfragen (IMPP) (1978) Gegenstandskatalog für den ersten Abschnitt der ärztlichen Prüfung (GK 2), 2. Aufl. Schmidt & Bödige, Mainz

Institut für medizinische und pharmazeutische Prüfungsfragen (IMPP) (1979a) Gegenstandskatalog für den zweiten Abschnitt der ärztlichen Prüfung (GK 3), 2. Aufl. Schmidt & Bödige, Mainz (1. Aufl. 1974)

Institut für medizinische und pharmazeutische Prüfungsfragen (IMPP) (1979b) Gegenstandskatalog für den dritten Abschnitt der ärztlichen Prüfung (GK 4), 2. Aufl. Schmidt & Bödige, Mainz

Institute of Psychiatry (1979) Report for 1978–1979. Institute of Psychiatry, London

Institute of Psychiatry (1980) Report for 1979–1980. Institute of Psychiatry, London

Issakow S (1977) Frauen mit heilenden Händen. Sowjetunion heute 22, 6:10–12. Presseabteilung d Botschaft d UdSSR, Köln

Jacobs D (1977) The current and future training of psychiatrists (in the Netherlands). Ned T Psychiat 19:83–95

Johns CE, Smith RD (1973) An independant study program in medical school. J Med Educ 48: 732–738

Johns Hopkins Hospital and Johns Hopkins University School of Medicine (1974) Residency program in psychiatry and behavioral sciences. The Henry Phipps Psychiatric Clinic. Neufassung 1980 (Hektographierte Broschüre). Johns Hopkins Hospital and Johns Hopkins University, Baltimore

Jung CG (1958) Medizin und Psychotherapie. Ges Werke 16. Rascher, Zürich Stuttgart, S 90–99

Kabanov MM, Weise K (1981) Klinische und soziale Rehabilitation psychisch Kranker. Thieme (VEB), Leipzig

Kammerer T (1970) Ausbildung der Psychiater in Frankreich. Vortragsmanuskript, deutsch-französisches Psychiatertreffen. Brauweiler (11.–26.6.)

Kanton Zürich (1965) Reglement über die ärztlichen Prüfungen an der Medizinischen Fakultät der Universität Zürich vom 9. Nov. Erziehungsrat Kanton Zürich

Kaser M (1976) Health care in the Soviet Union and Eastern Europe. Croom Helm, London

Kasuboski D, Marshall J (1973) Responsibility and relevance in a psychiatric clerkship. J Med Educ 48:752–757

Katschnig H (1978) Persönliche Mitteilungen

Kennedy JF (1964) Message from the President of the United States relative to mental illness and mental retardation. Amer J Psychiat 120:729–737

Kerekjarto M v (1976) Medizinische Psychologie, 2. Aufl. Springer, Berlin Heidelberg New York

Kisker KP (1970) Wie man mit dem Hammer reformiert. Nervenarzt 41:403–407

Klauske M (1972a) Ärztliche Fortbildung und Spezialisierung in der Sowjetunion. Berl Ärztebl 85:286–299

Klauske M (1972b) Ärztliche Fortbildung in der UdSSR. Ärztl Prax 24:1828–1831

Koupernik C (1962) Psychiatrie sovietique. Tendances et realisations. Cahiers du monde Russe 3: 666–672

Kulenkampff C (1967) Psychiatrie in der Sowjetunion. Soc Psychiat 2:124–127

Kurashov SV (1954) Medical education in the Soviet Union. Brit Med J II:510–512

Langsley DG, Freedman AM, Haas M, Grubbs J (1977) Medical student education in psychiatry. Amer J Psychiat (Suppl) 134:11–19

Laurell B (1973) Psychiatric care in a Swedish county. Acta Psychiat Scand (Suppl) 243:27–28

Lauterbach W (1978) Psychotherapie in der Sowjetunion. Urban & Schwarzenberg, München Wien Baltimore

Leconte M (1970) L'arrêté du 3 octobre 1969 sur les modalités de concours de recrutement des „internes en psychiatrie" au cours de l'année universitaire 1969–1970. Ann Med-Psychol 128: 265–270

Lederer HD (1952) A note on the teaching of psychiatry. J Med Educ 27:341–342

Lemke R, Rennert H (1974) Neurologie und Psychiatrie, 6. Aufl. Barth, Leipzig

Lenz G (1982) Weiterbildung zum Facharzt in Österreich. Öst Ärzteztg 37:74–80

Leonhard K (1972) Aufteilung der endogenen Psychosen in der Forschungsrichtung von Wernicke und Kleist. In: Kisker KP, Meyer JE, Müller M, Strömgren E (Hrsg) Psychiatrie der Gegenwart, Bd II/1, 2. Aufl. Springer, Berlin Heidelberg New York, S 183–212

Levenson AI (1974) A review of the federal community mental health centers program. In: Arieti S (ed) American handbook of psychiatry, vol 2 (2nd edn). Basic Books, New York, pp 593–604

Lewin BD, Ross H (1960) Psychoanalytic education in the United States. Norton, New York

Lewis A (1947) The education of psychiatrists. Lancet II:79–83

Lewis A (1961) Psychiatric education and training. In: Gruhle HW, Jung R, Mayer-Gross W, Müller M (Hrsg) Psychiatrie der Gegenwart, Bd III. Springer, Berlin Göttingen Heidelberg, S 111–129

Lippard VW (1954) The Yale plan of medical education after thirty years. J Med Educ 29:17–23

Livre blanc de la psychiatrie francaise (1965, 1966) Bd 1 L'Evolution psychiatrique suppl 3 Tome XXX, fasc II/1 1965. Bd 2 L'Evolution psychiatrique suppl 3 Tome XXXI, fasc III/2 1966

Lockner D (1976) Das Gesundheitswesen in Schweden, von innen betrachtet. Deutsch Ärztebl 13: 894–898

Lovaas OI, Bucher BD (1974) Perspectives in behavior modification with deviant children. Englewood Cliffs NJ, Prentice-Hall

Luborsky L, Chandler M, Auerbach AH, Cohen J, Bachrach HM (1971) Factors influencing the outcome of psychotherapy: A review of quantitative research. Psychol Bull 75:145–185

Ludwig-Maximillians-Universität München (1983) Personen- und Vorlesungsverzeichnis. Uni-Druck, München

Lüth P (1971) Lehren und Lernen in der Medizin. Thieme, Stuttgart

Lustig B (1955) Die sowjetische Psychiatrie. Berichte des Osteuropa-Instituts, 17, Berlin

Maastricht Medical School (1979) Teaching methods in Maastricht Medical School. Rijksuniversiteit, Faculty of Medicine, Limburg

Marcotte DB (1973) Sex education and the medical student. J Med Educ 48:285–286

Marks I (1981) Cure and care of neuroses. Theory and practice of behavioral therapy. Wiley, New York Chichester Brisbane

Massachusetts Mental Health Center (MMHC) – Harvard Medical School (1972) Psychiatric fellowship program

Matussek P (1976) Die Ideologieanfälligkeit der Psychiatrie. In: Hippius H, Lauter H (Hrsg) Standorte der Psychiatry. Urban & Schwarzenberg, München Wien Baltimore

May PRA (1968) Treatment of schizophrenia. A comparative study of five treatment methods. Science House, New York

McGill University. Post-graduate and residency training in psychiatry. McGill University, Faculty of Medicine, Montreal. Gedruckte Broschüre ohne Jahres- und Verlagsangabe

Mechanik P, Lapid G, Rubin R, Barrer M, Kohn B (1971) New approach to psychiatry for medical students. J Med Educ 46:798–801

Medizinische Fakultät der Universität Zürich (1978) Unterrichtsunterlagen, Lehrpläne etc., Hektographiertes Material

Mende W (1970) Bericht über das vierte Deutsch-Französische Psychiatertreffen in Brauweiler bei Köln vom 11.–26.6. Nervenarzt 41:522–524

Meyer V, Chesser ES (1971) Verhaltenstherapie in der klinischen Psychiatrie. Thieme, Stuttgart

Meyerson AT, Wachtel A, Thornston J (1977) Evaluation of a psychiatric clerkship by videotype. Amer J Psychiat 134:883–886

Miller SI, Lenkoski LD (1973) Patient care in undergraduate psychiatry. J Med Educ 48:375–377

Ministerium für das Gesundheitswesen (1981) Akademie für Ärztliche Fortbildung der DDR: Weiterbildung zum Facharzt. VEB Volk und Gesundheit, Berlin

Ministerium für Hoch- und Fachschulwesen (MHF) der DDR (1977a) Lehrprogramm für das Lehrgebiet Medizinische Psychologie. Berlin

Ministerium für Hoch- und Fachschulwesen (MHF) der DDR (1977b) Lehrprogramm für das Lehrgebiet Psychiatrie/Neurologie zur Ausbildung in der Grundstudienrichtung Medizin an den Universitäten und Akademien der DDR. Ministerium für Hoch- und Fachschulwesen, Berlin

Minkowski M (1956) Iwan Petrowitsch Pawlow. In: Kolle K (Hrsg) Große Nervenärzte Bd 1. Thieme, Stuttgart, S. 200–215

Möller HJ (1978) Psychoanalyse. Fink, München

Mombour W (1978/79) Persönliche Erfahrungen bei psychiatrischer, neurologischer und psychotherapeutischer Weiterbildung in Zürich 1958–1963 sowie Informationsreisen

Moniteur Belge (Belgisches Staatsblatt) (1979) Arrêté ministerial fixant les critères spéciaux d'agrégation des médecins specialistes, des maîtres de stage et des services de stage pour la specialité de neuro-psychiatrie. Moniteur Belge, pp 10697–10699

Mück H (1978) Betriebsarzt und betriebliches Gesundheitswesen in der DDR. Dtsch Ärztebl 20: 1212–1217

Müller C (1973) Sektor-Sektorisierung. In: Müller C (Hrsg) Lexikon der Psychiatrie. Springer, Berlin Heidelberg New York, S 466–467

Müller-Dietz H (1964a) The position of the doctor in the Soviet Union. Rev Sov Med Sci 1,2:1–8
Müller-Dietz H (1964b) Soviet medical administration. Rev Sov Med Sci 1,4:15–18
Müller-Dietz H (1971) Reformen der ärztlichen Ausbildung in der Sowjetunion. Dtsch Ärztebl 39: 2605–2616
Müller-Dietz H (1977) Der ambulante sowjetische Gesundheitsdienst im zehnten Fünfjahresplan (1976–1980). Bayer Ärztebl 32:369–384
Müller-Dietz H (1978) Feldschere und „Feldscherismus" in Russland. Dtsch Ärztebl 24:1459–1464
Muncie WS (1974) The psychobiological approach. In: Arieti S (ed) American handbook of psychiatry, vol I (2nd edn). Basic Books, New York, pp 705–721
Munker R (1978) Medizinstudium in Frankreich. Dtsch Ärztebl 9:515–518
New York University Medical Center/Department of Psychiatry (1973) Graduate training in psychiatry. New York University Medical Center/Department of Psychiatry, Hektographierte Broschüre und Stundenpläne
Niederländisches Facharztreglement (1977) Erkenning en registratie van medische specialisten. Koninklijke nederlandsche maatschappij tot bevordering der geneeskunst
Niederländisches Facharztreglement (1979) Voorstellen voor een nieuw opleidingsschema voor het specialisme psychiatrie. Nederllandse verenigung voor psychiatrie
Ödegard Ö (1946) A statistical investigation of the incidence of mental disorder in Norwey. Psychiat Quart 20:381–401
Österreichische Ärtzekammer (1978) Ärzte-Ausbildungsordnung. Österreichische Ärztekammer, Wien
O'Leary KD, Wilson GT (1975) Behavior therapy. Prentice-Hall, Englewood Cliffs NJ
Patterson K (1973) Medical education as a humanizing process. J Med Educ 48:71–77
Payk TP, Hasse-Sander v I, Kirchbaum J, Lurs G, Müllender J, Wehner A (1980) Einführung in die Medizinische Psychologie. Hippokrates, Stuttgart
Perris C, Espvall M (1973) Psychiatry and behavioural sciences in the undergraduate medical curriculum. Arch Psicol Neurol Psychiat 34:439–449
Persönliche Mitteilungen (1977, 1979) Persönliche Mitteilungen über das Gesundheitswesen, Aus- und Weiterbildung in der DDR
Persönliche Mitteilungen (1977, 1980) Persönliche Mitteilungen über das Gesundheitswesen, Aus- und Weiterbildung in der UdSSR
Petrovskij BV (1967) New trends in medical education in the USSR. Med Educ Bull (Copenhagen) 2, 2:1–7
Pichot P (1973) Recent developments and trends in French psychiatry. Comprehens Psychiat 14: 1–8
Ploog D u.a. Diskutanten (1979, 1980) Schriftwechsel und Diskussionen über die Zusatzbezeichnungen. Spektr der Psych u Nervenhlk 4:104–108 (1979) und 2 (1980)
Pollock GH (1972) What do we face and where can we go? Questions about future directions. J Amer Psychoanal Ass 20:574–590
Popper KR (1963) Conjectures and refutations. Routledge & Kegan, London
Pots J (1977) Some aspects of training in psychiatry in Holland. Ned T Psychiat 19:38–54
Pouyaud P (1977) Freizügigkeit der Ärzte im Rahmen des Vertrages von Rom innerhalb der Mitgliedstaaten der EG. Münchn Ärztl Anz 6:12–14
Pritchard JJ (1970) Soma without psyche. Brit J Med Educ 4:185–188
Pritzel K (1970) Das Gesundheitswesen der DDR. In: Deutschland-Archiv 3:690 (Zit. nach Zerbst 1975)
Pritzel K (1978) Gesundheitswesen und Gesundheitspolitik der deutschen demokratischen Republik. Berichte des Osteuropa-Instituts an der Freien Universität Berlin 119. Berlin
Psychiatrische Universitätsklinik Bern. Ausbildungsunterlagen. Hektrographiertes Material. Psychiatrische Universitätsklinik Bern, 1978 (Datum d. Begleitbriefes)
Pull CB (1978) Persönliche Mitteilungen
Rauch I, Richartz M, Wienekamp R (1975) Sektorisierte Versorgung in Holland. In: Anhang zum Bericht über die Lage der Psychiatrie in der Bundesrepublik Deutschland. Deutscher Bundestag, 7. Wahlperiode, Drucksache 7/4201. Heger, Bonn, S 1009–1023

Redlich F (1979) Community Mental Health Centers in den Vereinigten Staaten. In: Kulenkampff C, Picard W (Hrsg) Die Psychiatrie-Enquete in internationaler Sicht. Rheinland, Köln

Reiser MF (1973) Psychiatry in the undergraduate medical curriculum. Amer J Psychiat 130:565–567

Retterstøl N (1978) The psychiatric service in three counties in western Norway. Present state and plans for the future. Acta Psychiat Scand (Suppl) 243:48

Retterstøl N (1982) Weg von den Großkrankenhäusern. Psycho 8:145–148

Richartz M (1979) Alternative psychiatrische Organisationsformen (am Beispiel der Niederlande). In: Friessem DH (Hrsg) Kritische Stichworte zur Sozialpsychiatrie. Fink, München

Richartz M (1980) Persönliche Mitteilungen

Richter R (1973) Ausbildung der Psychiater in England. Manuskript, Unterlagen der Enquête

Richter R (1975) Ausbildung der Psychiater in Schweden. Anhang zum Bericht über die Lage der Psychiatrie in der Bundesrepublik Deutschland. Deutscher Bundestag, 7. Wahlperiode, Drucksache 7/4201. Heger, Bonn, S 299–301

Robak OH (1973) Persönliche Mitteilungen (Brief), Enquête

Romano J (1970) The teaching of psychiatry to medical students: Past, present and future. Amer J Psychiat 126.1115–1126

Romano J (1973) The teaching of psychiatry to medical students. Amer J Psychiat 130:559–562

Romme MAJ, Richartz MMW (1978) The education of psychiatrists. Ned T Psychiat 20:461–467

Rounsavielle BJ, Weissman MM, Prusoff BA (1981) Psychotherapy with depressed outpatients: Patients and process variables as predictors of outcome. Brit J Psychiat 138:67–74

Royal Commission on Medical Education (1968) Report 1965 (Cmnd 3569) (Todd-Report) H.M.S.O., London

Royal Medico-Psychological Association (RMPA). Statement on accreditation of psychiatric hospitals and units providing training in general psychiatry for the vocational register. London

Ruban ME (1979) Ökonomie und Gesundheit in der Sowjetunion. In: Müller-Dietz H (Hrsg) Berichte des Osteuropa-Instituts an der Freien Universität Berlin 121

Russel GFM (1972) Postgraduate education in psychiatry and its administration: The example of the Maudsley Hospital. Brit J Med Educ 6:13–19

Russel GFM (1975) Psychiatric education and training. In: Kisker KP, Meyer JE, Müller C, Strömgren E (Hrsg) Psychiatrie der Gegenwart Bd III (2. Aufl). Springer, Berlin Heidelberg New York, S 779–828

Russel GFM, Walton HJ (eds) (1970) The training of psychiatrists, proceedings of the conference on postgraduate psychiatric education. Headley, Ashford

Russel JAO (1970) Child psychiatry in the undergraduate medical curriculum. Brit J Med Educ 4:305–311

Scharfetter C (1979) Persönliche Mitteilungen

Schlögell R (1977) Von der Armenfürsorge zum Gesundheitszentrum. Dtsch Ärztebl 4:233–238

Schulte W, Tölle R (1977) Psychiatrie, 4. Aufl. Springer, Berlin Heidelberg New York

Schulz H (1964a) Historical background and features of the Soviet health service. Rev Sov Med Sci 1, 3:1–17

Schulz H (1964b) Medical ethics in the USSR. Rev Sov Med Sci 1, 3:34–42

Schwedisches Institut (1980) Das Gesundheitswesen in Schweden, höhere Ausbildung in Schweden, medizinische Aus- und Weiterbildung in Schweden. Stockholm

Schweizerische Ärzteorganisation (1973) Brief des Adjunkten v. 16.5. Unterlagen der Enquête

Schweizerisches Medizinisches Jahrbuch (1981) Schwabe, Basel

Seidel K, Schulze HAF, Göllnith G unter Mitarbeit v Szewczyk H (1981) Neurologie und Psychiatrie einschließlich Kinderneuropsychiatrie und gerichtliche Psychiatrie, 2. Aufl. VEB Volk und Gesundheit, Berlin

Shakow D (1972) The contribution of psychology in the teaching of psychiatry to medical students. J Nerv Ment Dis 151:173–179

Shepherd M. The teaching of psychiatry in the United States. Pitman, London (ohne Jahresangabe, Bericht über das Jahr 1961)

Shepherd M (1970) Program-formation (Curricula). In: Russel GFM, Walton HJ (eds) The training of psychiatrists: Proceedings of the conference on postgraduate psychiatric education. Headly, Ashford, pp 82–92

180

Shepherd M (1977) A representative psychiatrist: The career and contribution of Sir Aubrey Lewis. Amer J Psychiat 134/1:7–13

Sherman RW (1972) The psychiatric chief resident. J Med Educ 47:277–280

Shmellev VN (1964) Pavlov's reflex theory in contemporary Soviet physiology and psychology. Rev Sov Med Sci 1, 2:36–45

Sidel VW (1968) Feldshers and "feldsherism". New Engl J Med 278:987–992

Sloane RB, Christol AH, Yorkstone NJ, Whipple K (1981) Analytische Psychotherapie und Verhaltenstherapie. Enke, Stuttgart

Smith ML, Glass GV, Miller TI (1980) The benefits of psychotherapy. Johns Hopkins University Press, Baltimore London

Snaith RP (1977) Pers. Mitteilungen über Aus- und Weiterbildung in Großbritannien

Sneshnewski AW (Hrsg) Schizophrenie. Thieme (VEB), Leipzig

Stalin JW, zitiert nach Diemer A, Frenzel I (Hrsg) (1959) Philosophie (Lexikon). Fischer, Frankfurt, S 185

Steenfeldt-Foss OW (1973) Planning and organization of mental health sevices in Norway. Acta Psychiat Scand (Suppl) 243:29

Stengel E (1961) The Sheffield plan. Lancet II:418–419

Steudel WI (1976) Medizinstudium und fachärztliche Weiterbildung, 2. Aufl. Thieme, Stuttgart

Steuer W (1974) Sozialhygiene. Thieme, Stuttgart

Stöffelmayr B (1981) Persönliche Mitteilungen

Stork J (1977) Jugendpsychiatrie in Frankreich. Ambulante Versorgung am Beispiel eines Stadtteilzentrums in Paris. Dtsch Ärztebl 9:593–596

Strobl CF (1974) Ärztliche Ausbildung. Arzt und Recht, Bd 2. Verlag der Österreichischen Ärztekammer, Wien

Strömgren E (1972) Atypische Psychosen. Reaktive (psychogene) Psychosen. In: Kisker KP, Meyer JE, Müller M (Hrsg) Psychiatrie der Gegenwart, Bd II/1 (2. Aufl). Springer, Berlin Heidelberg New York, S 141–152

Strömgren E (1975) Die Situation der psychisch Kranken in Dänemark im Jahre 1974. Anhang zum Bericht über die Lage der Psychiatrie in der Bundesrepublik Deutschland. Deutscher Bundestag, 7. Wahlperiode, Drucksache 7/4201. Heger, Bonn, S 665–675

Strotzka H (Hrsg) (1978) Psychotherapie: Grundlagen, Verfahren, Indikationen, 2. Aufl. Urban & Schwarzenberg, München Wien Baltimore

Szewczyk H, Rösler HD. Medizinische Psychologie. In Vorber.

Tenzel JH, Judd LL, Mandell AJ (1972) Training program in psychiatry: An integrated medical student-residency. J Med Educ 47:744–746

Thompson GN (1953) Psychiatry in medical education. J Med Educ 28:24–28

Tölle R (1981) Tätigkeitsbericht 1979/80 des Referenten der DGPN für „Weiterbildung: Psychiatrie". Spektrum 10:23

Torsten S son Frey (1973) Persönliche Mitteilungen (Brief), Enquête

Tredgold RF (1972) The integration of psychiatric teaching into psychiatric curriculum. Lancet I:1344–1347

Tunbridge R (1967) Pre-clinical education in the United Kingdom. Med Educ Bull 2:17–21

Uexküll Th v (1981) Lehrbuch der psychosomatischen Medizin, 2. Aufl. Urban & Schwarzenberg, München Wien Baltimore

Ulbrecht G (1969) Reformen des Medizinstudiums in den USA und in Kanada. Dtsch Ärztebl 42:2923–2930

Universität Umea/Schweden (1973) Medical curriculum

University of California, San Francisco; School of Medicine, Department of Psychiatry (1973) Psychiatric residency training program (mit Begleitbrief)

Vandervoort HE, Ransom DC (1973) Undergraduate education in family medicine. J Med Educ 48:158–165

Veil C (1969) Les psychiatres ont-ils vocation à enseigner la psychologie médicale? Ann Med-Psychol 127:254–257

Verbindung der Schweizer Ärzte (1976) Spezialarzttitel FMH. Reglement. Verbindung der Schweizer Ärzte Bern

Verbindung der Schweizer Ärzte (1977) Spezialarzttitel FMH für Psychiatrie und Psychotherapie. Schweiz Ärzteztg 11:401–404

Wakefield H, Landau S, Werkman SL (1972) Medical students and psychiatry courses. Rocky Mtn Med J 218:48–52

Walker RM (1968) Postgraduate medical education in the United Kingdom. Med Educ Bull 3:33–39

Walther H (1973) Briefliche Mitteilungen. Unterlagen der Enquête

Walther H (1978) Persönliche und briefliche Mitteilungen

Ways PO, Loftus G, Jones JM (1973) Focal problem teaching in medical education. J Med Educ 48:565–571

Weiner H (1972) Experiences in the development of a preclinical curriculum in the sciences related to behavior. J Nerv Ment Dis 154:165–172

Weissenböck H (1974) Studien zur ökonomischen Effizienz von Gesundheitssystemen. Thieme, Stuttgart

Welner J (1975) Practice in the psychiatric department of a general hospital in central Copenhagen: The present and the future. Acta psychiat Scand (Suppl) 261:32–34

Werkman SI, Landau S, Wakefield H (1973) Medical students view clinical psychiatry. Amer J Psychiat 130:562–565

Wetter GA (1962) Sowjetideologie heute. Fischer, Frankfurt

White JG (1970) Synopsis of a symposium. Brit J Med Educ 4:198–201

Willi J (1974) Vorschlag für den Ausbau des Unterrichtes in medizinischer Psychologie an der Medizinischen Fakultät Zürich. Hektographiertes Manuskript

Wing JK (1979) Zur Rehabilitation chronisch psychisch Kranker und geistig Behinderter: Die Notwendigkeit eines leistungsintensiven psychiatrischen Gesundheitsdienstes. In: Kulenkampff C, Picard W (Hrsg) Die Psychiatrie-Enquête in internationaler Sicht. Rheinland, Köln

Wing JK (1982) Sozialpsychiatrie. Springer, Berlin Heidelberg New York

Winters EE (ed) (1950–1952) The collected papers of Adolf Meyer. Johns Hopkins Press, Baltimore, Bd I 1950, Bd II 1951, Bd III 1951, Bd IV 1952

Wittchen HU, Fichter MM (1980) Psychotherapie in der Bundesrepublik. Beltz, Weinheim Basel

Woodmansey AC (1970) First principles in psychiatric education. Lancet I:610–611

World Health Organization (WHO) (1961) The undergraduate teaching of psychiatry and mental health promotion. World Health Organization Technical Report Series 208. Genf

World Health Organization (WHO) (1963) Training of psychiatrists. World Health Organization Technical Report Series 252. Genf

Wozniak RH (1976) Soviet dialectics and american psychometrics. In: Corson S, Corson EO'L (eds) Psychiatry and psychology in the USSR. Plenum, New York London

Zerbst H (1975) Das Gesundheitswesen in der DDR. Pharm Ind 37:78–87

Zerssen D v (1975) Informationsreise nach Moskau und Leningrad. Anhang zum Bericht über die Lage der Psychiatrie in der Bundesrepublik Deutschland. Deutscher Bundestag, 7. Wahlperiode, Drucksache 7/4201. Heger, Bonn, S 1002–1008

Ziferstein I (1966) The Soviet psychiatrist: His relationship to his patients and to his society. Amer J Psychiat 123:440–446

Ziferstein I (1976) Psychotherapy in the USSR. In: Corson SA, Corson EO'L (Hrsg) Psychiatry and psychology in the USSR. Plenum, New York London

Zimbardo PG (1978) Lehrbuch der Psychologie, 3. Aufl. Springer, Berlin Heidelberg New York

Zolik ES, Miller P (1967) The first course in psychiatry. Arch Gen Psychiat 17:376–381